健康
Smile 75

健康
Smile75

健康
Smile75

健康
Smile75

餓死癌細胞
救命必讀聖經
讓醫師和研究人員震驚並受到啟發的抗癌寶典

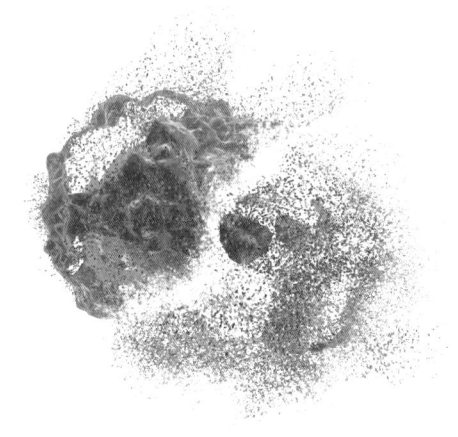

潔恩・麥克利蘭 Jane McLelland ― 著

謝明珊 ― 譯

How to Starve Cancer: Without Starving Yourself

健康smile 75

餓死癌細胞救命必讀聖經：
讓醫師和研究人員震驚並受到啟發的抗癌寶典

原書書名	How to Starve Cancer: Without Starving Yourself
原書作者	潔恩・麥克利蘭（Jane McLelland）
譯　　者	謝明珊
特約編輯	許典春
封面設計	林淑慧
主　　編	劉信宏
總 編 輯	林許文二

出　　版	柿子文化事業有限公司
地　　址	11677 臺北市羅斯福路五段 158 號 2 樓
業務專線	（02）89314903#15
讀者專線	（02）89314903#9
傳　　真	（02）29319207
郵撥帳號	19822651 柿子文化事業有限公司
投稿信箱	editor@persimmonbooks.com.tw
服務信箱	service@persimmonbooks.com.tw

業務行政　鄭淑娟、陳顯中

初版一刷　2021 年 7 月
定　　價　新臺幣 399 元
Ｉ Ｓ Ｂ Ｎ　978-986-5496-07-4

HOW TO STARVE CANCER © 2018 by JANE MCLELLAND
Traditional Chinese edition copyright:
2021 PERSIMMON CULTURAL ENTERPRISE CO., LTD
Complex Chinese language edition published in agreement with David Luxton Associates through The Artemis Agency.
All rights reserved.

Printed in Taiwan 版權所有，翻印必究（如有缺頁或破損，請寄回更換）
網路搜尋 60 秒看新世界
～柿子在秋天火紅 文化在書中成熟～

國家圖書館出版品預行編目 (CIP) 資料

餓死癌細胞救命必讀聖經：讓醫師和研究人員震驚並受到啟發的抗癌寶典 /
潔恩・麥克利蘭（Jane McLelland）著；謝明珊譯 .
-- 一版 . -- 臺北市：柿子文化，2021.07
　　面；　公分 . -- (健康 Smile ; 75)
譯自：How to Starve Cancer: Without Starving Yourself
ISBN 978-986-5496-07-4 (平裝)
1. 癌症 2. 自然療法

417.8　　　　　　　　　　　　　　　　　　　　　110006472

謹獻給

我堅忍的丈夫安德魯，還有傑米和山姆，
以及我生命中奪目耀眼的陽光。

具名推薦

郭漢聰醫師 /「身與心的平衡」網站站長
劉博仁醫師 / 台中市科博特診所院長

免責聲明

本書的撰寫與出版僅做為提供資訊之用，無論在任何情況下，都不應該用來取代專業醫師的建議，因此，你不該將本書中的教育性資料視為與專科醫師進行諮詢的替代品。

關於本書的呈現及翻譯，出版社嘗試對本書的內容提供最符合原意且完整的訊息，當中若有不精確或矛盾之處，敬請參照本書原文。

本書作者和出版商除了提供教育資料之外，別無其他意圖。如果你因為由本書獲得的資訊，而對自己或親友的醫療狀況產生疑問，請直接洽詢專業醫師。讀者或其他對此感興趣的人士，若從本書中獲得資訊並據此採取任何行動，其風險均由個人自行承擔。

推薦序／
作者的方法絕對正確！

呂應鐘／台灣全我中心靈心身合醫學提倡人

閱讀這本書稿的過程中，我感到非常巧妙，作者一九九九年得子宮頸癌，我是二〇〇〇年得鼻腔淋巴癌，只差一年，重要的是，迄今我們都活著，而且很健康。當年作者因化療掉髮就去買假髮，我也是如此，回想那些戴假髮的日子，也挺好玩的。

閱讀過程中感到非常高興，書中的論點與我二十年來自己的經驗、與成千上萬病人互動的經驗，以及出版十多部抗癌健康書籍論點完全相同，會活超過二十年，證明了我們的觀點是正確的。

不過，這本書對一般人來說或許會覺得深奧，裡面提到的所有藥名、營養素名、治療方法等，大家可能不易理解。因為作者是專業物理治療師，她深入研究克服癌症的過程，當然非常專業，不過，我敢在這裡說：「作者的方法絕對正確！」大家想想，在台灣，一位子宮頸癌擴散到肺部的癌症末期病人，若在醫院接受醫師安排的常規治療，不用我多說，大家心裡都會明白吧！差不多三個月，頂多六個月而已，哪能寫書協助大家？

回想二〇〇〇年時，我和大家一樣，根本就是一位醫學外行的人，但是我不會屈從醫師的安排，只做一次化療就逃走了，然後在短短幾個月內讓自己成為癌症專家，一年後就出版了《我的腫瘤不見了》，非常有緣分，當時的主編也是現在這本書的主編，這就是上天安排的緣，希望再借用我的短文來協助大家健康。

作者「只要沒有去醫院，就埋首在參考書堆，認真搜尋和學習……翻閱無數科學期刊」，是的，自己這些年來也是如此，孜孜不倦地搜遍各種期刊、健康網站、醫療機構網站，盡量充實自己的醫療認知，我相信，越是深入了解那一行，就越能成功。健康也是如此！

「所有腫瘤科醫師都會叫病人在治療過程中不要亂吃營養品」，但作

者自己做了很多功課，知道有些營養品可以提升治療效果。所以整本書看下來，作者採用過的營養素不知有幾十種之多，我們當然沒辦法與她一樣去做，但只要相信幾個原則如：絕對不要吃糖分食品（癌細胞攝食葡萄糖就會壯大起來，有此習慣的病人絕對要改掉）、減少碳水化合物的飲食（三餐麵食米飯要減少到半碗，甚至不吃）、正確攝取脂肪酸、大量攝取維生素 C（書中說每次不少於五克，也就是一般五百毫克膠囊十粒以上。我也不敢用這麼大量，不過也是正確的，但必須要用對脂質維生素 C，而不是一般商店的抗壞血酸）、補充氧氣（癌細胞怕氧，可多攝取 Q10 或是紅景天）。

最後引用書中第八十五頁的一段話：「我逐漸明白，很多病人之所以會死，都是因為對腫瘤科醫師言聽計從。」第一百八十六頁說：「整個癌症治療典範都錯了！」相信所有癌症病人都想存活下來，那麼就必須好好思考這一段話！

一趟走來艱辛的癌細胞飢餓旅程！

李岳倫博士 / 任職於國家衛生研究院癌症研究所、粒線體暨腫瘤微環境實驗室主持人

近年來，由於免疫治療在癌症臨床治療上得到突破性的進展，使得免疫治療成為癌症治療革命的最重要推手，然而，現階段仍有許多尚待解決的問題：癌症細胞到底是如何躲過免疫系統？與腫瘤微環境的關係為何？癌症起源的根本原因到底是什麼？這本書將提供充足的證據，說服你癌症是一種代謝疾病，更將顛覆你的傳統主流癌症治療觀！

本書原來的英文書名意思是：如何餓死（starve）癌細胞？但是此「餓」非彼「餓」！絕非是用斷食法或徹底抑制腫瘤血管新生來餓死癌細胞。作者潔恩・麥克利蘭具有醫療背景，她以癌症病人的身分，嘗試以有別於只用傳統之化療、放療、標靶療法，而以癌細胞特殊代謝途徑作為理論基礎，且以

推薦序

「老藥新用」的策略,輔以天然藥物來進行整合／組合（或雞尾酒）代謝抑制療法,進而餓死癌細胞!

但要特別強調的是,它並不是自然療法,亦非另類療法。作者以偵探小說易讀的方式,將親身力行探尋臨床試驗的個人經驗故事娓娓道來,讓你心有戚戚焉;並以極專業的方法,述說癌症的知識與代謝治療方式,卻沒有讀論文的枯燥無趣,且其專業程度絕對不亞於任何專業研究者,有些細節就連我都自嘆弗如,連作好幾頁筆記!

因此,在此誠摯推薦給所有想成功治療癌症的病友、醫師、研究人員,這本合乎現代癌症專業理論的書,絕對值得你細細去了解;或者基於阻斷癌細胞代謝,並考慮腫瘤微環境的「老藥新用」組合療法,在醫師、營養師專業協助下,親身實踐書中建議的療法。

在講求個人化精準醫療的大趨勢的現今,是否應嘗試擺脫只有標準程序（SOP）的傳統療法,然後根據個人狀態挑出最佳組合療法呢?就讓秉持感同身受癌症病人心情的作者,在專業述說癌症知識與「老藥新用」整合療法的策略下,一起踏上阻斷癌細胞攝取葡萄糖、脂肪、氨基酸的飢餓旅程吧!

病人是我們最好的老師

廖志穎／衛生福利部台中醫院放射腫瘤科暨整合輔助醫學主任、癌康網創辦人

身在癌症治療領域十多年,從十年前的 3D 放射治療技術演進到現在質子治療、重粒子治療;從只有化學治療、標靶治療,演進到現在的免疫療法、細胞療法,醫學的日新月異,大大改善了病人的治療療效與存活,但腫瘤科醫師難免只看到影像、腫瘤指數等外在效果,卻忽略了體內的發炎、免疫、癌細胞營養代謝等內在因子,往往一樣的三、四期癌症,有人可以有效控制,有人卻不斷復發,這其中除了治療,我們一定是忽略了什麼!

潔恩這本書《餓死癌細胞救命必讀聖經》是我接觸第一本以四期癌症病

人為角度，以物理治療師的醫學背景，詳細查詢癌症標準療法以外的整合輔助醫療、非處方癌症藥物使用，她與醫師充分討論，雙者並行，利用目前最新、但未完全定論的癌細胞代謝，施行輔助治療，其「釜底抽薪」的概念，減少癌細胞的養分來源（葡萄醣、脂肪、氨基酸）等，來達成腫瘤抑制與不再活躍。

我們腫瘤科醫師受的訓練是「實證醫學」，放療、化療、標靶都是大規模的三期人體試驗所驗證的結果，再寫入臨床治療指引 SOP，這樣的人體試驗系統結果，最安全也最可信，可以照顧到最大部分的癌症病人，但也有些盲點，很多癌症其他領域，例如：免疫營養、代謝、抗發炎，或本書中提到的非處方癌症藥物，如血糖藥、心血管藥、血脂藥等等，因受限於研究經費、人力、保險、法規，沒辦法一一都做人體試驗，因此錯過了很多可能有潛力的療法，如血糖藥 metformin 在肺癌標靶藥的共同協同療效，只有到二期臨床試驗。

本書作者潔恩幫我們找尋了很多相關科學研究佐證的輔助療法、癌細胞代謝的資訊，讓我們可以用宏觀的觀點，來看待與學習癌細胞代謝的概念，但也不應依樣畫葫蘆完全照抄，因為每個人的癌別細胞和基因體質不同，仍需要與有這方面經驗的專家醫師一起討論，才比較安全。

能餓死癌細胞又不餓死自己恢復健康，這就是真理

羅仕寬 / 吉康耳鼻喉科診所院長暨自然醫學健康照護中心院長

我是一個對健康維護充滿高度興趣的醫師，進入整合醫學的領域已達十五年，我發現自己根本就是一名健康白老鼠醫師，有任何新健康補充品和新思維健康方法，我不會錯過也從不拒絕，如果沒有自己的親身體驗和良好

感受,還要有前後檢測報告佐證,確定真的有改善,我是不會繼續使用的,尤其我最重視的原則是,越平價越容易推廣,就越能接近普羅大眾,只要可以讓人人輕鬆獲得健康,甚至逆轉疾病,自然事半功倍,必然是我的首選。

癌症對人類來說,就是一個終極的病症,人人害怕得病,也對治療感到恐懼,大家都在找立即有效的方法,但這容易淪為注重表面功夫,例如:外科手術切除,可是不能保證完全清除,自然不能保證不轉移;化放療可迅速縮小腫瘤得到療效,可是卻也會同時損傷到正常身體細胞、降低免疫力;最新的免疫療法雖然有效,可是卻價格昂貴,動輒數十萬至數百萬,而且依然會產生抗藥性與副作用。

醫療科技日新月異,如果能夠利用主流醫學的好處,接受外科手術切除大部分腫瘤,加上低劑量的化放療和免疫療法,再加上所有能抑制癌細胞長大的傳統藥物與營養輔助代謝療法,達到所謂的癌症完全治療,本來就是大家所追求的夢幻療法,只是一直是人人有信心、個個沒把握,本書作者潔恩鉅細靡遺描述抗癌叛逆主流醫學的過程,令人敬佩其勇氣與精神,同時可以給我未來在協助病人抗癌的過程中,提供很多的寶貴方法,也解開了我多年的用藥疑惑,這不僅僅是我的福氣,更是未來病人的福氣。

然而,每當一個新的癌症病人來我診所求助整合醫學幫忙的時候,對病人和我而言,最大的困擾,就是幾乎不受主流醫學醫師支持,尤其絕大多數的病人會尋求替代療法,都是在做過所有治療後,在走投無路下才會想到,很少會在初期確診罹患腫瘤時就這麼做。為了想活下去,更不敢違背大醫院的要求,而做更多的化放療,只能中斷或者是斷斷續續接受各種整合代謝營養輔助醫學,自然難以達到成效,令人不勝唏噓。

這本書像是一本精彩的勵志小說,不像一般的醫學書籍寫得這麼艱深難懂,任何人都看得懂,也聽得進去,於一九九九年被判定已罹末期癌症的作者潔恩,眼睜睜的看著媽媽因為癌症過世,鼓起勇氣努力吸收各種替代療法知識開始叛逆,竭盡全力翻轉自己病情戰勝癌症,至今已二十二年,書上這些寶貴知識與個人成功經驗必能造福所有讀者,更尊敬作者的精神勇氣足堪為人表率。

推薦序

國外推薦／

潔恩的生命故事異於常人,其獨特之處,不僅是詳述她發自內心的私密回憶,也說明她在擺脫癌症的勵志過程中,如何善用縝密的臨床科學方法。潔恩以溫柔優雅的口吻,訴說著典型的個人故事,卻不乏嚴謹科學證據。潔恩的臨床推論令人刮目相看,她的個人經驗極有說服力。有了這兩個特質,她的書就猶如她提倡的抗癌雞尾酒法,絕對會帶給無數人正面的力量。

——達巴・馬齊布科博士(Ndaba Mazibuko),
倫敦國王學院臨床研究專員,臨床腫瘤科醫師

我從科學工作退休,多年來都是待在學術界和藥廠實驗室,我講的話應該有一些分量吧!這本書會顛覆所有癌症的治療方式。現在癌症研究不再執著細胞增殖,而是開始關注細胞代謝,但新藥必須歷經層層法律程序,耗費多年時間才得以上市。潔恩的非處方癌症藥物用法很值得採用,尤其是陷於財政困難的國民健保署。大家請務必閱讀這本書,讓更多人知道。

——喬治・羅蘭德(George F. Rowland)

一本睿智又出色的書!我開始翻閱就停不下手。雖然我沒有癌症,但我曾經在知名癌症組織工作過,親眼見證癌症治療的後果,也知道很多人別無選擇,沒機會討論其他選項或替代方案。我讀完這本書後,過了幾個星期,又想再讀一遍,好好吸收書中的內容。這本書實在太棒了!

——米瑞安・霍茲曼(Miriam Horstman)

這本書太令人驚豔了!我不僅會推薦給病患,也會推薦給任何對癌症研究感興趣的人。唯有抗癌的方法正確了,才有後續深入研究的價值。

——史蒂芬・畢格森博士(Stephen Bigelsen),
胰臟癌第四期倖存者(他寫這段評論期間,已透過營養品和氯奎寧等藥物,
以雞尾酒療法完全治癒癌症)

前言

　　我只花一天，一口氣就讀完潔恩的書，做了長達十頁的筆記。這本書的資訊豐富，卻像小說一樣好讀，有系統的論述「如何餓死癌細胞」，徹底顛覆傳統癌症療法，堪稱重大的典範轉移。

　　這是抗癌鬥士的必讀經典。如果你希望自己有更好的選擇，而非一味被動的接受最後通牒，也非僅懷抱著希望就踏上未知的領域，這本書會鼓勵大家掌握自己的命運。醫師更應該閱讀這本書，從潔恩和醫師的互動可以看見，理解病人有多麼努力尋找答案，有多麼需要從醫師身上獲得幫助、指引、體貼和同理。潔恩的書聚焦於「老藥新用」，並附上令人印象深刻的癌症研究報告和臨床研究結果。

　　一九七一年，美國腫瘤學之父西德尼‧法伯（Sidney Farber）特別跟美國國會解釋：「為了追求癌症治療大突破，不一定要針對每個基礎研究問題，分別研擬完整的解決方案。綜觀醫學史上，很多解藥都是經過數年、數十年，甚至數百年的試驗，才終於明白解藥背後的作用機制。」這就是「老藥新用」和非處方癌症藥物的真諦啊！

　　癌細胞一直在調整代謝機制，為了求取生存，一開始是透過糖發酵機制，再來是運用麩醯氨酸，最後連酮類也拿來使用。癌症治癒的關鍵，在於仿效人類免疫缺陷病毒（HIV）和愛滋病的成功治療案例，「按部就班而有節奏的」採用多模態「雞尾酒」療法。我擁有三十五年腫瘤外科醫師和泌尿科癌症外科醫師的經驗，曾經把這些藥物結合間歇斷食法和「促進代謝」療法，成效越來越顯著。

潔恩是一位勇敢無畏的女性,兩度罹患遠端轉移的惡性癌症。她運用高度研究熱忱,獨自一步一步發現療法,經過無數次的犯錯,今天終於戰勝癌症活了下來。我們每個人罹患癌症都可能歷經類似的過程,就算在傳統的道路上看不見存活的希望,但她的成功經驗會鼓勵大家勇於求知。

喬治・余(George W. Yu)執筆
喬治華盛頓大學醫學中心(George Washington University Medical Center)泌尿和骨盆癌症手術臨床教授,安吉醫療研究機構合夥人,余氏營養保健基金會主席

「徒有財富、知識和成就,並不值得受到後人緬懷。除非你可以影響別人的人生,否則就稱不上對社會有貢獻。」
——約瑟夫・阿洛伊斯・熊彼特(Joseph Schumpeter),
《大師的軌跡:探索彼得杜拉克的世界》

「真正的成就和真理,是去改變素昧平生的平凡人。」
——喬治・余醫學博士

序言

　　我早該死了。一九九九年醫師就是這樣診斷的，他說我的子宮頸癌擴散到肺部，已經是癌末第四期，從統計資料推估，大約只剩下十二個星期的壽命可活了。

　　這世間少有像死期將至的消息這麼令人想好好活著了！我還沒準備好離開人世，我還年輕，只有三十五歲，我在談戀愛，想要有自己的孩子，我有強烈的事業心。我不相信除了傳統化療和放療之外，再也沒有其他療法，我不相信我沒有未來。

　　我下定決心要找到解藥，全心投入研究。我心想，肯定是醫學專業人員疏忽了什麼。我本身是物理治療師，擁有科學專業背景，所以我搜尋和內化科學資訊的速度很快。然後，我終於明白了，癌症跟寄生蟲沒有什麼兩樣，癌細胞偷走我身體的營養、血液和免疫力，再用這些東西對付我。寄生蟲會在體內繁衍壯大，直到糧食耗盡或宿主死亡。而癌症呢？通常是逼死宿主。

　　但是我該如何餓死癌細胞，卻不餓死我自己呢？這就是我要解答的問題，於是我把自己當成白老鼠。就我所知，這是其他人沒做過的試驗，大家從未想過整合抗癌療法，亦即運用安全的既有藥物和自然物質，來打破異常的癌症代謝機制和基因，多管齊下攻擊癌細胞。

　　我發現癌症有幾個食物來源：葡萄糖、麩醯氨酸、脂肪酸和酮，癌細胞還會透過飽和脂肪流竄全身。

　　如果我要殺死癌細胞，尤其是癌症末期，我必須餓死癌細胞，我需要充足的武器，同時也要把對我的傷害降到最低。

我展開「餓死癌細胞飲食法」，不攝取糖分和其他癌細胞喜愛的食物。但光是這樣還不夠，我還會補充強效營養品。最後，我用來消滅癌細胞的武器，包括大家不熟悉的常見藥物、餓死癌細胞飲食法及營養品，當我把這些武器一起用，就開始發揮協同效果，其抗癌效果頓時倍增。「砰！」我的癌症完全痊癒了。

從二〇〇四年至今都沒有復發。

久而久之，「餓死癌細胞」變成癌症研究的新顯學，證實了我長期提倡的理論沒有錯。幾份研究陸續指出，「餓死癌細胞飲食法」確實有效。我甚至沒想到二〇一五年倫敦有一間診所開始研究藥物整合，極其類似我發明的雞尾酒法，他們的研究結果令人印象深刻。伊斯坦堡的診所也開始運用整合方法來餓死癌細胞，成果同樣顯著，藥廠也紛紛研發代謝藥物來攻擊癌症。

這些都是存在已久的解藥，每天只要花一點錢。我服用的藥物早已廣泛應用於其他病症，包括常見的糖尿病降血糖藥二甲雙胍（metformin）、經常用來降血脂的汀類藥物（statin）、中風病患服用的待匹力達（dipyridamole）、消炎藥阿斯匹靈，以及後來的艾雷克（etodolac）。二〇〇七年我連續三個月服用希每得定（cimetidine），這是很多國家開放治療胃潰瘍的成藥，但我服用的目的是為了要提升免疫力。我的雞尾酒療法只持續幾個月，就足以阻止癌症占領我全身。

這些藥物很便宜，也過了專利權限，但即使證實對抗癌症有效，卻仍被製藥產業長期遺忘。這是因為藥廠比較想賺錢，而不是治癒病人。大家還記得一九八〇年代，一旦診斷出染上HIV病毒，就形同無藥可救？如今雞尾酒療法可以控制HIV感染情況，讓HIV陽性患者過著健康的生活，壽命也跟一般人無異。我相信，未來的癌症患者也可以這樣。

然而，腫瘤學遲遲未徹底轉型。二〇三〇年癌症患者數量預計將成長七成，為了阻止情況惡化，我們急需新的治療方法，這將是製藥產業的黃金時期。現代人壽命越來越長，卻沒有越來越健康，這是必須改變的事，我們每個人都要為自己的幸福負責！

現在有幾個試驗正在進行，試圖用大家遺忘的老藥物來治療癌症，只

序言

可惜仍依賴正統療法，一次只輔以一種藥物，所以進展緩慢。這些藥物一起並用，可以直搗變化多端的癌症幹細胞（亦即起始細胞），將其徹底消滅，這可是化療和放療做不到的事情。由此可見，這些藥物再結合其他癌症療法（採取更低毒性的劑量），反而有可能把癌症變成長期慢性病，甚或不再復發（例如治癒）。

這就是我的故事，我克服萬難走出自己的路，介於輔助療法和正統療法之間，不僅擺脫癌症，也從中重獲健康。我也發現一些簡單的真理，最後得出我自己的抗癌之道：餓死癌細胞，避免癌細胞擴散，然後一舉殲滅。

我緊抓著生命不放，就好像約克夏犬死都不放開舊鞋子，哼！我就是要讓大家知道如何堅持到底。就算別人說你無藥可救，那也不一定是真的。

願你過著健康、快樂和「叛逆」的人生。

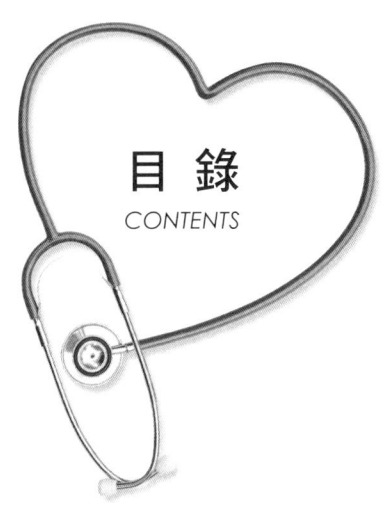

目 錄
CONTENTS

推薦序　4
前言　10
序言　12
餓死癌細胞的十個步驟　17

PART1　我如何發現癌症代謝療法　23
Chapter1　我的抗癌藥物沙沙響　24
Chapter2　身與心的「麻煩小事」　31
Chapter3　癌細胞一直都很餓！　48
Chapter4　我需要夥伴而不是獨裁者　57
Chapter5　拼湊出癌症的複雜圖像　65
Chapter6　那些默默無聞的良方　71
Chapter7　營養素的力量　92
Chapter8　把癌細胞困住的方法　103
Chapter9　奇蹟般活了下來　119
Chapter10　抗癌沒有暫停時刻　140

Chapter11　我的殺手鐧　158
Chapter12　癌症雞尾酒的功效　163
Chapter13　抱著希望直搗「龍穴」　167
Chapter14　癌魔從來不讓人放鬆　176
Chapter15　餓死癌細胞的金三角理論　181
Chapter16　整個癌症治療典範都錯了！　189
Chapter17　癌症整合療法的一大步　198
Chapter18　老藥新用的療癒契機　204
Chapter19　倖存者最棒的禮物　214
Chapter20　未來呢？　222

PART 2　救命的代謝療法　231
Chapter21　餓死癌細胞的雞尾酒療法　232
Chapter22　斷絕癌細胞的營養來源　242
Chapter23　如何避免危險的轉移　265
Chapter24　如何重啟免疫系統　269
Chapter25　殺死癌細胞　272

最後的摘要　289

餓死癌細胞的十個步驟

首先，我簡述一下背景……

一九二四年奧托・瓦爾堡（Otto Warburg）發現癌細胞會改變代謝機制，一九三一年因此獲得諾貝爾生理學獎。癌細胞從營養獲得能量的方法，其實是反古現象。他指出，惡性細胞的粒線體（發電所）會停止正常運作，直接在細胞間質產生能量，彷彿返回無氧或缺氧的古代環境。瓦爾堡只說對了一半。事實上，癌細胞為了滿足能量需求，也會加強其他代謝路徑，例如正常的氧化磷酸化路徑。

這種異常的代謝機制會消耗很多葡萄糖和麩醯氨酸（一種氨基酸），脂質（脂肪）代謝也會增加。研究人員一直等到二〇一一年才承認「瓦爾堡效應」是癌症的一大特徵。更糟糕的是，醫療界至今仍相信癌症只是體細胞（基因）造成的，而反觀整全醫療，卻從未忘記瓦爾堡。

一九五〇年開始用化療和放療來對付癌細胞的基因和細胞週期，腫瘤學應運而生。一九六〇年代發現 p53 基因跟很多癌症有關，因而進一步助長了基因療法，但大家都忘了 p53 基因也會改變代謝機制，正如同很多常見的基因突變（例如 BRAF、c-MYC），也會促進糖解作用（分解糖分以獲取能量）和麩醯氨酸分解作用（分解麩醯氨酸以獲取能量），以觸發進一步的基因突變。

癌症涉及了基因、代謝和異常細胞的信息傳遞。目前主流腫瘤學只治療基因突變，只關注異常細胞分裂和突變基因，除了最近有些新藥物鎖定免疫檢查點，可看到一點短期成效。

大家都沒想到的是,一方面採取基因療法,另一方面採取代謝療法,對任何抗癌療法都有幫助,逆轉化療或免疫療法常見的「抗藥性」問題,否則治療時間一久,基因勢必會突變,開始對化療或放療產生抵抗性。

人類基因體圖譜計畫(Human Genome Atlas Project)研究了細胞核、DNA雙螺旋(稱為「生命密碼」)以及基因體序列解碼,本來是為了解開這些謎團,卻發現亂無章法。由此可見,從基因上根本解不開癌症之謎,反倒從代謝機制下手,可以發現所有癌症的共同特徵,亦即葡萄糖和／或麩醯氨酸的攝取量升高。

現在餓死癌細胞已成為醫學研究和新藥研發的新顯學,但明明就有一些現成的藥物,早就過了專利權限,價格便宜,且成效顯著。一九九九至二〇〇三年,我靠著一己之力發現這些藥物,完全不靠醫療界的力量,反正這些人也不會主動告訴我,我甚至要說服一些醫師(包括輔助療法和正統療法的醫師)開藥給我。我發現這些藥物過了專利權限,大藥廠缺乏做研究的誘因,以致這些藥物被大家遺忘。大藥廠甚至有意壓制這些老藥,深怕會阻斷大企業和癌症機構的財路。

現在有更精準的檢驗方法了,例如核磁共振和正子掃描,可以證明化療和放療可快速縮小腫瘤,因此體細胞突變理論仍為主流。大家出於恐慌的情緒,希望立即見效,於是做出輕率的決定。

大家急欲擺脫腫瘤,於是接受過度治療,無論是化療、放療或標靶治療的劑量都過高。但是,這種方法注定要失敗,病患只會對未來的治療更有抗藥性。若只從DNA下手,對於癌症「幹細胞」絲毫沒有影響,一旦癌症捲土重來,抗藥性和惡性都會更高。癌症會突變,最終會對這些「標靶」療法產生抗藥性。

反之,如果你去治療癌症的代謝機制,再搭配「標靶」療法,就可以直搗癌症幹細胞,真正有機會痊癒,但這些療法慢得多,通常要幾個月才會見效,病患和腫瘤專家都要耐心等待。

*****

一九七〇年代出現了替代療法和傳統療法兩大陣營,兩者之間的戰爭日

益升溫，每個陣營都說對方是錯的。現在戰爭趨於白熱化，病患夾在中間最可憐了。該聽誰的呢？該怎麼做呢？每一個病患都想要好起來，但一切是如此撲朔迷離，令人膽戰心驚。

這兩個陣營都不完美，病患經常接受過度治療，慘遭太多化療藥物的毒害。如果是採用特定飲食法，除非做得極為徹底，否則難以見效，只可惜病患大多無法貫徹。

我發現團結力量大。換句話說，整合代謝療法和基因療法，絕對比只採用其中一種更有效，一加一大於二的協同效果，把各自的療效都極大化了。

當你所愛的人診斷出癌症，你該怎麼做？首先，先累積知識，武裝自己。你需要社群的支持，還有堅定的信心，讓自己戰勝癌症，活得精彩。記住了，不管傳統醫學怎麼說，你都要相信自己有很多努力的空間。

1. 加入我的革命

我的臉書社團「潔恩非處方癌症藥物療法」（Jane McLelland Off Label Drugs For Cancer，不難記！），有很多關於非處方癌症藥物使用的討論，我也會推薦同行所評審的科學文章，除此之外，一些個人的經驗分享也很振奮人心。

www.facebook.com/groups/off.label.drugsforcancer

歡迎光臨 www.howtostarvecancer.com，登記 email 之後，每當有最新內容就會發信通知你，個資絕對不會公開。

2. 前往照護腫瘤門診中心（Care Oncology Clinic）

這是一間開創性的診所，落實非處方癌症藥物的使用，整合了二甲雙胍（metformin）、立普妥（atorvastatin）、去氧羥四環素（doxycycline）和甲苯咪唑（mebendazole）等藥物，治療了上千名癌症病患。我會在這本書和網站中探討這些藥物及其療效。

3. 跟整全或功能醫療人員結為盟友

你必須立刻導入輔助療法，如果你找對了醫師，他會檢查你體內的微量營養素，解決你的胃腸問題（腸漏症、腸道微生態失調），如果有必要，他也會建議你服用營養品、注射高劑量維生素 C 或其他療法。

4. 跟營養專家結為盟友

你要找的營養專家，必須有間歇性斷食、生酮飲食、低升糖飲食、大自然長壽飲食或降低蛋白質飲食（例如原始人飲食法）的經驗，依照你的個人需求量身打造營養攝取計畫，確保飲食法不會太複雜或太極端。雖然目前還沒有所謂的腫瘤營養學家，但只要你清楚癌症偏好的食物（麩醯氨酸、葡萄糖、脂質比率），你就知道該如何選擇食物，好幫助你餓死癌細胞。舉例來說，所有癌症都對減少糖分攝取有反應，至於麩醯氨酸驅動的癌症，就要降低蛋白質攝取；脂肪驅動的癌症（例如攝護腺癌、黑色素瘤）就要避免生酮飲食。每一種癌症都要設法降低飽和脂肪的攝取量。

5. 教育你的腫瘤科醫師

請瀏覽 www.howtostarvecancer.com 或者我的臉書社團，下載相關文章給你的腫瘤科醫師閱讀。你一定要爭取腫瘤科醫師的支持，強調你想要整合基因療法和代謝療法。你需要的是一個合作夥伴，而不是獨裁者！只可惜腫瘤科醫師大多不同意整合療法，這背後有很多原因，所以一定要找一個願意支持你的腫瘤科醫師。

6. 運動

糖尿病社群近期研究證實，適度運動會大幅提升癌症療效，但關鍵不在

於運動量,而在於運動時間,飯後十五至二十分鐘快走,可以從血液帶出葡萄糖,重新導向肌肉,有效餓死癌細胞的微環境。

7. 監測血糖和血液腫瘤標誌

你必須仿效糖尿病患,定期追蹤血糖,確認你代謝碳水化合物的效率。你體內有沒有腫瘤抗原標誌呢?一定要定期追蹤。

8. 睡眠和舒壓

在適當的時間,給自己適量的睡眠,再結合舒壓活動,將會提升免疫力,同時降低皮質素和胰島素阻抗。做瑜伽、冥想、運動,甚至服用心律錠（propranolol）等 β 受體阻斷藥（可以有效阻止癌症生長）,提升你戰勝癌症的機會。

9. 補充水分

水分充足是降低血液中葡萄糖濃度的不二法門,否則鹽分提高會提高血液的滲透壓,助長病原體生長,反而會刺激癌細胞周圍的發炎反應,發炎又會刺激癌症生長。

10. 不要輕言放棄

堅持採行低升糖飲食、服用營養品和非處方癌症藥物使用,另外食用大量的橄欖油（內含 Omega-6 脂肪酸,但其實是安全的油脂）。除非等到癌症控制良好,腫瘤標誌恢復穩定正常,否則絕不飲酒;就算後來恢復飲酒,仍要小心謹慎,每個星期只喝一單位白酒或烈酒（啤酒不宜）。絕對不碰香菸和致癌物,尤其是會破壞荷爾蒙平衡的東西。你必須定期監測血糖,追蹤三

酸甘油脂，透過特定營養品、運動和藥物，把體內的胰島素和血糖維持在低點。人可以跟癌症共存，但你必須有長期計畫（就像跟糖尿病共存一樣）。

如果要完成上面十個步驟，最大的難關是仍要仰賴腫瘤科醫師做癌症診斷，但大多數腫瘤科醫師仍不支持代謝和基因整合療法。有些醫師看到病情好轉，就想提高化療的劑量，破壞病患的成果，讓病人一命嗚呼。有的醫師一聽到病人支持非處方癌症藥物使用，乾脆不給病人做正統療法。有的醫師建議病患停用代謝療法藥物，以便接受新藥試驗。我就看過滿多病患在「照護腫瘤門診中心」穩定病情，後來被迫接受新藥試驗，病情就急遽惡化了。整合療法是有效的！從「照護腫瘤門診中心」公布的資料，就可以看出前所未見的成效。

在代謝療法尚未成為標準療法之前，你一定要用知識武裝自己，並且尋求你需要的幫助。沒錯，這是一條艱難的道路，但我會成功，你也會成功。

我要用自己的故事和發現來鼓勵大家，讓大家相信，現實絕對比想像的更有希望。

<u>採取行動吧，別再被動回應了。坐以待斃絕對不是你的選項！快點餓死你的癌細胞，防止癌細胞轉移，然後一舉殲滅，迎接一個全新的自己。</u>

PART

1

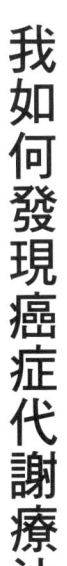

我如何發現癌症代謝療法

Chapter 1

我的抗癌藥物沙沙響

「醒醒啊！」我試著張開眼睛，聽見有人輕喚我起床。又是一夜輾轉難眠，一直做噩夢，好不容易睡著了，卻被人搖醒。

「六點囉，該起床了，我們要趕在八點前抵達岸邊。」老公安德魯再次溫柔的喚醒我。

「好啦，我要起來了。」我騙他的。這才想起來我為什麼不得不起床，對啦，我要去比賽！我在黑暗中露齒一笑，雖然滿懷期待，但昏昏欲睡。我拉開棉被，起身走向浴室。

記得上次跟著團隊出航，我沒完成六個月的化療，當時我不顧一切，只想過一次「正常」生活，結果第一場比賽時，差點吐在大三角帆上，收帆的時候只覺得手臂好沉。希望這次狀態會更好，我一定要好起來。

一九九九年夏天，我被診斷為癌症末期。其實早在五年前，我便確診罹患原發性子宮頸癌，只是五年後擴散到了肺部。礙於病情惡化和無盡的化療，我幾乎整個冬天都在冬眠，每一天都過得好辛苦。現在終於等到了春天，我刻意趕走虛脫的症狀，不想再繼續無精打采了，於是我決定做一點運動，搞不好可以消除疲勞。

我從廚房隨手拿了一袋營養品，除了低劑量的阿斯匹靈，其餘都是植物萃取物，我塞到深不見底的口袋，朝著門口走去。安德魯在車上等著我，我滿懷感激的滑入副駕駛座。我們驅車前往利明頓（Lymington），需要一個半小時的車程，我可以趁機補個眠。

我在化療期間服用營養品，這可是費了一番功夫。腫瘤科醫師叫我不要亂吃，但我無視他的建議，自己做了很多功課，發現有些營養品可以提升化療的效果，例如綠茶的表沒食子兒茶素沒食子酸酯（EGCG），還有薑黃的薑黃素。現在我完成可怕的化療，服用的營養品數量急遽增加，而我不想放過任何幫助，任何一個營養品都可能發揮效果呢！

我們到了比賽現場，團員都在碼頭集合了。我朋友露亞伊（Louay）拿著一堆T恤，我們這支隊伍有十二條好漢，每個人都會拿到一件專屬T恤，背面寫著各自的暱稱。

我老公打開他的T恤，繡著他的綽號「探子」，他對於帆船有驚人的辨識能力，從老遠就看得出帆船的品牌、型號和引擎尺寸，以及製造商、製造時間和細緻度（都要打呵欠了我）。我看了一直笑，開始緊張露亞伊會給我什麼綽號。

「潔恩，這件是你的。」他笑著說。我把T恤翻面，看到背面寫著「沙鈴」。我笑了。「該死的！我還以為你們沒發現呢！」

露亞伊不可置信的看著我。「你是在開玩笑吧！我們都知道你隨身攜帶一堆小密封袋，喝著濁綠色的嘔吐物。如果你有試著隱藏，我不得不說，你失敗得很徹底耶。」

這是我的最後一次比賽嗎？

哎！我並沒有我想像的滴水不漏。這些藥丸和綠色飲品（我稱為「精力湯」）都是我的生命線。我本來想隱瞞自己的病情，當成我自己的噩夢就好，畢竟把別人拖下水並不公平。我對於未來忐忑不安，如果我只聽信醫師的話，壽命應該會很短暫，但我怎麼會笨到想隱瞞隊友呢？一艘船也不過四十八英呎長，彼此根本沒有祕密可言，無論我再怎麼努力，也別想瞞著他們任何一個人。

我會花一些時間調配每日飲品，包含螺旋藻、綠球藻和各種藥草粉，還要分裝成一小袋一小袋，但這些付出並不算什麼，只要可以讓我出門，過一

下自由的生活，我都覺得很值得。**我要活下來！我默默向老天祈禱，別讓我一輩子當藥罐子。**當我面對這麼多不確定性，仍要繼續保持樂觀正向，真的很不容易。

我討厭大家關注我的病情，我受不了隊友把我看成值得同情的廢人，我想繼續當以前的潔恩，那個堅強而古怪的航海夥伴。我希望他們像以前一樣跟我開玩笑，而非緊張兮兮擔心我怎麼了。

我知道有些人很自豪撐過化療，勇於亮出自己的禿頭或淋巴水腫，但我不是這種人，我永遠不會這樣看事情。我動手術切除了淋巴結，以致我右腿有輕微的淋巴水腫，我都會穿長裙或長褲遮起來。

如果我不主動提出來，大家並不會發現我的異常。我做化療落髮的時候，不戴頭巾或帽子，因為太明顯了，我只希望自己盡量正常。即使戴假髮會癢到不行，我仍堅持戴假髮，一來我對自己說，我一點問題也沒有，二來就連我照浴室鏡子，看到光禿禿的頭皮，也是驚訝得喘不過氣來。幾個月以後，每當我想起鏡中的自己，仍覺得恐怖不已。

我一開始掉髮（每次抓起來就是一大把），就趕緊去英國購物網站Selfridges添購幾頂漂亮假髮，一口氣買了三頂，三種款式都不一樣。如果我想要嫵媚一點，就戴波浪捲長髮。運動型的感覺呢？那就鮑伯頭吧！每天都可以戴的假髮？長度中等的直髮吧！「你今天想要哪一位老婆呢？」我早上打扮的時候，都會這樣問安德魯。當時工人正在擴建我們的閣樓，想必會摸不著頭緒，心想這個人怎麼會一下子短髮，一下子長髮。

我玩帆船的時候，會戴最短的假髮，這樣比較好戴帽子。帆船是我的熱情所在，當我逼近絕望的危險邊緣時，唯有出航可以幫助我保持理智。我身邊有一群親密隊友，互相嘲笑彼此的故事。雖然比賽的時間不長，但激烈比賽對我的病情很有幫助。體育活動和友誼讓我暫時忘卻痛苦、變醜和失落，當然還有死亡。我說什麼也不願相信，這是我最後一次參加帆船比賽。

我做治療搞得筋疲力竭，卻依然假裝什麼都沒有改變，一切如常。我逼自己繼續玩帆船，但是在比賽當天早晨，我只想鑽入被窩睡覺。一旦我跟團員出航，我就會堅持全心投入，但有些隊友會擔心我撐不住。現在看來，我

可能有一點自私,我是在拖累整個團隊。我需要比別人更多的時間才能夠把自己準備好,並且維持住團隊的水平。

逆風的時候,我會在下方收起巨大的三角帆,通常只靠我自己一個人。三角帆就跟網球場一樣大,必須收納到幾英呎的空間裡,當帆船一直改變方向,傾斜了四十五度,難度會更高,就連健康的人也會筋疲力竭,尤其是三角帆被水打濕的狀況下。當我們抵達最頂航標,整艘船調頭之後,就變成順風了,我會負責「微調」,不斷確認三角帆的狀態,讓我們盡量開快一點。

我就愛勞心努力的感覺,享受海風吹拂我的臉,大口吸著新鮮空氣,以及帆船輕輕滑過水面濺起的水花。這可以平撫我的焦慮,這種水上技藝需要巧妙的改變風向和潮汐。戰術和策略是安德魯的強項,但我們船上每個人都要清楚帆船的狀態,先發制人並且保持專注,隨時等候機動調遣。

錯誤的生活方式讓死神站在我身後

玩帆船的興趣,深植在我家世世代代的血液中。父親在我從小長大的格恩西島(Guernsey)擁有好幾艘船,我最早的記憶是跟著我姊姊蘇西,一起乘著二十六英呎的小船。我們大多在其他海峽群島(Channel Islands)附近航行,尤其是赫姆島(Herm)和薩克島(Sark),但有幾年夏天,我們直接衝到法國西北海岸,也就是布列塔尼地區的聖馬洛島(Saint Malo)。很美好的童年生活,總是讓我想起瀲灩流光的海洋,以及令人驚嘆的小島海灘。

雖然帆船比賽是如此的激烈,仍有安靜與寧和的時刻,只傳來陣陣的海浪聲,撫慰人心。我通常會開始神遊,回想我還年輕的時候,那種毫無壓力的簡單幸福。然而,這份感激夾雜著哀傷,我開始擔心了,我對帆船、海洋和生命的熱情,可能很快就要畫下句點。

我打從十幾歲就好想參加賽艇。我爸太老派了,從不讓我碰絞盤或繩索(說我是女生),所以我跟他出航超級挫敗的。最後我放棄了,乾脆在假日努力存錢,自己買一艘衝浪船。我喜愛學習這項新技能的挑戰,成為十足的衝浪運動迷,整個夏天都泡在海灘,但我內心的競爭精神仍想要參加賽艇。

我的機會來自一艘可愛的帆船，名叫「緩和號」（對手取英文諧音，直接喚它「香腸」），這是長達四十二英呎的大帆船，以堅固的流線設計著稱，完美結合了安全巡航和速度。一九九〇年代初期，它來格恩西島參加歐洲大型帆船錦標賽，還缺一名船員，我馬上自告奮勇，等到我上了船，就成為他們的固定班底！

乘著緩和號航行，真是太好玩了，我有好幾年時間，每逢週末或假日就到英格蘭南部海岸賽艇，很幸運能夠拜訪安地瓜（Antigua）、馬略卡島（Majorca）和薩丁尼亞島（Sardinia）。也參加法國好多場離岸比賽，包括史上有名的法斯特耐帆船賽（Fastnet Race），我叔叔就是在那一場賽事，不巧遇上一九七九年暴風雨而溺斃，所以我能避就避，後來我說服自己，反正我們團隊拿過一堆獎盃。不過賽艇終歸只是嗜好，我白天的工作是特許物理治療師，經常要面對重症病患，所以我的嗜好和工作反差很大。

我本來是在神經科部門工作，大部分時間都在幫助頭部受傷和中風的病患復健。我會教他們重新學習使用身體，動動手和動動腳，但這份工作很耗體力，後來我專攻骨科和運動傷害，很多高階運動員都仰賴我的專業。

我和安德魯一起在「緩和號」航行多年，但我們其實當了很多年朋友，才真正開始交往。他看不慣我的前男友，我也不喜歡他的前女友，所以少有機會交流。我們都做過錯誤的選擇，但總算脫離不適合的對象。一年後，在一個狂歡日，我們在瑟堡帆船俱樂部外面擁吻，慶祝我們贏了一場艱難的離岸賽。

你可能以為帆船是極為健康的嗜好，但事實並非如此。雖然我們會活動筋骨和呼吸新鮮空氣，但是在比賽期間狂嗑巧克力棒和碳水化合物，到了夜晚又狂喝萊姆酒和可樂，壞處遠大於好處！我們團隊有一個座右銘：「乖乖吃飯就輸了。」與其吃正餐，還不如上酒吧喝酒。

我現在想起來都搖頭嘆氣，顯然我的生活方式錯得很離譜。我回想在學校念物理治療的日子，更加確信是那時候種下癌症的病因，我當時的飲食習慣糟透了，把馬鈴薯泥、起司和培根當成美食。綠色蔬菜呢？什麼綠色蔬菜呀？真是白痴一個。

現在我癌症末期,每一次呼吸都在恐懼死亡,唯有在激烈運動時可以暫時忘卻。一股揮之不去的可怕力量,頻頻提醒我診斷結果,當面給我沉重一擊。我感覺死神始終站在我背後,一個陰魂不散的鬼魂在我脖子旁呼著氣,等待襲擊我的最佳時機。

每當我們團隊在計畫下一季比賽,我第一個念頭是,我可以活到那個時候嗎?我想到未來就傷心,那是一個沒有我也照常運轉的世界。

我現在很注重飲食,完全不吃「能量棒」,也不喝糖分爆表的飲料。隊友也習慣我帶一些奇怪的零食上船,從不質疑我的低碳水化合物飲食。對我來說,帆船才不是微不足道的小樂趣! 我不惜放棄甜食,只為了回歸我以前的生活,如果我必須完全改變飲食習慣,一口氣吞下很多營養品,我也覺得很值得。

化療後的假髮事故

二〇〇〇年四月的一個大晴天,距離我診斷出續發性末期癌症不到一年時,我仍出發去比賽。我剛完成化療,手臂還拖著周邊置入中心靜脈導管(PICC),這條血管一路從手臂靜脈通往我的胸腔,我刻意把它留下來注射高劑量維生素C,平常用紗布包好,以免受損,但這身配備不太適合出賽!我除了印著「沙鈴」的T恤,還穿了幾層防水裝,然後跟著隊友離開碼頭,一起前往起點。晴空萬里,風速穩定,大約每小時十五至十八海里,陣陣微風吹來,很完美!

我們在第一場比賽時跟另一艘船展開拉鋸戰,但我們居於上風。為了快速搶位,整艘船晃來晃去。如果在風大的時候採用這個戰術,隊員必須把握時間在帆船間穿梭。我先把頭埋在護欄底下,然後再衝過甲板,前往另一側的橫桿。

大家擠成一團,我很難脫身。情急之下,一時誤判距離,我感覺護欄弄掉了我的航海帽。我伸出雙手試著抓住它,但已經被風吹到船的另一側,而且一起吹走了我的假髮。我大喊:「噢,不!」鬱悶的看著帽子和假髮漂到

索倫特海峽（Solent）。我可愛的假髮像溺死的老鼠般沉入海底，我忍不住大罵：「真該死！」

安德魯看著我的表情，似乎是在確認我們該不該回去。好啦，就只有那麼一瞬間，畢竟我們每個人都想贏，回頭絕對是大失策。我別無選擇，馬上大喊：「算了吧！」

其他人驚訝的看著我，這是他們第一次看我光頭，寒風從我耳後吹過，突然間，我覺得自己好脆弱，被眾人一覽無遺。我雙手護著頭皮，試著遮掩我的赤裸裸。我感到羞愧，隊友看到我恐懼的表情，毫不猶豫就摘下他的帽子遞給了我。

他笑著大喊：「好了，重新振作！我們一定要贏！」

我愛死他了，也愛死所有隊友。他們不在乎我的光頭或生病，就像以前一樣對待我。我們確實還有硬仗要打，這可不是遊艇狂歡派對！我們全員衝到另一側，大聲笑著歡呼。

我的綽號很多，但「沙鈴」是我搭乘「緩和號」比賽時，陪伴我好幾年的綽號。我每天吃好幾回藥丸，藥丸彼此撞擊，會發出類似沙鈴的沙沙聲響。這需要萬全的規劃（而我必須承認，這不是我的強項！），但我還是辦到了。

現在<u>回顧我吃過的營養品，才發現好幾個錯誤：有些營養品吃太多了，有些根本沒必要吃，有些吃了反而會致癌</u>。雖然我開始反擊癌症，但我還有很多學習的空間，而比起我前方動盪不安的旅程，這些大風和巨浪真的不算什麼！

重點整理

· 注重飲食，完全不吃「能量棒」，不喝高糖分飲料，實行低碳水化合物飲食。
· 營養品攝取要注意：攝取量、是否必要（有些吃了反而會致癌）。

Chapter 2

身與心的「麻煩小事」

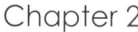

　　一九九四年我突然罹癌，聽起來好像一場意外，但根本不是這樣。癌症並不會在一夕之間出現，我一直有子宮頸病變，看婦產科追蹤很多年了。

　　子宮頸癌只要早期發現，平時好好注意，其實是可以預防和治療的。我一直相信婦產科醫師會好好把關，我也以為他會好好治療我。我早在一九八九年就因為細胞輕微異常接受了陰道鏡檢查，我都有定期回診，醫師也跟我說沒有異常，我就以為再也不用擔心，問題已經徹底根除了。

　　但是我錯了，我前往附近的家醫科診所，接受子宮頸抹片檢查，卻發現問題捲土重來，演變成「嚴重細胞核病變」，我不得不做進一步治療。

　　然而，不到四週前，大醫院的婦產科醫師才跟我說過，我的切片並沒有發現任何異常。這兩次檢查明顯互相矛盾，我不知道該相信誰。我是該相信家醫科還是相信大醫院呢？我的直覺是相信大醫院和婦產專科，畢竟切片比抹片更可靠吧？

　　家醫科醫師跟我說，異常組織也有可能恢復正常。他說：「你可能是少數的幸運兒吧。」大概吧！他問我想不想轉介到別家醫院，但那間南倫敦大醫院已經是大型教學醫院，我有親戚在那裡受過醫師培訓，那當然是最好的醫院吧？

　　我決定待在原來的醫院，沒多想我會把自己交給什麼樣的命運。

　　我就像任何診斷出重症的人，死命相信身體會自我療癒。我有沒有可能不做任何手術，就自行逆轉體內的異常呢？

31

每當回想起在南倫敦醫院的就診經驗，我就直打哆嗦。我是到了最後一次看診，才開始懷疑婦產科醫師的行為有問題，他的言行舉止過度隨性和漫不經心。

每次我異常出血去看診，他就開人工合成的黃體素藥丸給我吃，我當時還不清楚<u>人工合成的黃體素，其實會提高我罹患乳癌的風險，也可能導致子宮頸癌惡化</u>[1]。壞處還不只這樣，人工合成的黃體素會提高血栓和心血管疾病的風險，根本是在火上加油，但那位醫師卻像給糖果一樣輕鬆。

簡單來說，他並沒有履行醫師的職責。這項事實將在四年後，也就是一九九八年獲得證實。他散居英國各地的女性病患，全數被召回，這些病患接受一般抹片檢查，都發現中度至重度異常，每個人都收到通知信，表示她們的篩檢結果有「嚴重問題」，可見那位醫師所「放行」的女性病患，全都在體內生成癌症。我當時並不知道這件事，但就在那一年，我頻繁就醫，症狀卻持續惡化。

我的健康有危險了！

我最後一次看診，請求他幫我安排子宮鏡檢查，以確認我持續出血的原因，他甚至連看也沒看我，就直接回答：「我預約額滿了。你可能要等到聖誕節過後。」

哇，真的嗎？現在才九月耶！我不禁懷疑，他怎麼可能從九月到隔年一月都抽不出時間來？聽起來不太合理。

「可是我的體重一直掉，相信我，雖然我很想瘦，但這次就連我從來不變瘦的部位也瘦了，我非常擔心，這問題非解決不可，否則情況都沒有好轉起來。」

我剛開始跟安德魯約會時，本來還說服自己，八成是熱戀期讓我甩掉肥油了，但這次減重的情況不一樣，**我從來不會瘦在大腿內側**，無論我再怎麼努力做運動，都不可能有超級名模的「大腿縫」，可是這塊頑固的脂肪，現在竟然消失在我眼前。

他頭都沒抬就繼續說:「沒什麼好擔心的,只要把黃體素劑量提高就會改善了。」

「吃黃體素根本沒用!」我抗議。

健保署的財政真的拮据到這個地步嗎?我非得等到明年才能夠做檢查嗎?要是我得了癌症呢?我早就在治療早期癌細胞病變了,現在又有其他典型症狀,不僅異常出血變本加厲,體重也在減輕,這樣還不夠緊急嗎?

他微微一笑,絲毫沒有同情心。「兩次月經之間出血,再常見不過了。我會幫你預約兩個月後的門診。」

兩個月後?再跟你談一次?門都沒有。

多年以後,他的病患被召回,隨即展開調查,這才知道有子宮頸病變的病患中,只有區區百分之六十四接受切片檢查,低於全國最低標準百分之九十。這些女性來看診,都是因為婦科出現異常,當然要進一步檢查才知道有沒有罹癌。他的陰道鏡檢查也有疏忽,至於他做的切片檢查,有高達百分之六十四病患取用太少組織,並無法做出有效診斷,怪不得我的問題會無法改善。最後調查結果顯示,十九名罹患末期癌症的女性,因為他的緣故遭到誤診和誤治,他病患的罹癌機率,也比平均數值高出百分之三十四。

我當時還不知道這些醜聞,但腦海中早已浮現可怕的念頭。我開始懷疑,會不會有醫師故意讓癌症惡化,但我很快就抹去這個念頭,心想當然不可能。醫師不都希望病人好起來嗎?醫師不都發過「希波克拉底誓言」嗎?但是,<u>當醫師犯下嚴重治療錯誤,如果不願意負起全責,冒著遭到控告和吊銷執照的風險,會不會繼續做錯誤的治療,不願面對現實</u>,反正病人一死,就不會控告醫師了,於是當醫師發現病人得了絕症,故意不給病人必要的治療?這些想法荒謬至極,我還是別再想了。

可是,他對於我的請求漠不關心,我只好暗著來。真是受夠了,問題已經擺在眼前,他還這樣吊兒郎當,我的健康有危險了!

我帶著可怕的念頭和擔憂飛回格恩西島,但我仍說服自己相信醫師的話。我本來就愛擔心東擔心西,或許是我多慮了。我在大醫院做的檢查,一直以來不都正常嗎?他為什麼不再安排我做切片檢查了?他有沒有切錯部

位?婦產科醫師想掩飾自己的無能輕而易舉,但誰會發現呢?如果他的證詞跟病人相反,法院也是會站在專家那一邊。我只好回去診所工作,同時預約附近的婦產科,就算大醫院的婦產科醫師叫我別擔心,這個問題仍需要解決,更何況我交了男朋友,出血有一點掃興,令人尷尬不便。

那位倫敦醫師得知我私自在格恩西島預約看診,隨即轉彎改口,他在轉院信說,必須立即做治療和子宮鏡檢查,彷彿這封信不是他寫的,他之前從未說過這樣的話,更何況他已經將近一年沒有為我安排過切片檢查。

他怎麼會突然改口?這一切極度可疑,但我別無選擇,只能夠相信這國家的醫療體制,不然還能怎樣?

子宮鏡安排在週四下午,我還記得我醒來的時候,一堆醫師盯著我看,面露擔憂的神情。我告訴自己,醫師都很關心麻醉後的病人。

夜晚的癌症通知

接下來幾天,安德魯飛來找我。這個週末,我完全不想掛念這件事,反正等到週一手術結果出來,想必只是輕微病變,頂多再做一次陰道鏡吧!我沒道理往壞處想。

這是一個美麗清爽的秋日夜晚,我在候機大廳等待安德魯,忍不住露齒微笑。他是我的真愛!我好期待跟他共度週末,到懸崖散步,乘著我爸的船,外出拜訪朋友。我們相隔格恩西島和倫敦兩地,為此付出可觀的飛機票和電話費,但我們不在意,這些錢有花在刀口上。

我之前交過一個男朋友,充滿個人魅力又迷人。我本來以為他值得我廝守終生,但後來他每個晚上都不在家,對我也從言語暴力轉為肢體暴力,等到隔天再來自責懊悔,答應我會改過,但情況卻是變本加厲。

我討厭跟別人攤牌,但也不會讓自己受欺負,我開始反擊,但情況越來越糟。有一天晚上,他不放我走,掐住我的喉嚨,接下來發生的事我稱為「窗口事件」,還好我沒有受傷,但是嚇壞了。第二天,我打包行李,逃回我格恩西島安全的家,那裡有家人保護我,我算準我前男友沒膽來找我。

安德魯跟我前男友完全相反，正好是我需要的類型，冷靜可靠，溫柔體貼，長得也不錯，玩帆船更是一流，這是令人難以抗拒的組合。他已經談到了長期計畫，可見他對這份感情是認真的。我們不吵架也不暴力相向，感情越來越好。

我搬回格恩西島，在私人物理治療所找一份好工作，這間診所的生意很好，讓我賺了不少錢。格恩西島很美，下班後開車十分鐘就會抵達碼頭，我可以立刻跳上船，出海度過美好的夜晚。

但如果我繼續跟安德魯交往呢？我是不是要放棄猶如天堂的格恩西島，搬回倫敦居住呢？如果我們有了孩子，我們會在英格蘭養小孩，還是回格恩西島呢？我在候機大廳來回踱步，反覆考慮這些問題。我期待著，我夢想著，我們兩個人一起構築未來。

他來了，跑過來給我溫暖的大擁抱。

「嗨，親愛的。」他說。我牽起他的手，帶他去坐車，從機場開回我跟室友合租的房子，只有短短的車程，一路上他都在試探我，想知道我前一天手術的情況。

「我現在不想談這個，我們可以出門吃晚餐，暫時忘記這件事嗎？我又無法改變結果，何不暫時拋到一邊去？」

但是天不從人願，我們一開進車道，我的室友卡羅安就急忙衝下樓，我都還沒踏出車外，她就脫口而出：「潔恩，家醫科醫師來找你！半小時前才剛走。」

什麼？週五晚上七點來找我？我驚恐的看著安德魯，我們都知道這不是好預兆。

「我要打電話給他。」我說話的聲音都在顫抖。我上樓，關房門，開始打電話。醫師堅持來家裡看我。

「別這樣，現在告訴我吧。」我懇求他。「我知道是壞消息，不然你不會親自登門拜訪，我等不及了，現在就要知道。」

他勉為其難告訴我結果，為我做子宮鏡手術的婦產科醫師，已經跟他聊過，確定我檢查出來是癌症，必須切除子宮。

他說子宮切除手術安排在下週二，會在哈默斯・密斯醫院（Hammersmith Hospital）進行，他特別央請倫敦的朋友幫忙，以便盡快完成手術。難不成我的癌症太惡性了，不知不覺就惡化了？還是我的醫師疏忽了？這個診斷結果令我不知所措，不知該從何問起。

我頭暈目眩，試著整理他說過的話，但總覺得我是在偷聽別人的對話，不敢相信會發生在我自己身上。

我掛斷電話，發呆一下子，忍不住開始哭泣。我的世界崩解了，我只有三十歲，卻得了癌症。我還沒生小孩，現在看來我永遠不會有孩子了。

我在房間待了一個多鐘頭，終於走下樓梯，結結巴巴說出「癌症」兩個字，他們早已了然於心，從我哭花的妝容和紅腫的雙眼，就看得出來是什麼情況。安德魯抱抱我，提議去外面呼吸新鮮空氣。

我們穿上保暖的衣服，開車去沿海小徑，坐在月光灑落的長椅上，遠眺懸崖和大海。我震驚不已，安德魯也是，這段光明幸福的新戀情，一時之間再也不光明了。我們只交往兩個月，這段關係還沒有安定下來，能不能撐過意外的挑戰呢？我想到診斷結果以及這對我們的衝擊，不禁悲從中來。

我還年輕，我會活下來的，這一點我很確定。子宮頸癌只要早期發現，絕對可以治癒，大家都這麼說，我期望這只是初期。

但我可能永遠無法生孩子，不過這件事說不定可以請別人幫忙，我聽過代理孕母，至少我還有卵巢。死亡的念頭一閃即逝，因為我還有其他煩惱。這次手術會如何衝擊我的性生活？我還能夠用自己的卵子孕育我的親生骨肉嗎？我不想跟安德魯討論這些事，我好怕他會打退堂鼓。我們兩個人之間，彷彿有一層看不見的簾幕，診斷結果會改變一切。

安德魯沒有說什麼，我猜不出他的想法，我已經被自己的念頭吞沒了。他沒想到會發生這種事，也沒有處理這種事的經驗，這完全超乎他的能力範圍。如果我們是在帆船上遇到桅杆或船舵傾倒，他會在第一時間理出頭緒，但面對一個三十歲、憂心如焚、擔心會因為癌症而失去子宮的女子，他完全不知所措。

我害怕自己可能不孕，他卻擔心我的病情會有多嚴重。當我知道他不想

失去我，我深感欣慰，但我有一種自我保護的本能，阻撓他親近我。如果他真的疏遠我，我的情況會更糟，一種令人沮喪的孤立感開始襲擊我。

變調的週末

我剛得知診斷結果，不出幾小時，我就明白癌症的影響不只是生理的。我試著讓他安心，說我不會死，但他似乎不相信。癌症診斷對每個人的意義不同，有些人的回應正面多了，但畢竟這份診斷對我們雙方都有影響，想必短期內會破壞我們的性關係，長期影響就不得而知了。

幾個星期前，南倫敦醫院的婦產科醫師明明才告訴我，沒什麼好擔心的。他為了平撫我的疑慮，老是說子宮頸癌生長緩慢。我一直有主動做陰道鏡檢查，絕對可以提早發現吧？我刻意忽略下意識縈繞已久的念頭：我的子宮頸癌恐怕早已潛伏多年，或許醫師一直都沒有做好檢查工作。

當我們坐在那邊看海，我說服自己，一切都會有出路的，即使我的計畫被迫改變，還是有可能柳暗花明。我會留下自己的卵巢，甚至把卵巢組織冷凍起來，找一個代理孕母幫我生孩子。接下來幾個星期，我要進行大手術，反正我還年輕，我會撐過去的。

死亡不是我最先想到的問題，我比較擔心不能生孩子，我一直夢想家裡充滿孩子的笑聲，無論有多麼困難，我總會設法實現這個夢想。

這個週末的心情完全變了調，我們取消跟朋友的聚會，但依然去玩了帆船。我和安德魯做了務實的安排，但激情瞬間消失殆盡，取而代之的是恐懼和擔憂。我不敢置信又憤怒，結果反而更加悲傷。這一切竟是如此不公平，我還以為我從此會過著幸福快樂的日子。

我也必須把壞消息告訴父母親，他們絕對會難以承受，因為他們早就在質疑南倫敦醫院的治療方式了。我無法當面跟他們說，最後我選擇打電話，我聽得出來媽媽很難過，但她立刻提議星期一跟我搭飛機去倫敦，幫我準備星期二的手術。我和媽媽的關係時而緊張，母女關係就是這樣吧，但我想得到她的支持。我知道她會很難受，但我不想拒絕她的陪伴。

我媽在幾年前診斷出早期乳癌。她都自己一個人做治療，告訴我們這只是一件「麻煩的小事」。我們全家人不太會抒發內心感受，但我知道，我的診斷結果和即將失去生育能力，對她而言是沉重的打擊。

她很想抱孫子，我兩次取消訂婚，她已經夠失望了，而我從來沒跟她提起「窗口事件」。

我當時對於癌症只有粗淺的認識，也就是我在念物理治療學到的內容，但我知道越早做決定越好。我付出了沉重的代價，這才知道醫師有優劣之別，我開始擔心，如果我選錯外科醫師，會不會影響我的生死？

然而，我沒時間思考或確認外科醫師的背景，就被推進手術室了。一旦診斷出高惡性快速增生的癌症，絕對要迅速做出明智決定，但我沒機會花時間做研究。該不會我的癌症高度惡性，連一個星期也等不了？一切實在太緊急了，我不禁懷疑自己病入膏肓。一九九四年我只有最初階的電腦，但沒有網路，不可能去搜尋有哪些保留卵巢的方法，或者該為大手術做什麼準備。

手術奪走了我的卵巢

下週一抵達醫院，外科醫師看起來滿親切的，我有一長串問題要問他，尤其是該如何保留卵巢，我不惜犧牲一切，也要保留卵巢。我想知道如果我的癌症一發不可收拾，接下來可能會發生什麼事。

他跟我說，如果癌症擴散到淋巴結，我就要做化療和放療。至於該不該保留卵巢，他並沒有給我任何建議，但我自己也知道經過那些治療（尤其是針對骨盆的放療），卵巢很可能會暫停運作。我問他，如果他開刀之後，發現我需要進一步治療，有沒有可能冷凍其中一個卵巢。他看著我點點頭，這是在答應我嗎？我假設他是，但他很快就轉移話題，開始談到手術和風險。

隔天我經過七小時手術，醒來的時候還很虛弱。我一看到外科醫師，想確認他到底做了什麼。「你有沒有冷凍我的卵巢？」這是我第一個問題，我好想聽到令人安心的答案，沒想到他竟然沒冷凍。或許他覺得我的癌症還有救，但是等到病理報告出來，我發現癌症已經擴散到淋巴結。

我聽他這麼說，整個人因為恐懼、暴怒和失望而顫抖不已。無庸置疑的，我之後要做化療和放療了，卵巢功能會永遠停止運作。為什麼不照著我的要求，把其中一個卵巢冷凍起來呢？他怎麼可以直接忽略我的要求呢？

我躺在那裡，突然意識到我還沒輸，我距離第一次化療還有幾個星期時間，我想試試看能不能找到生殖醫學專家，幫我保留住當媽媽的機會。現在分秒必爭，時間緊迫。

這次是大手術，兩個星期後才可以出院。既然我還在住院，外科醫師建議我去看同院一樓的知名生殖醫學專家。

我的希望瞬間破滅了，他覺得不可能保留卵巢，他還覺得我找代理孕母這件事，對於代理孕母太殘忍，太為難了。我都已經帶上姊妹蘇西，她難能可貴地願意出借子宮給我，生殖醫學專家仍坦白告訴我，這是不可能的。他的語氣嚴厲，令我驚魂未定，我甚至心煩意亂到走不出診間，搖搖晃晃的走回病房，一路都是安德魯和蘇西在攙扶我。我悲痛欲絕，我永遠不會有孩子了，我根本無力挽回。

對我而言，不孕是可怕的酷刑。無論我看向哪裡，哪怕是大街上或電視上，我都會看到寶寶、小孩和幸福家庭。每個廣告似乎都是在宣傳尿布或嬰兒配方奶。除非我完全與文明隔絕，否則就要不斷面對我的失落，無從逃脫。不孕的痛苦，就像拿刀子刺進我胸前。

每天安德魯去上班，我就為了自己永遠不可得的孩子，躺在床上絕望悲痛的啜泣。我對未來的希望和夢想已經支離破碎，我感到空虛心碎，我覺得，我已經死了。

怒火在我體內持續飆升。第一個婦產科醫師已經耽誤了我，如今哈默斯·密斯醫院生殖醫學專家再度口出惡言，以致我的女性特質、身分和我一直渴望的家庭，完全被剝奪殆盡。我要控告這些人，但如果想要讓身體好起來，我根本沒心力提起訴訟，光是對簿公堂，就可能耗盡我所有心力。我知道，不該讓憤怒和深沉的悲傷盡情釋放，壓力只會讓情況變得更糟。

「化療只做幾個月，讓癌細胞保持對放療的敏感度。」我的腫瘤科醫師這樣說。

「如果是為了保持對放療的敏感度，化療和放療何必要間隔一個月呢？為什麼不安排近一點？」我滿臉問號，怎麼也想不通。

「這個嘛，你可能是對的，但目前還沒有證據，也沒有人試驗過放療和化療並行。」一起做想必更好吧？我只覺得這個治療方案沒邏輯。

即使化療時間短，我的頭髮還是快掉光了，身體極為虛弱。我不確定我的卵巢是否停止運轉，但我知道緊接著做密集放療，卵巢絕對會失去功能。

當第一道放療射線穿過我的身體，我知道卵巢再度復工的希望已經破滅了。我在放療臺上哭泣，放療師們不知所措，不知道該說什麼安慰我，只好忙著遞面紙。「你還好嗎？」他們問。我當然不好。我想要發飆、大叫和尖叫。「你知道你做了什麼嗎？殺人兇手！你殺了我未來的孩子！」可是，放療師只是在做自己的工作，並不是他們的錯，所以我只有靜默的躺著，任由淚水從我臉頰滴落。

我體內的荷爾蒙一直掉，這是醫師從沒提醒過我的後遺症。我頓時從一個急性子，荷爾蒙旺盛的三十歲女性，變成一個更年期女性。很少人明白這是怎樣的感覺。一般女性隨著年齡增長，體內雌激素自然降低，就已經夠慘了，而我是熱情洋溢的俏麗年輕女性，竟然在一夕之間失去所有荷爾蒙，簡直是人生大悲劇！我會無預警的熱潮紅發作，在最尷尬的時刻全身發熱。每天晚上都汗流浹背，不得不丟下毯子，衝到淋浴間降溫。

卵巢不僅會分泌女性荷爾蒙，也會分泌少量睪固酮。我本來就喜歡體育活動，睪固酮肯定是爆表的，但現在都沒了，我的情緒低落，毫無性慾可言，我的皮膚蒼白乾燥。久而久之，我的髮量會減少，還可能罹患骨質疏鬆症和心臟疾病。

醫師沒主動建議荷爾蒙療法，我就以為我不應該做，加上我擔心荷爾蒙跟癌症有關，比方我媽的乳癌，就是雌激素惹的禍。

往好處想一想，至少每個月不會有月經了，但仍然無法補償我失去的一切。我的情緒一直很低落，再也找不到生命的熱情。我喪失魅力，什麼都沒有了。荷爾蒙是如此的重要，定義了你是誰，而少了荷爾蒙，我再也不是「我」了。

遍體鱗傷的身心

　　當我看著鏡子，我竟再也認不出自己。我隱約看得出以前的潔恩，但對面盯著我的那個人，長相跟以前不一樣，感覺也不一樣了。我快禿頭了，胖了十幾公斤，這都是拜類固醇、抗生素治療和借吃消愁所賜。以前那個心態樂觀和自在出帆的小辣妹呢？這輩子再也見不著她了嗎？

　　我跟安德魯的關係也陷入混亂，這是我倆都沒有準備好面對的人生意外。我明白，他現在無法親近我，我可以理解他的心情，但是要我接受這個事實，我就好痛苦。他會對我說一些無情且傷人的話，例如「你非要這樣憤恨下去嗎？」好吧，既然你都這麼說了，我就憤恨給你看。他似乎無法理解我，同理我，他也不給我時間去消化痛苦的診斷結果，這些都讓我好難過。我現在回想起來，我應該是患有創傷後壓力症候群。

　　我情緒低落又如何？我本來就有資格難過、憤怒和悲痛，但這些情緒對於感情關係是致命傷，我們再也無法談論未來，無法做任何規劃，因為我們不知道未來會如何。我們之間的談話，變得生硬而膚淺。幾個月後，我們的關係逐漸降溫，慢慢消磨殆盡。我們遇到天大的難關，對安德魯來說，不能當爸爸根本沒什麼，但對我而言，當了媽媽的人生才會完整。

　　拜手術之賜，性生活再也回不去了，我們禁慾了幾個月，而當我們再度恢復性生活，我的身體卻很痛。我好沮喪，但我試著佯裝堅強，不想讓他知道我有多痛，儘管他是一個溫柔體貼的愛人，但我不確定我們的性生活能不能「恢復正常」，讓我們毫無痛苦的享受性愛。醫師安慰我，情況會慢慢改善，但這個問題讓我極度不安。這個世界上，還會有誰想跟我在一起？

　　我以前交男朋友都很順利。我曾經訂婚兩次，從來沒有像現在這樣如此渴望被愛和被需要。我在男女關係上如魚得水，但如今一切都變了，我配不上任何人，異性對我嗤之以鼻。

　　我好絕望，癌症衝擊我人生每一個層面，我快要崩潰了，我不僅要面對疾病本身，還要處理伴隨而來的情緒和財務問題。我不敢說出我真實的感受，只為了讓親朋好友開心。我忍受別人對我下指導棋，任由別人決定我的

治療。我老是擔心在大家面前的形象，於是戴上面具，假裝我很好，但明明我只想哭泣，只希望時光倒流。

我跟安德魯的關係困難重重，力不從心，心情沉重，於是我決定分開一陣子。我知道，我只要談到未來和孩子，整個人就會變得絕望，令人窒息。他不明白我有多麼絕望，他還沒準備好討論這些話題。

雖然我基於本能想要留下來，但我必須站穩腳跟，讓自己堅強，證明我可以自己走過。我太依賴他了。他自己也說了，等到他有一天做好心理準備，他還是會願意跟我在一起。

我遍體鱗傷，再度逃離感情，幫自己訂了回格恩西島的機票，回到庇護我的小島。我跟他說，我要回去跟爸媽住，回去工作。

但我不想讓爸媽看見我深度的悲痛和絕望，於是在外面租了一間小木屋，儘管治療搞得我虛弱又疲憊，我仍拒絕父母的幫忙。

然而，我封閉自己，只是讓情緒更低落。我覺得好孤立，大家都誤解我了。更慘的是，我之前滑雪出事受傷的膝蓋，竟然讓我痛到無法走路。另一條腿也有初期淋巴水腫的跡象，<u>手術拿掉我所有淋巴結，長期下來會導致身體組織水腫。全身發炎，荷爾蒙一團亂，現在，我的身體只是一副遍體鱗傷的殘骸。</u>

帆船與大海的拯救

我整個世界都崩解了，我知道我再也不會好了，我迷失在自己認不出的身體裡，冒出一些從未有過的念頭。我被悲痛給吞噬，我不僅失去未來的寶寶，也失去我自己。我只想死！

我在最低潮的時候，曾經打電話給撒瑪利亞防止自殺會。當我掛斷電話，我感到羞愧，我怎麼會走到這一步？我真的想死嗎？我不應該讓親朋好友承受這種痛的。

不！我訓了自己一頓。現在自憐自艾是沒有用的！那個越挫越勇的戰士潔恩到哪裡去了？那個還沒得癌症的女人呢？我真的要讓這件事殺了我嗎？

讓那些庸醫坐享其成嗎？我必須從生活中找一些樂子，我要找到人生的意義和成就感。

我有一段時間嘗試回去做物理治療師，這是我曾經喜歡的工作，但現在看到病患抱怨一些小事，我就火冒三丈，就變得毫無同情心。我還以為工作可以轉移注意力，但我是得了癌症的人，我還會去同情病人扭傷腳嗎？這份工作是沒有希望的。

我辭掉工作，全力販售我生病前寫的書《沐浴健身法》，這是一本有趣的健身書，教大家一邊洗澡一邊做運動，我在各大書店和 Innovations Catalogue 都賣得不錯。

我把這本書變成掛圖，利用塑膠吸盤掛在浴缸旁邊。這種創新實用的設計大受歡迎，我傾注全力推銷它，衝高銷量。弔詭的是，就在我發病的時候，我開始設計孕婦運動處方，我決定繼續完成，趁年底前出版，但光是想到孕婦這個詞就很折磨人。我當媽媽的心意已決，甚至發誓有一天要把《孕婦沐浴健身法》送給我的代理孕母。我會讓這件事成真，這就是我面對傷痛的方式。

我的人生仍缺乏樂趣，還好我對帆船和大海的熱情拯救了我。我平日待在格恩西島，一到傍晚就會出海，週末就前往英國本土，搭著和緩號參加比賽，我終於感覺自己的內在力量回來了，身體越來越健康。

最後醫師開了一些荷爾蒙，來補充我失去的荷爾蒙，我總算逐漸找回以前的自己。

安德魯發現在我不幸的遭遇之下，以前的那個我並未消失。他眼前悲痛不已的女人，骨子裡仍是他深愛的那個人。有一天下了船，他約我吃晚餐。

「你可能還要一陣子才能夠恢復，但我會永遠陪在你身邊，幫助你度過難關。我相信你，我愛你，我真心希望你回倫敦跟我一起生活。」

我欣慰的哭了。感謝老天啊！我好想忘掉癌症，繼續我的人生，修補我千瘡百孔的身體，彌補我失去的一切，但我失去生育能力，絕非我修補得了，孩子的問題依然困擾著我們。

我每天獨自一人時，仍會暗自啜泣。我回診時，無力隱藏我的感受和悲

傷，醫師可以理解，但依然擔心我的心理健康，想開百憂解給我服用，但我拒絕了，抗憂鬱藥不可能恢復我的生育力，也不會治癒我的淋巴水腫，於是他們幫我安排心理諮商。儘管我懷疑心理諮商的效果，但仍願意試試看。

心理治療師聆聽我的煩惱，不時回應我一些陳腔濫調，這幾次談話下來，我發現她只是在我悲痛的情緒傾瀉而出時，提供我源源不絕的面紙。她的人很好，但並未提出務實的解決辦法。安德魯陪我去了幾次，反而他幫我更多。我最終發現，心理治療只會加劇我的問題，尤其是安德魯對於小孩的想法很堅定。我知道他在擔心萬一我死了，他會變成單親爸爸，即便如此，他仍像堅硬的磐石，永遠守在我身邊。

如果要找人代孕，我們就必須結婚。但他似乎在迴避這個話題，不願給出承諾，讓我覺得萬般難受。他是不是生性浪漫，做任何事情都要等到感覺對了？我的情況不容許模糊的答案，內心的聲音要我離開他，我一直在天人交戰。換成以前的我，絕對會一走了之，但現在有不孕和癌症的問題，讓整個決定變得極為複雜。如果可以的話，我想堅持下去，繼續努力，讓我們回到最初的起點。

我萬萬沒想到，醫師對他遠比對我更坦白。醫師面對我的時候樂觀正向，讓我相信我會活下來，但對安德魯和我家人說的，卻是另一種版本。這種情況對癌症病人並不陌生，<u>病人總是最後一個知道嚴重性的人。</u>

我準備好了

有一天晚上我和安德魯回到家，轉捩點來了，我們一起看完電影，我累了，正要從沙發起身去睡覺，他轉過來拉住我。

「我一直在想孩子的事情，很抱歉我難以啟齒，但我現在準備好了。」

「什麼！真的？你真的想要孩子嗎？你該不會是在逗我開心吧？」

「相信我，我想了很久！我一直都想要孩子，我知道你還沒治癒，我會擔心你的身體，所以我要做最壞的打算，但現在的我覺得，如果再次發生不幸，我可以獨力照顧好孩子。」

我摟著他，發誓我絕對不會死，絕對不會！這是我期待已久的事情，我們終於要規劃未來了！我鬆了一口氣。那天晚上，我們討論各種選項，一直到凌晨還睡不著。

安德魯覺得領養是最好的辦法，但是我強烈支持找代孕。在他看來，找代理孕母可能會有問題，例如孩子有他的基因，卻沒有我的基因，他覺得這樣很自私。

他怎麼就不明白呢？我讓他挑選父親的基因，我們的孩子就會有安德魯的全部。我還會負責挑選生母，我不就為寶寶決定父母親的基因了嗎？這仍然是我創造出來的寶寶。

我知道代孕的過程並不容易，誰會願意代替一位癌症尚未痊癒的女人懷孕生子呢？

我不排除任何選項，但選項真的很有限，於是我寫了信，等待回音。我一方面聯絡領養機構，另一方面不管安德魯的疑慮，我堅持寫信給英國代孕組織（COTS），這是英國首位代孕母親金科頓（Kim Cotton）在一九八八年創立的機構。然而，我也已準備好長期抗戰，猜想他們應該會因為健康考量而拒絕我。

我猜得沒錯，不久就收到領養機構的拒絕信，除非我的癌症至少五年沒復發，否則不考慮讓我領養孩子。我早就料到會這樣。

如果再過五年，我就屆齡三十五歲，已經超過領養組織的年齡限制，時間果然不是站在我這一邊，三十五歲明明還很年輕啊！現在一堆女性都是在四十幾歲當媽媽，事實上，安德魯以單身男性的身分領養孩子，比我們以已婚夫妻的身分更有勝算多了。

這封拒絕信深表歉意，卻不忘為孩子打抱不平，信中說道，這些孩子已經夠辛苦了，如果我不幸撒手人寰，孩子還要再經歷一次情緒失落。這些我當然能夠明白，也沒什麼好辯駁的。

儘管如此，我還是忍不住翻閱孩童的照片，這些小臉盯著攝影機，如此渴望被愛。

我的心在淌血，我明明可以給他們一個穩定、安全、充滿愛的家，但礙

於僵化的規定和狹隘的態度，現在什麼事情都做不成，我氣得把信件扔到垃圾桶裡。

既然不可能領養，我便說服安德魯全力籌備代孕。他仍然擔心這是不公平的安排，但他又提不出其他選項。我現在把希望寄託在代孕上，期許這條路會彌補我人生失落的一角。

於是我們開始尋找合適的代理孕母，或者合適的卵子捐贈者。COTS 是年輕的組織，可能要很久才會排到我們。

大眾對代孕的看法，要不是抱以異樣眼光，就是覺得有風險。如果我繼續看這些充滿偏見和煽動性的新聞報導，根本於事無補。我讀過一篇報導，代理孕母最後不肯交出孩子，這也是我們擔心的問題。生小孩這種事，外人真的信得過嗎？那篇新聞認為，問題出在委託人不夠重視代理孕母，代理孕母就以為委託人不是很想要小孩，如此看來，並不是代理孕母和寶寶的感情太深。

自從我看了那篇報導後，對於代理孕母的背景更加重視了。你必須找到一位女性準備好展開無私的行動，還要確認她立意良善，這些事情都需要時間。如果我真的找到這個人，絕對會把她寵上天。

我知道這個過程還要等到五年後，我拿到「治癒」的標記後，才能開始進行，但預先掌握流程並無妨，我已經默默蒐集很多資料，我迫切需要這一絲希望。

COTS 最後寄給我適合的代理孕母名單，包含居住地、年紀、體重、教育背景、工作、嗜好等資料，我記得在某個星期四晚上，我正忙著翻閱這些檔案，閱讀 COTS 的新聞通訊，我的手機響了。

是我爸打來的，他從來不打電話給我，向來都是媽媽打給我，因此我知道有大事發生了。

我爸連話都說不清楚，媽媽的乳癌已經擴散到肝臟，聽到消息後我匆匆甩掉手機。

當癌症擴散到肝臟、肺臟或腦部，就表示癌症走到末期，她是第四期末期，年僅六十歲，她太年輕了，命不該絕。

重點整理

- 癌症不會在一夕之間出現。
- 人工合成的黃體素,會提高罹患乳癌的風險,也可能導致子宮頸癌惡化,以及提高血栓和心血管疾病的風險。
- 當醫師犯下嚴重治療錯誤,如果不願意負起全責,冒著遭到控告和吊銷執照的風險,會不會繼續做錯誤的治療,不願面對現實。
- 癌症手術拿掉所有淋巴結後,長期下來,將會導致身體組織水腫。
- 有時候,病人總是最後一個知道嚴重性的人。

---

1 人工合成的黃體素會大幅提升風險,但天然的黃體素並不會。
   Fournier A, Berrino F, Clavel-Chapelon F. Unequal risks for breast cancer associated with different hormone replacement therapies: results from the E3N cohort study. Breast Cancer Research and Treatment. 2008;107(1):103-111.

Chapter 3
癌細胞一直都很餓！

　　我頓時覺得我跟媽媽同病相憐，我深知罹癌的孤單和寂寞，更慘的是，媽媽被宣判死刑，我可以想像有多麼可怕。我立刻瘋狂搜尋任何可以幫助她的方法，這才知道她沒多少時間了，傳統療法已經無計可施。

　　一九九六年網路資料不夠多，但仍有一些戰勝癌症的故事，提到他們採取激進的飲食療法。我看得越多越是好奇，為什麼這些療法和飲食法沒有被更多癌症病患提及或發現。

愛吃糖的癌細胞

　　當我深入替代療法的世界後，我對癌症有了更深的認識，而且是大家不會主動告訴我的，例如<u>葡萄糖會餵養大部分癌症，IGF-1（類胰島素生長因子，在乳製品和肉類中的含量高）也跟癌細胞生長有關。</u>

　　哇！我以前怎麼都不知道？癌細胞的表面滿是葡萄糖受體，癌細胞「攝食」葡萄糖之後，便有充足能量，得以複製癌細胞。我更進一步閱讀，這才知道癌細胞一直都很餓，對於營養素貪得無厭，所以會無限的擴散，永遠都不缺物資和能量，所以會不斷的倍增，傳統療法只關注基因突變和細胞核分裂。為什麼不一併處理癌細胞迥異的代謝機制，為什麼不解決這個問題呢？

　　我總算明白，癌症並無法在富含氧氣的環境生存。<u>癌細胞偏好無氧狀態以及糖解作用（亦即在細胞液分解葡萄糖，而不在粒線體），這是癌細胞</u>

「發酵」和生長的關鍵，有一點類似酵母菌的發酵作用。這種「發酵」過程是超沒效率的能量製造法，細胞彷彿返回毫無氧氣的原始時代。我知道癌症會如何傳遞訊息和信號，生成新的血管來餵養自己（稱為血管生成），癌症還需要其他很多因子配合，讓癌細胞呈現指數增長。此外，我也發現維持免疫系統健全的重要，但諷刺的是，做太多化療會破壞免疫力，這些知識都沒有人告訴過我。

我是訓練有素的物理治療師，在我診斷出癌症時，就應該具備這些知識。我實在太大意了，但就連醫師也不知道這些事實，甚至斥為無稽之談。每當我提出質疑，醫師總是說飲食法的療效沒有科學根據。我就問，難道都沒有人做過試驗嗎？完全沒有！這些試驗出了名的困難。

但沒有科學證據，不代表就沒效吧？免疫療法呢？他們也說沒用！免疫系統慘遭癌症的壓制，早已看不出癌症是入侵者，錯把癌症看成身體的一部分，再也不會發動攻擊，所以免疫療法沒有意義。在我看來，這些都是失敗主義的言論。如果我們「關掉」癌細胞，搞不好免疫系統就恢復正常了？怎麼做到呢？放緩或關掉癌症異常的代謝機制？

我是物理治療師，腫瘤科並非我的專業，因此我全然信任我醫療界的同事，相信他們會護我周全。我沒有質疑所接受的治療，不太花時間研究其療效，也不管有沒有其他輔助療法，我以為這就是最好的治療了。我也相信醫師說的，我可以治癒。

接下來幾週，我眼看著母親就要離開人世，心情更加悲傷了。我總算明白，腫瘤科並無法好好對付癌症，我整顆心都涼了，我的情緒狀態絕對會傷害我的免疫系統。我也很自責，我罹患癌症這件事，對媽媽造成不小的衝擊，但是她聽不進我的規勸，說什麼都不願拒吃或少吃糖以及高升糖指數的精緻碳水化合物，也不願服用營養補充品。

我現在想拯救她已太遲了，她們那一代的人把醫師奉為神，盲目遵照醫囑，吃蛋糕、餅乾來「餵飽自己」或「補充能量」，我是唯一勸她嘗試不同方法的人，可惜我只是物理治療師，不像家族其他人都是醫師，雖然他們不會直接駁斥我的說法，但總會暗示我的努力方向錯了，毫無價值可言。

我看著媽媽一天一天消瘦，心情好沮喪好痛苦。她的身體已經被癌症和化療折磨得不成人形。慢慢的，她的體力走下坡，直到臥床不起，十月初某一天晚上，在我、爸爸和兄弟的擁抱下，她在家中安詳辭世。

雖然媽媽走得很安詳，但親眼看到這一幕仍令人悲痛不已，永難忘懷。我是如此無助和無力，心情跌到谷底。現代醫學令我和媽媽失望透頂，突然間，死亡變得好真實，不再是發生在別人家的事情。我只有三十歲出頭，但似乎沒有像剛得癌症時那麼堅信自己會戰勝癌症了。

我知道我必須多做功課，如果不幸癌症復發，我才有充分準備。子宮頸癌的分級和分階不好理解，容易誤導人，我也是到現在才知道「第 Ib 期」癌症，其實就是「第三期」，癌細胞轉移到我大部分淋巴結，距離末期只有一步之遙。

生命的警鐘

母親過世後幾個月，我因為失去她而悲痛欲絕，我還經常想到自己生命垂危。我看到躺在病床上的不是媽媽，而是我自己，想像我盯著遠方，嚥下最後幾口氣。

這是響亮的警鐘，沒有什麼比這個更激勵我了！

這段經驗帶給我的驚嚇和創傷，讓我重新看待人生，我必須懂得取捨。我本來沒有這個覺悟，但媽媽的死亡拯救了我，這是逆轉我健康狀態的轉捩點。我開始修正飲食、多運動、多做功課，多在乎我罹癌的身體。

我以前把心力都放在不孕上，但從現在開始，我要讓癌症徹底滾出我的身體，我知道要好好注意自己的健康，但卻遲遲未聆聽癌症給我的教訓。

我至少要降低糖分攝取，不吃大部分的簡單碳水化合物，例如麵包和甜食（但我在這個階段還不夠徹底），我也不吃乳製品和大部分肉類，因為兩者都含有 IGF-1 荷爾蒙，可能刺激癌細胞生長。我本來就少吃紅肉，但我現在連促使發炎的食物也不吃了，例如馬鈴薯、番茄、大黃、葡萄柚和草莓。我覺得這些食物太過酸性，似乎會刺激我身體的發炎反應，我感覺得出來。

我先前滑雪受傷的膝蓋，剛做完手術處理時，如果不小心吃錯食物，膝蓋疼痛就會在隔天發作。發炎似乎是癌症的驅動力，如果我吃的食物會引發膝蓋發炎，也可能會助長癌症吧？

為了監控飲食，我必須注意食物對我的影響，例如我吃完會不會疲憊、會不會脹氣或關節痛。我為了刪除不適合的食物，列出所有吃過的食物清單，確定有哪些不適合我的體質。這是一段嘗試和犯錯的過程，你要花一些時間才找得出問題食物，不像現在有偵測 IgG 抗體的檢驗，一下子就可以找出過敏食物，這比我冒險的方法簡單多了，也比較省時和精確。

小麥和乳製品顯然是最糟糕的，我把一般茶飲換成了綠茶，也開始自己打蔬菜汁，同時我減少飲酒，開始服用更多營養品。如果癌症捲土重來，我絕對會做好萬全準備，我為了膝蓋補充葡萄糖胺，我也多加攝取維生素 C 和其他維生素。

<u>硫酸鹽葡萄糖胺（glucosamine sulphate）果然是好東西，這是很棒的益生元，適合維持腸道健康，只是很少人知道而已。就我所知，硫酸鹽葡萄糖胺也會抑制基質金屬蛋白酶（matrix metalloproteinases, MMP，我之後再解釋，簡單來說，防止癌症增生）</u>，但我是事後回想才知道，我口服維生素 C 和維生素 E 反而會讓病情惡化。

我原以為服用這些維生素，可以預防癌症「轉移」，以免癌症派出大批的小衛星細胞，在新的身體部位發動攻擊，但像我這種已經罹癌的人，在服用營養品的時候，必須跟一般人防癌有所區別。我還以為我是在擊退癌症，但其實錯得離譜。

一九九八年底，我開始咳個不停，我不是一點小病就會去看醫師的人，但現在有點擔心。我現在對自己的癌症有足夠了解，知道最容易擴散到肺部，怪不得這個症狀令我渾身緊張，處於高級戒備狀態。

醫師說我只是胸腔感染，然而用了一輪抗生素仍未痊癒，我只好再試一輪，但還是失敗了。我決定讓它自己痊癒，結果還是沒好，每次我回去看醫師，醫師就開抗生素給我吃，然後引發新的感染。我彷彿在剝開一層又一層的洋蔥，一種感染之後，又是另一種感染。

兩個月後，我還是咳得很厲害，我受不了一直在感染，我回去請醫師安排緊急 X 光檢查，家醫科醫師答應我的要求。當天下午，我直接前往切爾西和西敏醫院（Chelsea and Westminster Hospital）放射科，手拿著 X 光檢查單，深怕會檢查出什麼來。

我特別提醒放射師，我做過癌症治療，擔心癌症會擴散，麻煩她連同側拍一起做。家醫科醫師只在檢查單寫了「正拍」，但「側拍」的拍攝方向不同，多一個角度有助於排除疑慮。

大約過了三十分鐘，她笑著說，全部看過了，要我不用擔心，完全沒有異狀，根本沒必要側拍。

哎！我告訴自己，不要再擔心了，我就像典型的癌症病人，一點小事就焦慮不已，但都怪之前的檢查讓我好生失望。

過了兩個月，咳嗽的症狀時好時壞，我腦海揮之不去的疑慮，一天比一天煩心。

我開始對第一個誤診我的婦產科醫師和南倫敦醫院提告，我對醫療界的信任感降到最低點。為什麼肺部會突然找我麻煩？為什麼吃了抗生素也治不好？我去看診，醫師卻怪我「杞人憂天」。

後來在八月某個星期天下午，我突然一陣猛咳，並隱約嚐到一絲血腥味。哇！真的是血嗎？我沒跟安德魯說便自己默默上樓，咳在浴室的洗手臺裡。我的面前顯然是一大灘血。噢！天啊！這是要告訴我什麼？我坐在床緣，試著穩住自己。潔恩，快點想清楚！有沒有吃什麼會刮傷喉嚨的食物呢？我又咳了，這次咳出更多血。糟了！糟了！糟了！

我呼叫安德魯上樓，他盯著那灘血，但不知怎麼的，他還滿平靜的，大概是不了解情況吧！我後來跟他解釋嚴重性，他依然面無表情。他真的是撲克臉，有時候我就是討厭他不太會表達情緒，但遇到這種危機時刻，他的邏輯、平靜和務實倒是很管用。

我們坐下來思考最佳行動方針。該去哪裡就醫呢？我再也不相信切爾西和西敏醫院，我懷疑他們沒有正確判讀我的 X 光檢查結果，於是我們決定回去一九九四到一九九五年治療我的哈默斯・密斯醫院。

哈默斯醫院驚險記

這趟路很漫長，我應該盡量別踏進那一家醫院，那裡帶給我的回憶和創傷，讓我打從心底的恐懼，厭惡到了極點。我們勉為其難回到那棟灰暗破爛的建築，我口中的「哈默斯鬼屋」。

星期日晚上，急診室忙著應付一大群苛求又火大的病患。有一位老人喝多了，不小心割傷手指，自顧自的大叫，痛罵每個人都是廢物。他的手指泡在冰袋裡，或許他說的沒錯，他應該要盡快動手術。

我每次咳嗽都會咳出血來，到底還要等多久？大約一個小時後，一位年輕資淺醫師神色緊張，帶我們去小房間，他詢問我一些普通的病史問題。為了抽血，他試過我手臂和手掌所有血管，當我建議他找別人試試，他甚至考慮從我的腳抽血。安德魯不習慣見血和針頭，人都快要暈倒了，只好暫時離開。「拿出你的男子氣概！」我從簾子後探頭嘲笑他，我天生嘴賤。

我接著做 X 光檢查。我一直告訴自己，八成是午餐吃了尖銳的東西，但我還在流血，甚至更嚴重了。正如我的商業顧問所言：「除非你快死了，不然沒什麼好擔心的，但如果你真的快死了，那就更不用擔心了。」可是，這段話不適合生病的人，一旦生病了，人可是會痛苦的，但我仍然覺得他說得對，我必須保持平靜和正向，直到確定病因為止。

保持正念吧，潔恩！給自己幾個緩慢的深呼吸。

我確認放射師拍了前側、後側、側面，然後我和安德魯坐著等待，除了等待還是等待。那位資歷尚淺的醫師跑出來看我們，露出擔憂的神情。「我再找別人看一看。」他說。好吧，我也希望他好好確認，就算他跟我說沒事，我也會複製病例，尋求第二意見，絕對不可以有漏網之魚。凡是跟癌症有關的診斷，我不會再相信單一意見。

我們開始翻雜誌，試著不要想太多，腦海中仍不時浮現「如果……該怎麼辦？」的問句。我已經把自己武裝得很好，聽到任何壞消息都面不改色。無論結果如何，我對於末期癌症有足夠的了解，定能放手一搏戰勝它，我知道從哪裡開始搜尋資訊，等於搶得先機。

我們一直枯等，幾個小時過去了。我告訴自己，「門診病患多，再正常不過了。」這就是典型的健保醫院，病人多，**醫護人員少**。現在已經是晚上九點，安德魯開始餓了，我擔心到吃不下飯，又不希望他丟下我，否則醫師叫我的時候，只剩下我一個人。

我們坐在那裡，試著保持樂觀，但坐在辦公桌的工作人員好詭異，似乎在談論我們，我告訴自己，這一切只是我的想像，別放在心上。

他們為什麼要這麼久？他們跑去哪了？我都可以猜到答案了，卻仍不願意承認。

最後，醫師走了過來，請我們去最旁邊的房間。我緊抓著安德魯的手，我們互看一眼，覺得情況不妙。如果 X 光檢查沒問題，我們早就回家了，也不用等這麼久，現在甚至被帶進小房間。

我深呼吸，鼓起全部的勇氣。我進去之後，直接坐在床緣，盡量讓自己表現正常。醫師關上門，直接把話說清楚。

「很不幸，你的右肺似乎有陰影。」

我早就料到了，他把 X 光片子插入閱讀器，指出我右肺些微異常的團塊。沒錯，癌症捲土重來了，現在不用他開口，我都知道我是第四期，也就是末期，不可治癒。潔恩，保持冷靜，我低頭看到我的手忍不住顫抖。

「你看到幾顆腫瘤？」我問。雖然我內心波濤洶湧，但我的聲音沉著自若。「現在還無法確定是腫瘤，我們還要抽血確認，當然也要做切片。」他回答。

「我是物理治療師，我很確定是腫瘤，我得過子宮頸癌，最容易復發的部位就是肺部，現在我又是咳血，肺部又有陰影，跟我說實話吧！這不是腫瘤的機率很渺茫，你看到幾顆腫瘤？」

醫師沉默不語，盯著我幾秒鐘，他突然覺得不用再說些陳腔濫調敷衍我，也不用把真相說一半，刻意淡化病情的嚴重性。

「對，很可能是腫瘤。好消息是似乎只有一顆，比高爾夫球還要大，壞消息是你必須住院。我們擔心血管會突然爆裂，可能會需要緊急手術，因此為你安排了一張病床。」

好吧,我好像狠狠挨了一拳。他們覺得我隨時都會死嗎?可惡!安德魯看著我,我低聲說:「我沒事,別擔心,他們太緊張了。」但其實我也不太確定。我剛診斷出癌症末期,而我的反應竟然比五年前更淡定,看來比起失去性命,我更怕失去子宮,失去女性身分,以及失去我渴望已久的家。

我常說自己是情緒垃圾桶,我看到催淚的電視廣告會哭,但現在卻異常的冷靜,我感覺到一股力量,以及新使命和意義。生存的本能也流經我的血管,我正在重生。

我知道我必須做些什麼,但絕不包括哭泣、被動受擊或盲從醫師建議。我失望太多次了,我曾經很相信健保醫院和醫療體系,以為我會受到良好照顧並恢復健康,最後卻不見成效,真是慘痛的教訓啊!

到頭來,癌症療法並沒有主流媒體宣揚的有效,真是令人沮喪,世間少有逆轉病情的癌症療法。

<u>整個醫療體制存在著根本的缺陷,不是在照顧病人,而是在圖利藥廠。</u>病人得不到有效的治療,一再失望,醫療體制也提不出預防方法。醫師只會等到癌症捲土重來,再端出一系列最新毒藥來治療你。

醫師問起我的鱗狀細胞癌腫瘤標誌。「我的什麼?」他說<u>從鱗狀細胞癌腫瘤標誌數值可以看出病情發展</u>,但我從未聽過這種東西,從未!怎麼會這樣呢?這種檢驗方式明明很簡單,毫無侵入性,為什麼沒有人建議我?我過去做的這些治療,到底有沒有半點積極性?

醫師留給我們時間思考,我摟著安德魯,我們安靜的擁抱幾分鐘,我沒有帶衣服或牙刷,無法在這裡過夜。

「好了,你回家幫我拿東西。」

「我不想離開你。」他說。「今晚你聽到這些話,我不能放你一個人,這樣不好,我想陪著你。」

「你看,我沒有那麼虛弱,他們說血管會爆掉,太大驚小怪了。我們會撐過去的,走一步算一步。」

我的聲音竟沒有半點恐慌。我不知不覺長出了內在力量,比以前更堅強,我正在從毀滅中重生。我可以的,我相信自己,我正面臨人生最大的挑

戰,而我選擇勇敢迎戰。正如我先前跟安德魯說的,該是拿出男子氣概的時候了。

當我知道診斷結果,一切突然變清晰了。過去的我被悲痛的情緒吞噬,但現在的我覺悟了,我不可以再把能量浪費在毀滅性的情緒,我要傾注全力讓自己活下來。死亡並非選項,這句話說來容易,但有太多病人選擇逆來順受,幾乎是聳聳肩就接受了。「好吧,這輩子也夠本了。」直接承認自己死期到了,從不考慮戰鬥,自覺無能為力,讓厄運平白占了上風。

不!我還要活很久很久。我只有三十五歲,我決心調查有哪些療法。別人說無藥可救,但我相信答案絕對找得到,可能是藏在舊期刊論文,或者被大家遺忘的醫學研究,我會設法找到的。

我拒絕做英年早逝的傷兵,反之,我是在前線奮戰的鬥士。雖然我的生理、心理和情緒有很多深深的傷疤,但我會重新振作,再度回到戰場。

我準備好了嗎?出招吧!

重點整理

- 葡萄糖會餵養大部分癌症,IGF-1(類胰島素生長因子,在乳製品和肉類中的含量高)也跟癌細胞生長有關。
- 癌症無法在富含氧氣的環境生存。
- 硫酸鹽葡萄糖胺是很棒的益生元,適合維持腸道健康,也會抑制基質金屬蛋白酶(MMP,可防止癌症增生)。
- 整個醫療體制存在著根本的缺陷,不是在照顧病人,而是在圖利藥廠。
- 鱗狀細胞癌腫瘤標誌數值可以看出病情發展,數值越高,癌細胞越活耀。

Chapter4

我需要夥伴而不是獨裁者

　　那一天晚上，我費盡口舌，終於把安德魯勸回家。我何嘗不想回家呢？我好想躺在溫暖舒適的床舖，輕鬆自在的待在家裡，一覺醒來就見到安德魯，讓自己安心。只不過，我現在顯然有生命危險。安德魯心不甘情不願的開車回家，幫我準備一些換洗衣物，就馬上趕回病房。

　　他回到醫院的時候，已經過了訪客時間，還好護理人員願意通融，讓他陪我一個小時。我慶幸有一個獨立的空間，最討厭鬧哄哄的病房了，太吵鬧根本無法安靜思考。我還在咳血，可惡！這件事一直在提醒我身體出了問題，不然我並沒有其他任何不適。

　　我心裡當然會害怕，如果真的被他們猜中了，我睡到一半就大血管爆裂，需要緊急動手術，該怎麼辦呢？安德魯也同樣感到害怕，但我們選擇考慮其他更實際的事項，以便應付人生巨變。

　　我們的婚禮已經籌備了三個月，教堂和婚宴等都預定好了，喜帖也發出去了。我現在很可能需要再次接受化療，想到這裡我就很氣餒，但面對現實吧！這樣的新娘會美嗎？這也不是我夢想中的婚禮，我不會美美的、健健康康的、容光煥發的。真該死！癌症毀了我成家的機會，現在還毀了婚禮。

　　我們的婚禮必須延期，但一切要等到確認癌症擴散情況，再來通知各位賓客，唯獨我姊妹蘇西，我一定會先告訴她，打從我第一次罹癌，她就一直幫我很多忙，我知道我太依賴她了，自己都沒有好好做功課。她並不了解替代療法，而這一次，我不可能只靠正規醫療。

PART1　我如何發現癌症代謝療法

　　那一天晚上十一點，護理師走進病房，她說很抱歉，安德魯該離開了。我和安德魯緊緊相擁，捨不得放手。「我保證我會好好的，我有手機，明天一早傳訊息給你。」他依依不捨，在門邊徘徊。自從醫師說我隨時可能會死，他滿腦子都是恐懼，擔心這是最後一面。

　　「快回家吧！我不會有事的！」他給了我一個飛吻，便獨留我一人。

　　安德魯回到家裡，隨即上網找統計資料，確認我的生存機率。一九九九年上網查資料，絕非打開手機按個鍵就能找到。我那天晚上被困在病房，什麼都無法做，不過這說不定是一件好事，但安德魯可就不同了，我不覺得他那個晚上睡得著。

　　我獨自離開家坐在病房裡，不用想那些令人憂心的數據，反倒更樂觀了。我決定找出幾個月前在切爾西和西敏醫院拍攝的Ｘ光片，我要確認那時候有沒有癌細胞。

　　我嚴重懷疑醫師疏忽了，<u>透過比較兩次Ｘ光檢查結果，就可以確認腫瘤的「倍增時間」，得知腫瘤的生長速度有多快</u>。我為了照顧母親，累積很多關於癌症的知識，但顯然遠遠不夠，為什麼我不知道要抽血檢查？

　　當晚我睡得出奇香甜。隔天一大早，一群醫師湧入我的病房，卻看到我笑得很開心。這群醫師大約有十位，全帶著病態的迷戀，看著年僅三十五歲的末期癌症患者，我差點以為自己是展覽品。

　　他們應該有點訝異，我怎會如此樂觀，搞不好還覺得我不知天高地厚。我不是還活著嗎？我並沒有在一夜之間失血而死，這就是好的開始。

　　他們仔細看了看Ｘ光片，發現大血管跟腫瘤保持了足夠距離，不會有立即生命危險，現在就可以出院返家，只是要我再回來補做檢查。萬歲！我隨即辦好出院手續，恨不得馬上離開哈默斯鬼屋，打電話叫安德魯快來接我。

我的身體我作主

　　回到家後，我的情緒一整個潰堤，我抱著兩隻可愛的貓咪，終於讓自己痛哭一場。我把頭埋在安德魯的臂彎，發自內心深處地嚎啕大哭，但我哭的

時候，我知道必須振作起來，我沒時間自憐自艾，我要拿回控制權。我也要明白數據背後的意義，安德魯叫我不要看，但我就是想知道。只是，我看後震驚不已！

從現在開始，醫師對我做的每件事，都可能影響我的生存機率，我之前犯太多錯誤了，這一次我要自己選擇療法，才不管醫師怎麼想！

我第一次診斷出癌症時，由於受創太深，意志消沉，只有順從醫師的建議，乖乖走醫師指引的路。我當時太被動、太著急了，反而無法擺脫癌症。

不過這次不同了，<u>接受治療的是我自己的身體，我將主導一切，醫師是要角，但不是主角</u>。我才是主角，謝謝！

醫師面對病患連珠炮的提問，經常覺得是在找麻煩，尤其是問到替代療法。如果病患膽敢提到飲食療法，想必會馬上遭到白眼（更別說問及「營養性酮症」——聽起來類似酮酸中毒——醫師會立刻堵住你的嘴）。腫瘤科醫師基本上有自己的小圈圈，自以為知道什麼對病人最好，擺明著「要麼聽我的話，要麼給我滾」。腫瘤科醫師經過多年訓練，大多是這種武斷的態度，但仍有一些超級好醫師，願意聆聽病患的需求，尊重病患的期望。

<u>一位理想的腫瘤科醫師，甚至把病患當成最好的老師，但我遇過太多傲慢的醫師了，他們最喜歡做的事，似乎是看扁他們照顧的病人。</u>這不是在提振病人的信心，而是在膨脹醫師的自我，唯獨他們的醫療知識是高高在上，任何病人都是無知和愚蠢的存在。

現在的醫療態度有在慢慢改變了，但仍有醫師自恃甚高。我就認識一位醫師，他在咖啡杯寫著「你的 Google 速查結果，比不上我念六年的醫學學位」，每當他要看無可救藥的憂鬱症患者，就刻意把杯子擺在桌上。社群媒體和網路太發達了，很多病人已經變成自己疾病的專家了。

有些醫師確實醫術高明、知識淵博，了解病人的病情，清楚藥物的交互作用，也熟悉癌症進程、統計數字和傳統療法。醫學界也有太多令人糊塗的專有名詞和看不見的圈套，而醫師會引導我們穿越這片地雷區。但儘管如此，我仍覺得我的腫瘤科醫師見樹不見林。

我決定成為自己的專家！我必須學習所有醫學名詞，如此一來，我才

看得懂科學研究，醫師才願意跟我平起平坐，願意聽我說話，而非把我當成一個要縮小腫瘤的病患而已。我必須快馬加鞭學習，醫師提醒我，時間不夠了，但還好我有醫學底子，這是一大加分，我也因為母親而看了很多癌症資料，早已熟悉「血管新生」和「細胞凋亡」等名詞。

我不會完全放棄傳統療法，但我相信除了手術和化療外，絕對還有其他選項。這幾十年來，醫學似乎沒什麼進展。我為了活下去，必須比以前任何人做更多治療，<u>不只要對付基因突變，也要解決伴隨而來的代謝問題</u>。奧托・瓦爾堡明明在一九二四年就做了研究，主流醫學卻仍執意視而不見。

我要知己知彼，我必須發現癌症的每一個小細節，趁機攻擊它的弱點，一網打盡。我會多管齊下，包括傳統藥物、營養品和替代療法，絕對不會只有手術和化療兩種選項。

我身為物理治療師，一直在接受科學和實證醫學訓練。我知道有其他疾病試驗過複方藥物，又稱為「雞尾酒療法」，例如人類免疫缺陷病毒（HIV）感染。癌症確實涉及複雜的異常路徑和細胞信息傳遞，為什麼不採用雞尾酒療法呢？從來沒有人這樣做過。

隔天晚上我跟蘇西說了，她明明很憂心，卻擺出樂觀的樣子。她說：「噢，不！一件麻煩小事罷了。」我媽都是這樣說自己的癌症，一件麻煩小事。她小看我的病情嗎？不，她是在壓抑自己的情緒。「沒錯，把癌症想成煩心的小毛病，一個不聽話的小孩，只是需要時間安撫，絕對不是什麼打不倒的敵人。」

抗癌戰略圖

我開始制定我的計畫，思索該如何發動攻擊。我在戰略圖的正中央，畫一個鋸齒狀小圓圈，寫著「一件麻煩小事」，然後朝著四面八方畫出輻射的箭頭，北方有手術，南方有化療，但光憑這兩支箭還不夠，我知道東方和西方，以及其他空隙也要射出箭，我甚至把這張圖變成 3D。

我很確定我的飲食必須徹底改變。癌細胞喜歡葡萄糖，很多的葡萄糖，

如果我減少葡萄糖的攝取，至少可以削弱癌症的防線，這很合理吧？我才不管醫師怎麼說，搞不好飲食療法真的很有效！

我開始咳血後，前三天做了電腦斷層掃描和超音波，也接受醫院各種人員的檢查。那個星期三，我知道自己的「期數」，確定沒有其他腫瘤，著實鬆了一口氣。雖然只有一顆腫瘤，但仍是第四期，我只有「一件麻煩小事」要煩心，比較容易釋懷。我一直做最壞打算，想說癌症潛伏在體內這麼久，勢必擴散到各處。

是我太幸運嗎？還是說自從母親過世後，我開始改變飲食習慣，放慢了癌症擴散速度？癌症到了這個階段，通常會控制不住，極為惡性。一定是我做了什麼有效的事情。我竟然在一片愁雲慘霧之中，看到一絲曙光，<u>我確信我的低糖飲食和營養品起了作用</u>。飲食真的無效嗎？我已經向自己證明是有效的。

腫瘤科醫師希望我做腫瘤切片檢查。門都沒有！有這個必要嗎？只為了證明它是腫瘤？這根本是為了檢查而檢查。這不是腫瘤還會是什麼呢？這種檢查對我的治療計畫毫無影響，最後還不是要動手術拿掉腫瘤。

我認為他們可以等到切除後，再來做病理分析。我不想冒著破壞癌症包膜的風險，否則會提高擴散機率。這不是常識嗎？在我看來，切片檢查絕對會妨礙身體去抑制傷害。

<u>腫瘤有一層纖維狀包膜，就連筆尖大小的腫瘤，也可能包含數十億顆癌細胞。就算外科醫師盡力動手術，也不可能完全清除，尤其是肺部手術。我知道術後轉移也很常見，外科醫師不太會跟病人說，甚至不願意承認。</u>為什麼要用切片器戳腫瘤，大開擴散的方便之門呢？我覺得這種行為愚蠢至極，我才不要讓更多腫瘤細胞在我體內亂竄，到處尋找更舒適的定居地。

我和醫師意見不同，雙方激烈交鋒三十分鐘，我直截了當的說，我絕對不會同意切片。最後我們各退一步，我答應他安排支氣管鏡檢查，抽吸腫瘤附近的痰樣本，但絕對不允許他破壞腫瘤。他明白了，我總算覺得自己奪回控制權，我在醫療處置終於有說話的餘地，但是我的天啊，真的很不容易。

我剛開始在哈默斯・密斯醫院分配到的腫瘤科醫師，跟我的想法差很

大，我只看了他兩次，連他的名字都忘了。他每次聽到我的意見，不是打斷我，就是藐視我或鄙夷我。他堅持他充滿偏見的僵化療法，完全無法回答我的問題，我甚至感覺到他很討厭我發問，不久我們就停止合作了。

我想尋找第一次治療我的醫學系教授，當時她已經從倫敦搬到僑福（Guildford），大約距離倫敦一小時車程，但我知道她值得，我寧願不辭千里，找一個懂我的人，包容我的難搞。她會聽我說，尊重我，我需要合作夥伴，而不是獨裁者。

從我初次罹癌到復發這五年來，每半年一次的例行檢查，如果有做簡單的抽血檢查，絕對會發現異狀，但這個醫療體制在好多層面辜負我，令我好生失望。

如今檢驗結果出來了，我的鱗狀細胞癌抗原數值好高，一般正常是一百五十，我大約落在一百九十，這個數值越高，癌細胞便越活躍，一百九十看起來不妙，但也沒有那麼糟。我相信是飲食和健康生活習慣的關係，不然數值恐怕會更高，我是不是剝奪了癌細胞增生所需的糧食？

我聯繫切爾西和西敏醫院，調出我的肺部 X 光檢查結果，拿給腫瘤科醫師看。她說，腫瘤顯然就在那裡。我不會放過這件事的，於是我寫信給切爾西和西敏醫院的經理人，沒想到竟然收到一封深表歉意的道歉信，至少他們願意認錯了。

調出我的 X 光片，不是為了證明「我早就看出來了」，雖然我有這個想法，但我主要還是想讓醫師知道，在這段時間，這顆腫瘤長大了多少。果然，腫瘤就在那個地方，只不過小得多。我知道它的位置，一眼就看出來了。如果是一名優秀的放射師，絕對不會看漏眼，還好從上次 X 光檢查至今，腫瘤長得並不快，至少不是我擔心的速度，可見我的方法正確。

既然我已經跟腫瘤和平共處幾個月，我就沒那麼恐慌了，說不定我可以用更激進的飲食法和營養品，來控制我的腫瘤生長？這讓我的信心大增，我決定別急著做任何治療或手術，我必須多做一點功課，好好想清楚，再允許醫療人員處置我的身體。我決定給自己幾個星期的時間想明白，讓自己處在備戰狀態，再來進行手術。

我的主導權

　　當我們公布這個壞消息，我的兄弟姊妹都很震驚，但完全可以理解我的處境。我們一起走過媽媽的病痛，感情變得很好。媽媽的喪事剛辦完，隨即聽到這個消息，對所有人都是沉重的打擊，他們深怕要再度痛苦和心碎。

　　雖然我們在抗癌路上同仇敵愾，但家裡有人是醫師，我們彼此想法不同，導致我這條路走得很艱辛。我以前給媽媽建議，已經備受他們質疑，於是我決定這次不跟他們討論我的「替代療法」，以免他們阻止我或影響我。既然我決定走不一樣的道路，我想要為自己的決定負全責。我還是會聽取他們的意見和建議，但是我自己的路，我會自己找方向。他們也很明智，讓我自行安排，不做任何評斷。

　　我後來才知道，蘇西曾經私底下跟家族成員說，她預估我活不過一年。我很慶幸當時並不知情，如果我知道這種事，情況會更糟，雖然我上網查資料也看多了，但還是不要當面聽到比較好。依照我的病情，平均可以活十二個星期，但這種預測就好像自我實現的預言，尤其是出自醫療專業人員之口。該死的白袍，就是如此鐵口直斷！

　　我經常在想，醫療人員該不該依照疾病的分期和分級，告知病患平均存活壽命？一方面，聽到這種數字很沮喪，更何況每個人的狀況不一樣，很多人就乾脆縮進保護層，永遠出不來了；另一方面，人必須清楚自己身陷的泥淖有多深，才懂得採取合適的行動。

　　我具備一些專業知識，已經看得懂檢驗數值，沒有人比我更努力奮戰了，我要違抗醫師頒布的死刑。我明白隨著癌症持續發展，會越來越難治療，對於傳統療法的抗藥性會越強。癌症到了第四期，腫瘤科醫師都會覺得擋不住了，至今腫瘤科專家仍堅信，對抗末期癌症是徒勞無功的，注定會失敗，充其量只是在「苟延殘喘」。

　　我必須採取激進的作法。既然一桶水無法澆熄烈火，這就是緊急情況，需要立即採取應變措施。<u>如果到了癌症末期還堅持用正統療法，通常只剩下一年可活，甚至不到一年。</u>癌症三期通常有一年以上壽命，如果夠幸運的

話，還有可能完全戰勝癌症。**腫瘤的體積越大，惡性就越強，越可能擴散，你的戰術也要跟著調整**。我想我要多管齊下發動攻擊才對。這不是常識嗎？為什麼腫瘤科專家要堅持單一療法，只專攻基因，卻不管代謝機制呢？

由此可見，我有很多工作要做。對於單一療法而言，每一位癌症病人都是大規模實驗的老鼠。我們之所以信任試驗，是因為我們相信它「有更崇高的目標」。但是疾病極其複雜，當然需要嚴密的解方，同時結合代謝療法和基因療法。醫學界並不承認代謝療法，說它沒意義。病人的選擇是什麼呢？癌症四期就叫做「末期」。病人對於自己的治療有沒有說話的餘地呢？病人對自己的死法有沒有掌控權呢？我們難道都只是醫療體制的無名小卒，單純為了製藥產業而服務嗎？

我才不要讓恐懼來主導我的決定！

重點整理

- 接受治療的是我自己的身體，我將主導一切，醫師是要角，但不是主角。
- 一位理想的腫瘤科醫師，甚至應把病患當成最好的老師。
- 對治癌症，不只要對付基因突變，也應該要解決伴隨而來的代謝問題。
- 腫瘤有一層纖維狀包膜，就連筆尖大小的腫瘤，也可能包含數十億顆癌細胞。就算外科醫師盡力動手術，也不可能完全清除，尤其是肺部手術。
- 腫瘤的體積越大，惡性就越強，越可能擴散， 戰術也就要跟著調整

Chapter5

拼湊出癌症的複雜圖像

於是，我展開了尋找答案的旅程。

我不像大多數病患只搜尋替代療法，畢竟我不可能完全拒絕傳統療法。傳統腫瘤科學有很多實用的面向，似乎被大家遺忘了。我開始瘋狂搜尋 PubMed 資料庫，找來無數醫學期刊，我成為癌症界的「福爾摩斯」，到處找線索，拼湊出癌症令人費解的複雜圖像。

目前癌症研究主要鎖定基因活動，但腫瘤還有其他面向，比方刺激腫瘤生長的生長因子，例如類胰島素生長因子（IGF-1）和血管內皮生長因子（VEFG），顯然都跟發炎和代謝改變有關，如果還吃甜食、肉類和乳製品，只會讓情況更加惡化。在我看來，腫瘤科研究人員只關注基因變化，反而會見樹不見林，忽略病人的整體健康。癌症是全身性的疾病，從血液就偵測得到癌症標誌，可見癌症會影響全身，所以我們要治療不只是「腫瘤」。

病人總會說自己罹癌前是「健康的」，但只要追根究柢就知道不太可能。罹癌前，總會有感染或腸道問題，甚至兩者同時發生。醫學文獻經常提到環氧合酶（COX）抑制劑，認為對抗癌症有幫助。我一開始讀到時，完全摸不著頭緒，但我決心要搞清楚。

打破砂鍋的決心

環氧合酶（COX）是跟發炎有關的酵素，似乎會幫助癌細胞在周圍生成

65

血管，刺激血管內皮生長因子（VEGF）。這些新血管會把養分運到癌細胞，**讓腫瘤不斷長大，並且供應與日俱增的生質能**。我的膝蓋很令人頭痛，三天兩頭就紅腫，我不禁懷疑我有輕微的全身性發炎，不然怎麼會好得這麼慢？我有點懷疑我的癌症有發炎因子，直覺告訴我要先把發炎控制下來。

消炎藥止得住環氧合酶（COX）嗎？**阿斯匹靈本身就是 COX-2 抑制劑，也是血管內皮生長因子抑制劑**。我覺得這似乎是一個好主意，我只要到藥局買成藥就行了，但為什麼醫師都不跟我說，或者主動開藥給我呢？

「我腫瘤的 COX-2 表現有多高？」我問胸腔外科醫師，他不久要幫我做肺部手術。

「我的天啊！」他用一種高高在上的語氣說話，「你有做功課！」

「對，我做了功課，我可以服用 COX-2 抑制劑嗎？」我回答。我覺得他冒犯到我，他似乎是在暗示，一般人不可能研究這些概念（他甚至忘記我是物理治療師），更別說是理解，然後膽敢說他們的特殊祕密用語。

「目前還沒有足夠的證據，證實服用 COX-2 抑制劑是有效的。」他說。

「手術絕對會引發發炎吧？在手術前後服用消炎藥應該有用吧？」我打破砂鍋問到底，無論他怎麼藐視我，我絲毫不慌張。我在科學期刊讀到，做完手術後，腫瘤標誌數值會飆高。這是發炎造成的嗎？還是說癌細胞跑到血液了？身體免疫力降低了？或者說，這些事情都發生了？

「這樣說吧，我會很擔心胃出血。」他說。「我不建議服用，但如果你願意承擔風險，決定權還是在你身上，但如果你決定服用，最好不要挑在快動手術的時候，會容易出血。」

嗯！我想快手術時能不能換成其他非類固醇消炎藥，例如布洛芬（ibuprofen），至少不像阿斯匹靈會抗凝血。即便如此，他還是覺得有風險。這真是不合理！或者他是在影射，無論我做任何努力，都只是徒勞無功？

我好奇服用阿斯匹靈會有什麼風險，我知道其他非類固醇消炎藥會提高胃潰瘍風險，但就我所知，阿斯匹靈似乎沒太多開藥限制，而且可以預防中風和心臟病。如果阿斯匹靈對中風和心臟病有好處，對我也會有好處。等我回到家裡，絕對要查一查阿斯匹靈的統計資料。

雖然阿斯匹靈會有副作用，但我仍決定服用低劑量。不過，醫師那席話仍騙取了我的信任，直到多年後，我才知道有多麼荒唐。假設服用阿斯匹靈的風險為百分之二，比起我百分之百死亡風險，我何必糾結這麼久呢？<u>凡是可以提高我的生存機率，絕對值得我冒險！</u>此外，阿斯匹靈讓癌細胞到處流通，總好過癌細胞留在血管壁，找個地方定居。

我繼續做我的調查。

「好了……說到這個手術，目前只有一顆腫瘤，但我很擔心未來會復發，搞不好會冒出更多腫瘤。你有開過一顆以上腫瘤的案例嗎？」

「有啊，超多的。」他露出令人安心的微笑。

「你最多一次取出多少顆腫瘤？」我的好奇心很驚人。

「噢……大約二十顆！」他顯然很自豪。哎唷喂，二十顆耶！這樣拿掉之後，還剩下多少肺部組織啊？我想試探他的技術有多好。

「那個病人還活著嗎？」我脫口而出，立刻後悔問了這個問題，他還沒搖頭，我就知道答案了。

我的現實狀況再度給我沉重一擊，我要死了。

如果我要死了，我會盡量讓自己活得舒服一點。咳血一直在給我警告，但我並不覺得自己生病了，我是有點累，但沒有病懨懨。我知道真正會搞垮我的，讓我感覺糟透了的，其實是接下來慘絕人寰的治療，而非腫瘤本身。

我繼續發出質疑，一副「我可以戰勝」的勇敢表情，千萬不要因為醫師的話就害怕到結巴或顫抖。

「我和安德魯剛結婚，如果我們先去度蜜月，延後幾個星期動手術，應該沒關係吧？」

「這樣很好啊，去度蜜月吧，我把手術安排在九月底。」

哇，還有五個星期！對比我十二週的生存壽命，這時間夠長了。他這麼說可能有兩個原因，一是他對我不抱希望，想給我人生最後一次假期，二是他真心覺得我可以放鬆一下，我猜是後者，但也可能猜錯。我的大腦說什麼也不願相信，我毫無半點生存機率，這一切太令人沮喪了。無論如何，面對手術的衝擊，我一定要做萬全準備，我會善用這五個星期，這種事急不得。

當我離開醫院，我已經決定了，保守的療法不適合我。至於該不該服用阿斯匹靈，醫師並沒有明確的同意或反對，他就像所有規避風險的醫師，寧可過分謹慎，也不要冒險犯錯。但我罹患癌症第四期，也就是末期，我越發覺得，任何會弱化腫瘤的東西，都是好東西。

從四面八方發動攻擊，這就是我的座右銘。戰爭開打了，我毫無疑問會服用阿斯匹靈！醫師開口閉口就推薦高劑量化療，但是如果我的腸胃沒問題，何不推薦我服用低劑量的阿斯匹靈？他難不成盲目的相信我只剩下十二週壽命，再做任何治療都在浪費時間？他也可能擔心醫師總會盯上他，控訴他開立未經隨機對照試驗的藥物？這條黃金鐵律讓很多醫師不敢與眾不同，而我但願醫師能夠嘗試新事物，拯救垂死的病患！

去結婚吧！

我們確實要結婚了。自從我發現肺部有腫瘤，四天後我突然覺悟了，結婚根本沒必要等到化療後頭髮再長出來時。如果我真的決定做化療，也說不準會有什麼身體反應。再來，說真的，我並不知道自己可以活多久，我必須既務實又正向。就算盡最大的努力，也可能在半年內離開人世，我覺得，我們還是趕快去結婚吧！

我先跟安德魯確認，新的檢查結果出爐後，他還願不願意跟我結婚，他說好，於是我接著問：「這星期六怎麼樣？」我想結婚，但不想分散太多注意力。我夢想中的童話婚禮已經夢碎了，那就忘了吧，前方有更重要的任務，需要我全神貫注。

我聽到安德魯的回應很開心，他說：「好主意！就這麼辦吧！」我趕緊安排婚禮，但其實只是取消格恩西島的活動。我猜安德魯鬆了一口氣，他討厭大型派對（但是我愛），他也不喜歡我大家庭主辦的大活動，公證結婚反而比較合他的胃口。

「我再來預約。」我說。

很高興在這麼多壞消息中，仍有值得辦的喜事。

CHAPTER 5　拼湊出癌症的複雜圖像

　　我打電話給戶政事務所，但切爾西戶政事務所很熱門，加上現在是八月，全數預訂一空，在那個週末，富勒姆戶政事務所也額滿了。我掛斷電話後，決定親自跑一趟，跟辦事員當面聊一下。我面不改色的丟出「絕症牌」，他把我安插在另外兩位新娘中間，想必當日這兩位新娘對於婚禮可能會頗有微詞吧。

　　安德魯在整場婚禮中只有兩件事要做：人出現、帶戒指，然而他不知何故，竟然完全忘了後半段。

　　「你準備好戒指了吧？」我那天早上問他。我天真的以為，在我做支氣管檢查前一天，我們一起討論婚禮後，他就會去買戒指了，但我看他的表情彷彿有毒蜘蛛爬上他的腿，一旦跑錯方向就會命喪黃泉似的。

　　「ㄜ……嗯……啊！」

　　他沒說什麼就急忙轉身，奪門而出。他事後跟我說，他把珠寶店的清潔人員嚇得魂不附體（因為珠寶店還沒開），他一直狂敲珠寶店的門，清潔人員正在吸塵，還以為是有人要搶劫。他手上有我的訂婚戒尺寸，所以珠寶店很快就挑到了戒指。安德魯回到家，一整個侷促不安，但我並沒有為難他。我們笑成一團！最近發生太多事，讓他有點分心，這是可以理解的。

　　婚禮那一天是好日子，豔陽高照，我們在庭院喝香檳，有二十三位親密的親朋好友共襄盛舉，其中一些是特地從格恩西島搭飛機來的。我們在自家庭院辦了雞尾酒會，我在格恩西島的好阿姨提供了粉紅香檳，然後大家穿越公有地，一起前往戶政事務所。

　　公證完，我們前往皮姆利科地鐵站（Pimlico）附近的法式餐廳，大家又哭又笑，忘卻一切煩惱，把酒言歡（除了我以外），笑聲不斷。

　　一九九九年的那一天拍攝了婚禮照片，照片裡的我肺部長了腫瘤，但不覺得自己不健康，我沒有任何不舒服。星期四下午，我匆匆買了婚紗（我真正的婚紗還沒做好），花束則是在前一天晚上挑的。真是沒想到，幾天內就安排好這麼多事情，從我診斷出末期癌症到結婚，還不到一個星期。

　　我看起來虛弱嗎？一點也不。照片裡的潔恩，明明就身體強壯又意志堅決（還有一個特別強壯的新婚丈夫）。

那一天晚上，我們最後下塌 Claridge's 五星級飯店的藝術裝飾套房，比倫敦大多數房間還大，這是貼心好友給我們的驚喜，我們本來還以為會直接回家。想到大家如此支持我和愛護我，我就覺得快樂幸福，我們還辦了場派對，一直到凌晨兩點才依依不捨送走大家。

隔天早上起床，我就是一位已婚婦女了，這種感覺真好。

婚禮大功告成，我要繼續認真做研究。

每一位癌症病患如果像我一樣，很快就會意識到，這是一條爆炸性的探索旅程，生存的線索一直都在，但前提是我要找得到。我不相信醫學和科學經過這些年進步，仍未有可以摧毀癌症的藥物或療法。

一九九九年，我們已經把人類送上月球，讓探測車降落火星，透過網路來連結世界，建造國際太空站，基改食物正在萌芽。怎麼可能會沒有癌症的解藥呢？

重點整理

- 癌症是全身性的疾病，從血液就偵測得到癌症標誌，可見癌症會影響全身，所以我們要治療不只是「腫瘤」。
- 環氧合酶（COX）是跟發炎有關的酵素，似乎會幫助癌細胞在周圍生成血管，刺激血管內皮生長因子（VEGF）。這些新血管會把養分運到癌細胞，讓腫瘤不斷長大，並且供應與日俱增的生質能。而阿斯匹靈本身就是 COX-2 抑制劑，也是血管內皮生長因子抑制劑。
- 凡是可以提高生存機率的事，絕對值得冒險！

Chapter 6

那些默默無聞的良方

「天啊!」安德魯嚇得大叫,原來,他撿到了我不經意留在廚房工作檯上的健康食品店收據。「我就知道我的老婆不太好養。」他笑著說。

「我知道,抱歉囉。」他看著帳單,讓我好心虛。

「只要你真的需要,而不是吃完就拉光,我就覺得無妨。」他一邊說,一邊看著我專業的吞下五顆營養品。

他說的當然沒錯,我怎麼能夠確定有療效呢?這裡面會不會以填充物居多呢?這裡面的有效成分夠不夠呢?這裡面含有多少鉛、鎘、砷等有害成分呢?我會不會只是把錢投到馬桶裡?這些都很難說。我已經盡量選擇我們負擔得起的優質品牌,然後衷心祈禱。就算身體只吸收一點點,仍有可能恢復健康,產生起死回生的效果。

每次我得知新的抗癌營養品,便會加入我的雞尾酒療法,寫入「一件麻煩小事」作戰表。只不過這時候的我,還不會分辨防癌和治癌的營養品。當癌症發展到某個臨界點,部分對抗癌有益的抗氧化物,例如低口服劑量的維生素 C、E 和 N-乙醯半胱氨酸(NAC),會開始倒戈,成為我們敵人的盟友,幫助提升癌症細胞凋亡的抗性,讓癌細胞怎樣都死不了,其中 NAC 是強大氧化物穀胱甘肽的前驅物。我也是後來才知道的,所以在這段日子裡,我仍一股腦兒吞下很多營養品。

未來幾個月,我只要沒去醫院,就埋首在參考書堆裡,認真的搜尋和學習,試著從虛假中發現真實。我絕對不會看了傳聞和軼聞就貿然嘗試新東

西。我老是發問一堆問題,把腫瘤科和整合醫學科醫師搞瘋了,整把火都要冒上來。我翻閱無數科學期刊,覺得一定有客觀科學證據,雖然軼聞通常缺乏「科學性」,但絕境重生的故事本身也是療法。我買了很多這類的書籍,試圖從中找出反覆出現的模式,我急著尋找任何可行的線索。

每次醫師看到癌細胞異常消失,都覺得是「自然緩解作用」,這是多大的侮辱啊!人家分明是使出洪荒之力,才得以達到這個目標,<u>每一個成功案例都有徹底改變飲食習慣,唯一共通點是減少糖分的攝取</u>。

能吃的與不能吃的

<u>這些飲食療法對部分癌症有效,但僅有少數抗癌飲食會降低血糖,生酮飲食便是較極端的低血糖飲食法</u>,但我們那個年代還沒有生酮飲食的說法。我覺得奇怪的是,一些飲食法仍會吃蜂蜜、披薩、麵包和其他澱粉食物,這些在我眼裡都是高升糖食物,會在體內釋放很多葡萄糖,提高體內的胰島素,對癌症病患的傷害非同小可。

我舉一個例子,簡·普蘭特(Jane Plant)在暢銷書《你的生命掌握在自己手中》,主張少吃肉和乳製品,來降低體內的類胰島素生長因子(IGF-1),卻建議以蜂蜜取代糖,我覺得沒道理啊!這要怎麼阻斷癌細胞攝取葡萄糖呢?世上有各式各樣的糖,蜂蜜便是其中一種。

我在「一件麻煩小事」作戰表列出的療法,都是我自己聽過的,以及之前為母親做的功課。一九九九年資訊不好找,不像現在 Facebook 充斥一堆「治癒案例」和替代療法醫師,準備跟大家分享最新趨勢。說到底,現在找資料反而太容易迷惑。

當時我上網找了一陣子資料,意外發現葛森療法、大自然長壽飲食(macrobiotics)、蛋白水解酵素(proteolytic enzymes)、苦杏仁和高劑量維生素 C 靜脈注射。我並非嚴格控制飲食的人,但我仍認為葛森療法對於控糖不夠徹底,葛森療法可以在初期吃馬鈴薯,但馬鈴薯絕對是我拒吃的食物,馬鈴薯不僅會提高體內的胰島素和葡萄糖,還是茄科食物的一種,可能會引

發腸道反應。雖然馬鈴薯屬於鹼性食物，可以中和酸性食物，但仍會造成發炎，而我的癌症主因正是發炎，你不妨買工具回家，只要取幾滴血，就可以自己檢驗對食物的發炎反應。不過很有趣的是，<u>葛森療法對於黑色素瘤的效果似乎最好</u>，這種癌症有什麼特別的呢？難道是代謝機制不一樣嗎？（果然，<u>黑色素瘤不是葡萄糖驅動的，而是脂肪和麩醯氨酸，所以黑色素瘤病患採用生酮飲食就糟了。</u>）

說到一九九九年的抗癌飲食書籍，要不是關注大自然長壽飲食，就是葛森療法。我覺得這兩種飲食法各有優點和陷阱，但大自然長壽飲食強調多吃高纖複合式碳水化合物，以免血糖急遽升高，我倒覺得有理。海藻類食物聽起來有點噁心，但是對身體好，我懷疑自己有甲狀腺功能減退症，想要從天然食物提升體內的碘含量，海藻據說就有這個功效。

我的直覺告訴我，必須把重心放在餓死癌細胞，但沒有任何癌症文獻專門探討控制血糖。

我一位糖尿病的朋友，接受我物理治療時，提及低升糖指數飲食法。當時我正在為媽媽的病情找資料，他為了答謝我，特地送我一本法國人米歇爾‧蒙蒂尼亞克（Michel Montignac）寫的書，蒙蒂尼亞克是第一個積極公開提倡低升糖指數飲食法的人。這本書叫做《讓你越吃越瘦》，搞不好我朋友只是覺得我太胖了！

一九九〇年代，他的飲食法在歐洲風行，但主要是針對減重，以及預防心血管疾病和糖尿病，而非癌症。蒙蒂尼亞克本來肥嘟嘟的，後來到藥廠工作，他終於覺悟是高升糖飲食導致了增重和健康問題。他也是首位拆穿卡路里計量迷思的人，事實上，你吃的食物及其品質，絕對比計算熱量進出更重要。《我吃但我瘦》就是一本暢銷書，看來把握低升糖飲食的原則準沒錯。

我發現攝取脂肪本身對胰島素和血糖並沒有影響，脂肪也不是損害心血管健康的惡魔。我記下各種食物的升糖指數，以及用餐後胰臟要分泌多少胰島素來應付血糖飆升，還有備餐和烹飪方式對升糖指數的影響有多大。

<u>降血糖是我最大的主力，但我也會擔心我攝取的脂肪類型，畢竟高脂肪飲食也跟癌症有關。</u>蒙蒂尼亞克年紀輕輕，六十三歲就死於攝護腺癌，這便

是最好的明證，他的心臟和體內胰島素都正常，但攝護腺癌是脂肪和蛋白質造成的。

以低升糖飲食降血糖很有道理，但我缺乏進一步的資訊，證明低升糖飲食對餓死癌細胞的明確效果。我似乎要少攝取葡萄糖及飽和脂肪，但我還是擔心高脂肪飲食會傷害肝臟和膽囊。

《我吃但我瘦》是現在知名阿金飲食法（Atkins diet）的前身，後來才有馬克‧海曼博士（Dr. Mark Hyman）出版的《吃對油，真享瘦》，他實行得更徹底，只吃健康的脂肪，例如從雞蛋、堅果、酪梨、橄欖油和椰子油攝取。這兩本書都是為了減重，而不是專為癌症而寫。癌症患者對於營養的需求，絕對超乎減重和預防心血管疾病。

但阿金飲食法透露了重要訊息，我從中得知哪些食物會提升葡萄糖和胰島素（高升糖食物），該如何搭配食物，該如何準備食物，以及慢速蒸煮是最好的烹調法，絕對好過快煮和過度烹調。

至於簡單的碳水化合物，包括精緻穀類、糖和一些水果，都會導致葡萄糖和胰島素飆升，以致肝臟把過量的碳水化合物和脂肪轉為更多脂肪，這是很嚴重的問題。反之，慢釋放性碳水化合物（slower-release carbohydrate）不會導致胰島素或葡萄糖飆升，不含糖的脂肪會排出體外（我後來才知道是透過反向膽固醇運輸系統）。

但是，我仍然不確定該如何面對脂肪，**Omega-6 含量高的油（葵花籽油、芥菜籽油）會促進血管生成，在腫瘤周圍新生血管，進而提供癌細胞營養素，所以這些油脂絕對不能吃。**

我們的飲食似乎缺乏 Omega-3，像魚肉就有豐富的 Omega-3，可以防止發炎、抑制癌症。有些飽和脂肪會致癌吧？椰子油正是飽和脂肪，可不可以信任呢？現在椰子油很普遍，對生酮飲食不可或缺，椰子油可能有好有壞，中鏈三酸甘油脂（MCT）占了椰子油成分百分之十三至百分之十五，對身體有益，但其餘成分就沒那麼好了，所以我決定只用橄欖油，再搭配少量奶油。**草飼奶油有一個重要成分，叫做共軛亞麻油酸（CLA），可以降低癌症機率**，我本身也有在服用 CLA 營養品（以沙棘油為佳）。

資料的誤區

我研究癌症療法吃了不少苦頭，尤其是缺乏合適的試驗，還有一些刻意造假的資料[2]。我現在逐漸明白，腸道健康對免疫系統極為重要，但我對葛森療法的咖啡灌腸法抱持懷疑，這據稱會「淨化」結腸，聽起來很不錯，但如果做得太過頭（葛森療法建議每天做三次），恐怕會喪失珍貴的營養素或電解質，例如鎂。

根據葛森療法，咖啡灌腸法會刺激肝臟分泌穀胱甘肽，我隨即發現穀胱甘肽會助長癌症，這是潛在的災難吧？我遇到很多病人犯了相同的錯誤，誤以為穀胱甘肽對抗癌有益。如果是我要灌腸，應該會在化療之後馬上做，而且只用水不用咖啡。

蛋白水解酵素也是葛森療法的一大重點，就我所知，對我的身體無害，至少可以幫助我吸收食物，但建議在兩餐之間服用，似乎會溶解保護癌細胞的纖維蛋白外層，這大概是蛋白水解酵素有效的原因吧？癌症通常也跟寄生蟲有關，蛋白水解酵素也有助於消除腸道的寄生蟲，溶解寄生蟲的膜蛋白，但我當時還不知道我的腸道有寄生蟲[3]。苦杏仁或苦杏仁苷也很有趣，有沒有可能只對癌細胞下手呢？每當我發現看似有效的東西，總會在另一本書或網站發現不同的論點。

我買了很多書，並且訂閱了癌症保健整合療法期刊，好幾個星期都泡在圖書館，拚命喝綠茶，服用我與日俱增的營養品，一口氣喝下令人作嘔的「精力湯」。我看遍了醫學期刊、PubMed 和 Medline，大量閱讀自助抗癌的書籍，以及關於癌症替代療法的大頭書，不惜一切找線索。拉夫・摩斯（Ralph Moss）和波頓・戈鉑（Burton Goldberg）有關癌症輔助療法的書籍，引人入勝又蘊藏豐富知識。這些到底對我有什麼幫助呢？槲寄生注射劑 Iscador 似乎也很有趣。柯立毒素（Coley's Toxins）呢？護士茶（Essiac tea）呢？為了戰勝癌症，我必定竭盡全力。但是，何種療法的實驗結果最好呢？高劑量維生素 C 靜脈注射法似乎有明確的證據背書，可以提高腫瘤周圍的含氧量，殺死癌細胞。

我不禁好奇，如果我一邊做化療，一邊注射高劑量維生素 C，會有什麼事情發生？有沒有可能療效更好，同時維持我的免疫系統？我想要把兩者交替使用，但最後還是敗給了未知的恐懼。我打算一做完化療，就開始注射高劑量維生素 C，至於化療期間，我光靠服用營養品，應該足以維持免疫力吧。

我後來找到一個博學多聞的整合療法醫師，叫做艾帝安・佳利寶博士（Etienne Callebout），我的「一件麻煩小事」作戰表終於慢慢填滿了。我整理所有資訊，依照直覺和研究結果，找出最適合我的抗癌療法。

佳利寶博士希望我做完整的檢查，透過糞便樣本全盤分析我腸道的細菌，也透過血液樣本評估我體內的維生素、氨基酸和脂肪酸含量。但是當他聽到我即將接受化療，就覺得現在做檢查沒意義，我一直想做血液和糞便檢驗，但我要等到化療後一個月，可憐的身體安定之後再來做。

佳利寶博士也推測我缺乏葉酸。我第一次診斷出癌症時，化療藥物就包括葉酸拮抗劑 Methotrexate（MTX）。<u>葉酸對於核苷新生不可或缺，核苷是 DNA 基本組成元素，尤其是合成胸腺嘧啶（Thymine）。MTX 正是為了阻止癌細胞吸收維生素 B，以免生成子細胞 DNA。</u>

有趣啊！我現在開始吃葉酸，真的沒問題嗎？佳利寶博士表示，現在我沒有使用 MTX 或 5FU，應該要補充維生素 B，這是排出體內「有害」雌激素的關鍵。我知道<u>如果體內有過量的「壞」雌激素（雌二醇），可能會刺激癌症生長</u>。他還建議我服用維生素 B 的菸鹼酸，但偶爾可能會面潮紅，大多數人服用菸鹼酸都有這種副作用，這是很正常的，並沒有毒性[4]。我現在認為，<u>大部分癌症都要補充菸鹼酸，可以降低體內脂肪，餓死癌細胞</u>。

我現在服用的營養品，是為了防堵各種癌症路徑和生長因子，這向來是傳統醫學忽略的角度。我太常光顧附近的健康食品店，店員都叫得出我的名字，但我將所有收據直接丟進垃圾桶，不讓安德魯看見。

默默無聞卻有效的療法

這些有潛在效果的療法，為什麼會默默無聞呢？當我做越多功課，才發

現有很多研究隱含偏見，研究資料被隱藏起來，研究方法經常被扭曲了，以便混淆研究結果。

隨著我的知識累積，我終於明白了，癌症是一筆大生意，產業會貶低過了專利權限的藥物，尤其是一些大型癌症協會。

替代療法有很多失敗案例，正統療法也好不哪裡去，我推測有一部分原因是病人太晚尋求輔助療法了。一般而言，癌症拖得越久，越難以治療，所以我抱持開放的態度。

我注意到了，大多數人只信賴特定的療法。現代人怕死了化療，有更多病患直接拒絕化療，但奇怪的是，完全無視大麻二酚（CBD）和四氫大麻酚（THC）的成分，說什麼都非吃大麻籽油不可。我遇到很多病人一味採行大麻、二氯乙酸（DCA）藥物或生酮飲食，但是在我看來，整合療法才是更有效的。

不過，整合療法需要很大的勇氣，這些藥物會不會交互作用呢？安全嗎？一次打擊各種癌症路徑，絕對是前無古人，但需要具備營養醫療專業的合格醫師從旁指導，還好功能醫學人員正在持續增加，讓所有癌症病患鬆了一口氣，但仍無法造福很多人，畢竟整全腫瘤科醫師短缺，病人只好自力救濟，自求多福了。

《孫子兵法》的第一法則，便是知己知彼，我做每件事都是這樣。先把未知的恐懼甩一邊，每次我無精打采時，姊妹就會說，現在沒時間害怕和懦弱。沒錯，我也是這種想法，<u>永遠要保持堅強和正向，不要放棄尋找解答</u>。我相信一定有答案，但無論是傳統療法或輔助療法，都不可能提供完整的解答。我到底還錯過了什麼？有什麼方法是正統和輔助療法沒用到的？

<u>癌症一大特點正是讓白血球誤把癌細胞當朋友，癌症似乎會關閉白血球的攻擊能力，所以我們要喚醒免疫系統</u>。有沒有可能重啟免疫力？如果我發現的每一種療法，分別會削弱或「關閉」癌症盔甲的各個面向，那麼多管齊下，絕對會讓免疫力再度占上風，有沒有可能對癌症發出最後一擊呢？

我對化療有疑慮，不經意發現新的選項，稱為胰島素排抗化療（IPT）。有了胰島素，化療藥物會更容易滲透癌細胞，也就有機會把化療劑量降低，

據說成效斐然，但我不支持額外補充胰島素，畢竟胰島素也會讓葡萄糖更易滲透癌細胞。我決定先放棄這個選項，除非其他方法都沒效再說。

我和安德魯坐下來討論對策，現在選項很多，卻沒有一條清楚明晰的路線圖。

「唯一的路線就是科學。」我說。「我們必須搞清楚這些選項對我癌症的影響。我有在檢驗腫瘤標誌，就可以看出哪些方法有效，哪些方法無效。」

安德魯建立一個 Excel 表格，我們在表格填上血液抗體標誌。雖然這個數值可能有波動，但至少我每次採用新療法後，就可以看出大致趨勢。我想要有憑有據的做決定，而不是單純靠臆測，但我也知道，我可能會犯錯，搞不好最後錯得很離譜，什麼東西也沒發現，只是我也沒時間了。

上網搜尋可靠的建議，就跟在迷霧中航行一樣困難，甚至會有生命危險。每次我查詢營養品、維生素和蔬菜汁，總會找到互相矛盾和令人恐慌的建議，一時之間要找出真相，還真是不容易。

正因為如此，Google 大神可能是你的敵人。假設你在 Google 查詢英國癌病研究組織（Cancer Research UK），就會更願意接受藥物試驗。這個組織號稱要降低癌症死亡人數，但骨子裡其實是「大藥廠」。再不然，你查一查維基百科，只會跟非傳統療法漸行漸遠，畢竟維基百科的創辦人吉米·威爾斯（Jimmy Wales）一直在抨擊替代輔助療法。藥廠絕對不希望你嘗試別的東西，反之你只能選擇化療、放療和手術，這三個邪惡的三位一體，或者最新的標靶藥物和免疫療法。我一定要鑽研深一點，更深入一點。

<u>大藥廠不想讓你知道天然抗癌物質，除非他們開發出有利可圖的專利藥物，成功複製出這項有效物質</u>。我寫這本書的時候，只要在維基百科搜尋「錯誤癌症療法（disproven cancer treatments）」，就會發現是兩大癌症協會在搞鬼。快去查，以免他們改口！有一個協會運用兩手策略，一方面申請人工合成白藜蘆醇（Resveratrol）的專利，另一方面不斷駁斥這種營養品的功效，但明明有很多研究都證實白藜蘆醇有效。

另一個例子是<u>羥基檸檬酸（hydroxycitrate）營養品，這可以模擬斷食，進而提升化療效果</u>，同一個癌症協會卻說飲食或間歇斷食有危險，但明明有

越來越多證據支持斷食。癌症末期呢？豈不是更危險？他們的建議是，除非等到有效的專利藥物問世，否則別嘗試任何飲食法或營養品。

一九九九年雙方陣營的爭辯情況，就跟現在一樣熱烈。當時我並無法按一個鍵就跑出一堆研究報告，沒有 Facebook，沒有支持團體，沒有網路聊天室，也沒有像 Yestolife.org.uk 之類的好組織。我只好多看期刊和書籍，多逛 Pubmed 和 Medline 等醫學網站。

帶著藥袋去蜜月

診斷出癌症復發之後，我已經連續好幾週狂做研究，累積很多新知識，總該休息一下。我們飛去馬洛卡島待了幾天，享受遲來的蜜月。我狂嗑維生素 D，連同其他營養品一起放在夾鏈袋隨身攜帶。我很可能會被海關攔下來，交代我為什麼帶著如此可疑的袋子。

安德魯訂了一間四星級旅館的蜜月套房，我們的房間裡甚至有私人游泳池，一打開房門，就看見床上排成心型的玫瑰花瓣，給人放鬆舒緩的氛圍，老公做得好！

這就是我需要的，我在那五天裡，每一天都做冥想和游泳，長時間在大自然散步，吃低碳水化合物地中海飲食，裡面有大量的初榨橄欖油，猶如置身天堂。

如果你有充足的時間，也應該這樣做術前準備。當我知道不會立刻送命，我的腫瘤並沒有擠壓到主動脈，或者任何危及生命的身體組織，我就決定好整以暇，讓身心保持在最佳的手術狀態，畢竟我心知肚明，未來的治療絕對會留下創傷。

把手術延後是我永不後悔的決定。每一位癌症病人的直覺反應，都是盡快拿掉腫瘤，彷彿有外星生物寄宿在體內，一定要立刻預定手術。恐慌的情緒會影響很多初期決策，不少癌症病人的手術都是趕鴨子上架。我已經評估過危險性，決定先讓阿斯匹靈、飲食法和營養品起作用，我才不要操之過急。

手術會複製大規模「細胞凋亡」的發炎反應，緊接著分泌纖維蛋白原

（fibrinogen，傷疤組織），進而壓制重要的Ｔ細胞和自然殺手細胞，也就是身體戰勝癌症所需的細胞，這會刺激體內發炎反應，所以我才覺得必須吃非類固醇消炎藥物，例如阿斯匹靈。現在主流醫學仍不關注術後轉移，可是做一些預防措施並不用花什麼錢，也沒有毒性。

我在手術前後服用阿斯匹靈，經科學證實是正確的決定。**手術前兩、三週至手術後一年間，如果持續服用消炎藥，生存機率確實會大增。**大約九成癌症不會立即致死，卻會因為轉移而致死，癌症病人也經常跟大腫瘤共存，所以關鍵在於阻止癌細胞轉移。**低劑量阿斯匹靈（七十五毫克）大約會降低百分之二十轉移機率**[5]。**至於一些發炎性癌症，在短期服用強效非類固醇消炎藥（NSAIDs），甚至會提高百分之七十生存機率。**這些簡單的藥物可以讓生存機率大增，只可惜被外科醫師忽視，醫師直接把功勞歸於手術成功，因而沾沾自喜。事實上，外科醫師只要讓病人在完美的手術前後服用消炎藥，生存數據就會好看不少。

我很清楚，手術期間要保持最高的防禦力。既然身體已經在承受壓力了，為什麼還要加重它的負擔呢？自從我的外科醫師批評阿斯匹靈，我也開始擔心腸出血，於是我問家醫科醫師的意見，他反倒樂見其成。

「很多人會服用低劑量的阿斯匹靈來預防心臟病發和中風，所以沒關係的。」他想了想就回答我。

「服用制酸劑可以保護我的胃嗎？」我問。

「我不確定，我們不建議同時服用多種藥物，不清楚對你的癌症會有什麼影響，所以最好不要。」他說。

「希每得定」的助益

真希望我早一點知道希每得定（CIMETIDINE，商品名為泰胃美），這是臨床常用的胃潰瘍藥物，也是市面上首屈一指的制酸劑，在英國藥局可以自行購買，確實會從許多路徑擊敗癌症。雖然長期使用制酸劑可能引發胃癌，但短期使用的幫助很大。

我終於在多年後,也就是二〇〇七年,發現了希每得定。為了提升免疫力,我曾經在三個月內短期服用它,現在偶爾仍會服用。

我現在知道了,希每得定會避免阿斯匹靈傷胃,更何況兩種藥一起吃,抗癌效果更佳。缺點是,這種抗組織胺藥物會抑制有排毒效果的肝酶(細胞色素 P450),無論你正在服用何種藥物,在體內的劑量都會因此提高。然而,這不必然是缺點,比方提高血漿中的藥物濃度或者延緩藥物排出,反倒會維持藥物在體內的抗癌效果。

其中一個潛在用途是在術後,如果你是剛從手術復原的病人,有一段七天關鍵期,體內的抑制 T 細胞會突然暴增,壓制你體內的腫瘤浸潤型淋巴細胞(Tumor-Infiltrating Lymphocytes; TIL),但 TIL 才是會對抗腫瘤細胞的好人。手術後體內發炎環境會助長癌症,正是因為壓制了抗癌的盟友,尤其是術後十個月最為顯著。

希每得定會逆轉抑制 T 細胞的壓制作用,進而增加體內 TIL 細胞。真希望我在做肺部手術之前就知道這項關鍵證據,我絕對會毫不猶豫,在術後七天關鍵期服用希每得定[6]。希每得定也會對付 EB 病毒(Epstein-Barr virus,縮寫 EBV),就算病毒還在潛伏期也有效。EB 病毒連同人類乳突病毒(Human Papillomavirus,縮寫 HPV)以及老鼠乳腺腫瘤病毒(mouse mammary tumor virus,縮寫 MMTV)都可能觸發乳癌。不過自從希每得定過了專利保護期,便在英國退流行,除非你有加拿大、美國或德國的朋友,請他們幫忙到藥局購買,否則在英國難以取得。

雷尼替定(Ranitidine,商名品為善胃得,屬於第二型組織胺阻斷劑)和希每得定(屬於第一型組織胺阻斷劑),皆為市面上買得到的抗組織胺劑,有抗病毒和抗癌效果,可以助長體內 TIL 細胞,避免腸道出血,兩種藥物一起吃,效果可能更好(但仍要先諮詢過醫師)。

藥物協同效果的勝機

我真應該對阿斯匹靈更有信心。我個人採用週期式用法,服用幾個星

期，再停用幾個星期。卡地夫大學（Cardiff University）醫學院彼得·艾爾伍教授（Peter Elwood）曾做過一份研究[7]，探討服用阿斯匹靈的胃出血風險，若是服用一般低劑量（七十五毫克），胃出血的死亡風險並不會提高，反之，不服用阿斯匹靈，自發性出血會更危險。

彼得·艾爾伍教授希望透過這份研究，讓醫師更安心開阿斯匹靈給病人服用，其他研究也有相同的論點。<u>低劑量阿斯匹靈搭配電化療，可以提高療效和五年存活率（從百分之六十七點一提高到百分之八十六點六），也會降低癌症轉移風險</u>[8]。

一般而言，阿斯匹靈搭配化療，可能會提高出血風險，但是跟放療搭配倒有助益。我的原理至今從未改變，我一直認為，這些低劑量藥物一起服用，不只有累積效果，還有協同效果，可以互相提振效果。如果我從不同的方向抗癌，有沒有可能逆轉情勢，讓自己變得健康一點？

在剛診斷出癌症的時候，便開始服用消炎藥和生長阻斷劑，我覺得挺有道理的。但是，這明明是腫瘤科醫師和外科醫師應該知道的事實，為什麼要一直抗拒呢？既然勝算機率不大，何不嘗試多種藥物，說不定會有強大的協同抗癌效果？

<u>如果有九成死亡是癌症擴散的直接結果，光是阻擋二成的轉移機率，便可以大幅提升癌症生存率，這就是要服用阿斯匹靈的原因</u>。二〇一六年英國癌病研究組織（Cancer Research UK）展開阿斯匹靈的抗癌試驗，稱為「AddAspirin」，沒想到竟是一百毫克、三百和六百毫克的可怕劑量！這是雙盲試驗，無論病患或醫師都不知道劑量多寡。如果病人真的因為服用高劑量而胃出血，會不會覺得這個風險太高了，從此不敢服用阿斯匹靈，讓製藥產業稱心如意？反觀其他研究都主張七十五毫克綽綽有餘，證據隨處可見，例如彼得·羅斯威爾（Peter Rothwell）教授做很多阿斯匹靈的試驗，刊登在《刺胳針》或《刺胳針腫瘤期刊》。

簡單來說，我覺得沒必要做這些試驗，這根本是在浪費公共資源，還不如去遊說英國國家健康與照顧卓越研究院（NICE）改變指導方針，把低劑量阿斯匹靈列為抗癌藥物。

如果你是參加「AddAspirin」試驗的一萬一千位病人之一，我強烈建議你在服用有害劑量的抗凝血藥物之前，先去確認那篇科學文獻，找腸胃道專科醫師聊一聊，不妨嘗試把阿斯匹靈的劑量降低，以免平添無謂的風險。正如班傑明·富蘭克林（Benjamin Franklin）所言：「預防勝過治療。」只不過，預防這件事無利可圖啊！

很多天然物質都可以消炎，我在術前就用了一些，包括生薑和薑黃的薑黃素，當然還有 Omega-3 魚油，這在臨床上證實會消炎，逐漸廣泛用於風濕性關節炎等藥物。這些營養品的抗癌效用也有研究充分背書，就連老派的腫瘤學家也知道薑黃素，只是不會主動建議病人罷了。

當我對癌症深入了解後，我意識到必須降低體內的血管內皮生長因子（VEGF）。<u>腫瘤主要就是靠 VEGF 在刺激生長，從而新生血管，為自己供應糧食，這整個過程就稱為血管新生。阿斯匹靈除了會消炎，也會緩解血管新生。</u>

目前我服用的營養品如下：

- 富含表沒食子兒茶素沒食子酸酯（ECGC）的綠茶
- 鞣花酸（ellagic acid，遍布於石榴、覆盆子和核桃，當時還很難萃取這種成分）、白藜蘆醇（resveratrol）
- 水飛薊素（silibinin，從乳薊提煉而成）
- 碧蘿芷（Pycnogenol）
- 維生素 B（舌下含服甲基 B_{12} 和葉酸）
- 硫酸鹽葡萄糖胺（Glucosamine sulphate）
- 薑黃素（Curcumin）
- 共軛亞麻油酸（CLA）

碧蘿芷（Pycnogenol）類似阿斯匹靈，可能會提高出血風險，必須小心服用，這混合了數種樹皮萃取物（阿斯匹靈也是來自樹皮），但也有降血糖的功效。我同時吃碧蘿芷和阿斯匹靈，不管風險有可能會加倍，因為我推論癌症病患的血栓風險比較高，但我仍會依照醫師指示，在手術前幾天停止服用抗凝血藥物，我實在不想在手術檯上出血而死！

我的手術很成功，完全沒有併發症。我切除了三分之一的肺，但剩下的肺已經夠用了。我在手術前的肺活量就很好，比一般人更好，所以我現在只是跟一般人差不多。

循環吧，癌細胞！

我術後再度檢驗血液抗體標誌，畢竟術後轉移是常見的問題。雖然我知道手術前後服用阿斯匹靈，可以阻絕血管內皮生長因子（VEGF），但是等待檢驗結果的那一段時間，還是讓我憂心忡忡。

我花了一整天鼓起勇氣，才敢打電話詢問結果。一方面，我想要抗拒數值可能會上升的事實，但另一方面，我知道我必須掌握這些數值。最後理智終究勝出了，畢竟我這樣掩耳盜鈴也是於事無補。

我聽到消息的時候，安德魯就站在我身旁。我得知數值創下新高，看來就算使出洪荒之力，數值仍從一百九十增至六百左右，這讓我感到沮喪不已。一般人是落在一百五十以下，可見腫瘤細胞正透過血液漫遊全身，我無法接受這項事實。

我沮喪極了。我告訴自己，一切都在意料之中，手術絕對會提高標誌數值，但我仍極度失望。我覺得我失敗了，我的正向情緒跌到谷底。我還能不能重拾控制權呢？還是說，現在癌症已經占上風了？我的癌症是不是失控了？我是不是無力戰勝癌症？我該如何降低標誌的數值呢？動手術是不是錯誤的決定呢？醫療干預反而讓我的情況惡化，希望這個問題只是暫時的。

安德魯比我務實多了。「我們都知道這是難免的，你自己也說了，標誌數值有可能會提高。你不要想太多，想太多又沒用。你不是早就預測癌細胞會擴散，身體會發炎嗎？現在先來執行計畫，讓癌細胞不斷在全身循環，否則就像你說的，等到癌細胞卡在血管壁，就有可能轉移了。」

他說得對，我心目中的最佳策略，正是讓這些討厭的癌細胞不斷循環，沒半點機會定下來，也就不會卡在血管壁（內皮），轉移陣地到身體其他地方。癌症轉移和誘發二次癌症，才是癌症致死的原因，如果這些討厭鬼會隨

著阿斯匹靈移動，說不定白血球抗癌大軍會趁機揪住它們呢！阿斯匹靈不僅是抗凝血藥物，也是抗血小板藥物，以免血小板聚集，淪為腫瘤細胞的藏身之地。如此一來，我的自然殺手細胞以及白血球大軍，會不會更有勝算呢？

我現在還吃了納豆激酶（Nattokinase），這種酵素營養品會消化纖維蛋白，以免有過多疤痕，如果跟阿斯匹靈一起服用，可以防止血液過度黏稠。現在回想起來，我真應該做血液凝固試驗（而不是一直自己嚇自己），血栓問題很複雜，每個人情況不一，所以需要專業人員的建議，否則稍有失誤就非同小可。

我在手術之後，每天一定要喝蔬菜汁以及蘋果／胡蘿蔔／芹菜／甜菜根打成的果汁，吞藥片，做冥想及溫和運動，例如快走或騎腳踏車。然後，我面臨該不該做化療的兩難。

化療的必須

我拿不定主意，但如今我的癌症標誌飆升到如此之高，化療似乎是正確的選擇，有助於消滅「微轉移」的可能，任何一小塊癌細胞都不放過。可是讓我猶豫的是，化療會壓制我的免疫力。

如果我調整化療的劑量呢？一方面會殺死癌細胞，另一方面不會破壞腸道的免疫細胞。如果我只注射一半劑量，把施打的時間拉長兩倍呢？如此一來，化療的傷害不就減輕了嗎？為什麼我非得施打「最大耐受劑量」呢？劑量多就一定好嗎？在我看來，這只是一股腦兒蠻幹而已，假如我從很多角度來攻擊癌症，低劑量化療說不定同樣有效？

有沒有什麼藥物或營養品，可以跟化療產生協同作用呢？我發現了綠茶、白藜蘆醇和薑黃素都會使化療更有效，於是我決定了，只要我不反胃，就繼續服用這些營養品[9]。當我跟腫瘤科醫師提到，我會在化療期間服用營養品，她當下的回應很消極。

「你必須盡量讓化療發揮效果，但抗氧化劑可能破壞化療的功效，你最好要避免服用。」

但綠茶是抗氧化物，白藜蘆醇也是，如果在化療期間喝綠茶和服用白藜蘆醇，據說有抗癌效果。我的推斷是，特定抗氧化劑會跟化療產生協同作用，但有些可能會干擾化療。我不相信她說的，因為我讀過的文章都表明有好處。

我最後想通了，雖然我對化療仍有所保留，但我似乎不得不接受化療。我面臨莫大的壓力，不僅來自腫瘤科醫師，也來自我的家人。我知道如果我拒絕化療，會帶給他們莫大的壓力，他們怕我會拒絕化療「坐以待斃」，被動的等待癌症復發。但對我來說，接受化療才是在逆來順受。

我逐漸明白，很多病人之所以會死，都是因為對腫瘤科醫師言聽計從，還有怕傷了愛人的心，因為這樣而往生的癌症病人，多到超乎任何人想像。親朋好友對你該做的治療評頭論足，一味聽從白袍男女的建議，隨便叫你接受高劑量化療；反過來，也有親戚勸你完全放棄化療，但明明只要調整策略，化療就會變得更有效。腫瘤科醫師要不是開最大耐受劑量，就是開姑息劑量，要不是太多，就是太少，兩者都無助於治療。什麼才是明智的中庸劑量呢？一個不會破壞免疫系統的劑量是多少？要是把低劑量化療結合其他療法呢？

如果沒有這些情感包袱，我倒是很會應付病情，但現在我卻要步步為營，顧及周圍每個人的期待和想望。家人當然會盡力求取我的生存，還好他們不會干預我的決定，但他們不一定同意我。他們總覺得癌症會復發，彷彿在看著「車禍」慢動作播放。醫師已經告訴他們其中一些人，我的病沒有解藥，死亡無可避免，他們只好默默觀望著，不知道該說些什麼，懷疑我是在傷害自己，讓情況變得更糟，加速步向衰亡。

化療會縮小腫瘤，我同意，這一點我難以反駁，但化療真的會消滅癌症嗎？我曾經讀過，第四期癌症病患接受化療後，反而讓癌症復發得更快更惡性，這是因為化療和放療都無法觸及癌症的幹細胞。我的腫瘤科醫師也說了，化療是粗暴而直接的工具，會造成慘烈的附帶傷害，但她也沒有其他辦法。該如何消滅這些討厭的癌症幹細胞呢？我能夠餓死它們嗎？我是要服用餓死癌細胞的營養品，還是要改變飲食習慣呢？

我當時的選擇只有兩個，一是高劑量化療，二是不做化療，一九九九年並沒有提供低劑量的選項（至今仍是如此，但有充分證據顯示，低劑量化療不僅有效，也比較不會傷害免疫系統）。既然癌症是打不敗的敵人，就要用最野蠻的療法，不是嗎？一次徹底猛攻，冒著讓病人受苦的風險，否則要怎麼打敗癌症呢？低劑量絕對是不夠的。

無論我怎麼告訴自己，我心裡都會出現另一個聲音低聲說，還有其他選項。咱們就先打高劑量，然後再慢慢減量？等到幾個月後，我治療效果良好，就可以說服腫瘤科醫師調降劑量。這樣的妥協似乎不錯，只不過為了說服她，我可能要虛張聲勢，大聲抱怨化療的副作用。

我知道生存的關鍵是提升免疫力，免疫力才是最終決勝因素，也就是最後一塊拼圖，我需要免疫力來自然消滅癌細胞。反觀高劑量化療會破壞免疫力，統計資料說得很清楚，對於我這種末期癌症，化療必定無效，可是，說不定化療縮小了腫瘤，我的身體會更容易戰勝癌症？我這樣對自己說，但我還是不信。

我也必須降低體內的壓力荷爾蒙，也就是皮質醇，否則皮質醇升高會壓制腸道的淋巴細胞，亦即位於腸道相關淋巴組織，屬於淋巴系統中樞。根據我讀過的資料，<u>間歇性斷食或降低食量也會提升免疫力</u>，於是我依照佳利寶博士的建議，大幅調降我的食量，每天晚上六點前進食完畢（但他建議下午三點），一直空腹到吃早餐為止。我也在夜晚攝取米蕈多醣體（MGN3）、脫氫異雄固酮（DHEA）和褪黑激素，這些都會提振體內的自然殺手細胞，抵銷化療對免疫力的破壞。

情緒療癒的重要

雖然我對外的時候總是一副正向樂觀的樣子，但我其實迫切需要舒解我暴增的壓力。我每日不間斷做研究，難免會看到令人大為沮喪的生存數據，無論我怎麼努力，這些數據仍會打倒我好幾天。

我光是存活六個月，就是偉大的成就了，死亡的斗篷隨時籠罩著我，想

趁我不注意的時候，給我措手不及的一擊。我對抗癌症，需要百分百的注意力。有人說，我要經歷「一百八十天心靈暗黑期」，才會開始接受癌症末期的診斷結果。我真的可以活這麼久嗎？當我凝視底下深不可測的深淵，我的靈魂感到極度陰鬱。

這些負面情緒都需要排解，否則我老是用這種病態的想法折磨自己，癌症消耗我的時間精力，剝奪我寶貴的時間，無法去享受喜悅、歡笑和樂趣。

我讀過催眠法可能對抗癌有幫助，於是我在普特尼（Putney）找一位厲害的催眠師。他真的很棒，每次療程結束，他都會給我一張客製的錄音帶，讓我帶回家自己聽。我初次見他時，我預計自己可以活六個月，最後他讓我相信，我可以活好幾年。

沒錯！他的療程幫助我改善飲食，也鼓勵我多喝水，否則我的飲水量一直不足。他也鎖定白血球大軍在我體內遊走的意象，讓我透過視覺想像，看見白血球就像士兵一樣，一個接著一個掃蕩討厭的入侵者。

除了催眠療法，我也從當地的療癒師獲得靈魂療癒。我學會冥想，去公園散步，花時間跟大自然連結。當其他人在抱怨潮濕颳大風的天氣，我會穿得暖一點，到公園悠閒漫步，感受大地之母強大的衝擊。當其他人只看見平凡，我卻看見大自然之美，閃爍的露珠、綠油油的葉子、高大的樹木和山丘，我也會在駕駛帆船時欣賞波光。為什麼大家這麼愛抱怨呢？為什麼大家每天清晨都不慶幸自己還活著呢？我覺得其他人都太匆忙了，大家都糾結在日常枝微末節，沒想到這些都是造物者不可思議的祝福。

我會躺在地上盯著天空半晌，感受我跟無垠宇宙的連結。我是如此的渺小，微不足道，我活著是如此幸運。我感覺自己重生了，重新用孩子的視角看待人生。

就在我肺部發現腫瘤後的三個月，我進步很大。我的營養品清單持續增加，似乎永無止盡，我希望癌細胞周圍以及身體其他部位，越來越不適宜癌細胞存活，盡可能恢復正常功能。我的飲食越來越極端，開始採用更為低升糖的食物，不再吃簡單碳水化合物和促發炎食物，沒想到我竟然越來越不容易餓，精神也變好了。我感覺自己真正的活著！

一九九九年購買健康食品是我另一個夢魘。當時的選擇極為有限，就連綠茶也很少人聽過。每次我問咖啡廳有沒有綠茶，服務生總是困惑的看著我。「你是說薄荷嗎？」他們問。啊！我只好隨身攜帶綠茶茶包，以及我用小袋子裝的藥。

我還在尋找降血糖的營養品，我越發覺得，醫療界忽略顯而易見的事實。<u>糖尿病患者罹癌的機率多了三分之一，因為體內的高胰島素和高血糖，都會刺激癌症生長</u>。難道是我想得太簡單了？我不這麼認為，我的內在智慧告訴我，糖尿病藥物可能會幫助癌症病人控制血液中的葡萄糖。

我當時不知道神奇降血糖藥物二甲雙胍（metformin），只知道糖尿病病患必須施打胰島素，但我推斷胰島素會火上加油，讓腫瘤吸收更多葡萄糖，這絕對不是解答。我希望透過天然的來源、營養品或飲食，來降低血液中的葡萄糖，但不要提升胰島素。

後來我在期刊讀到一種中藥萃取物，西方似乎沒有人在用中藥治療癌症，我發現這種萃取物可以控制我的血糖，還有其他神奇的抗癌功效，對於我每個治療層面都有幫助。

重點整理

・當癌症發展到某個臨界點，部分對抗癌有益的抗氧化物，例如低口服劑量的維生素 C、E 和 N-乙醯半胱氨酸（NAC），會開始倒戈，成為我們敵人的盟友，幫助提升癌症細胞凋亡的抗性，讓癌細胞怎樣都死不了。

・每一個抗癌成功的案例都有徹底改變飲食習慣，唯一共通點是減少糖分的攝取。

・黑色素瘤不是葡萄糖驅動的，而是脂肪和麩醯氨酸，所以葛森療法對於黑色素瘤的效果最好，但採用生酮飲食就糟了。

・Omega-6 含量高的油（如葵花籽油、芥菜籽油等）會促進血管生成，在腫瘤周圍新生血管，進而提供癌細胞營養素，所以這些油脂絕對不能吃。

・咖啡灌腸法會刺激肝臟分泌穀胱甘肽，但穀胱甘肽會助長癌症，很多病人都犯了相同的錯誤，誤以為穀胱甘肽對抗癌有益。

- 草飼奶油有一個重要的成分，叫做共軛亞麻油酸（CLA），可以降低癌症機率。
- 蛋白水解酵素建議在兩餐之間服用，會溶解保護癌細胞的纖維蛋白外層，而蛋白水解酵素也有助於消除腸道的寄生蟲（癌症通常也跟寄生蟲有關），溶解寄生蟲的膜蛋白。
- 葉酸對於核苷新生不可或缺，核苷是 DNA 基本組成元素，尤其是合成胸腺嘧啶（Thymine）。MTX 正是為了阻止癌細胞吸收維生素 B，以免生成子細胞 DNA。
- 如果體內有過量的「壞」雌激素（雌二醇），可能會刺激癌症生長。
- 大部分癌症都要補充菸鹼酸，可以降低體內脂肪，餓死癌細胞。
- 癌症一大特點正是讓白血球誤把癌細胞當朋友，癌症似乎會關閉白血球的攻擊能力，所以我們要喚醒免疫系統。
- 羥基檸檬酸（hydroxycitrate）營養品可以模擬斷食，進而提升化療效果。
- 手術前兩、三週至手術後一年間，如果持續服用消炎藥（如阿斯匹靈），生存機率確實會大增。
- 剛從手術復原的病人，有一段七天關鍵期，體內的抑制 T 細胞會突然暴增，壓制你體內的腫瘤浸潤型淋巴細胞（TIL），但 TIL 才是會對抗腫瘤細胞的好人。而希每得定會逆轉抑制 T 細胞的壓制作用，進而增加體內 TIL 細胞。
- 希每得定也會對付 EB 病毒，就算病毒還在潛伏期也有效。EB 病毒連同人類乳突病毒以及老鼠乳腺腫瘤病毒都可能觸發乳癌。
- 雷尼替定和希每得定皆是普遍性的抗組織胺劑，有抗病毒和抗癌效果，可以助長體內 TIL 細胞，避免腸道出血，兩種藥物一起吃，效果可能更好（但仍要先諮詢過醫師）。
- 低劑量阿斯匹靈搭配電化療，可以提高療效和五年存活率（從百分之六十七點一提高到百分之八十六點六），也會降低癌症轉移風險。
- 間歇性斷食或降低食量也會提升免疫力。

- 腫瘤主要就是靠血管內皮生長因子在刺激生長,從而新生血管,為自己供應糧食,這整個過程就稱為血管新生。阿斯匹靈除了會消炎,也會緩解血管新生。
- 糖尿病患者罹癌的機率多了三分之一,因為體內的高胰島素和高血糖,都會刺激癌症生長。

2 參見 Doctored Results by Ralph Moss.
3 我後來才知道,我體內有一種常見的寄生蟲,稱為人芽囊原蟲(Blastocystis hominis)。
4 現在已經有不會引發熱潮紅的菸鹼酸了。
5 Peter C. Elwood et al. Aspirin in the Treatment of Cancer: Reductions in Metastatic Spread and in Mortality: A Systematic Review and Meta-Analyses of Published Studies. PLOS ONE, 2016; 11(4): e0152402 DOI: 10.1371/journal.pone.0152402
6 如果多年服用希每得定,可能會導致男性女乳症(乳房變大)和高泌乳素血症。大概是有荷爾蒙的成分,部分癌症患者不宜服用。但在我看來,短期服用的話,好處大於壞處。
7 'Benefits of daily aspirin outweigh risk to stomach, study suggests.' Science Daily, 30 November 2016.
8 Restivo A, Cocco IMF, Casula G, Scintu F, Cabras F, Scartozzi M, Zorcolo L (2015) Aspirin as a neoadjuvant agent during preoperative chemoradiation for rectal cancer. Br J Cancer 113(8): 1133–1139.
9 羥基檸檬酸(hydroxycitrate)、斷食、汀類藥物和二甲雙胍(metformin),可能會有幫助,但仍未有書面資料。

Chapter7
營養素的力量

我發現了小檗鹼（Berberine，又稱黃連素），這是一種草藥萃取物，中國數百年來都用來治療腹瀉和其他感染病症，只不過西方一無所知，所以才覺得我另類。

為了了解我的腫瘤，詢問腫瘤科醫師各種問題，我必須掌握癌症生物學的基礎原理，也要弄清楚我腫瘤的成分、癌細胞的類型和分裂速度、癌症的倍增時間。而透過這些資訊知道我是屬於角化腫瘤，角蛋白（keratin）是遍布於頭髮、指甲和皮膚的蛋白質，我也知道我是上皮癌，亦即長在表皮上的腫瘤。

當我聽到腫瘤科醫師的解釋後頓時發現，我的腫瘤跟乾癬（Psoriasis）有很多驚人的共通點，兩者都是鱗狀上皮細胞（squamous epithelial cell）構成的，牽涉到發炎、細胞快速周轉和角蛋白快速增生。真有趣！那乾癬療法有沒有可能治療我的癌症呢？我來研究一下。

神奇的中草藥

有一天下午，我正在翻閱醫療期刊，看到一篇探討乾癬的論文，這是馬艾・蘇卡爾博士（Maher Succar）於一九九九年二月在《草藥期刊》上的發表，他在烏克蘭接受中藥訓練，並且在西敏大學（University of Westminster）講授中藥草藥學。他提到一種特殊植物萃取物，能治好八成乾

癬病人，稱為「冬青葉十大功勞（Mahonia aquifolium）」，其主要成分為小檗鹼（berberine）和小檗胺（berbamine），以下引用他的一段話：

「近年來，科學家發現冬青葉十大功勞的樹皮和樹根萃取物，都內含生物鹼的成分，經證實是強大的抗菌劑和抗黴菌劑，包括小檗鹼、原小檗鹼、小檗胺和刺檗鹼。細胞培養研究證實，這些生物鹼會抑制各種腫瘤細胞生長，以及誘發強大的抗氧化作用，進而抑制角質形成細胞（keratinocyte，異常皮膚細胞），並且緩解發炎症狀。生物鹼有這些作用，怪不得冬青葉十大功勞的萃取物會治癒各種皮膚病變（例如乾癬、皮膚炎、濕疹、黴菌）、消化問題和血液問題。」

這下更有趣了！我聽到這些療效都要肅然起敬了。這不單是抑制腫瘤細胞而已。癌症病人似乎都有腸胃問題，任何會幫助消化的藥物都不錯，說不定還會消滅黴菌、寄生蟲和其他蟲類。一個健全的消化道，對於免疫系統至關重要。

蘇卡爾博士繼續說：

「美國和加拿大研究者證實，冬青葉十大功勞是前五名強效抗黴菌草藥，可以促進脂肪健康代謝。美國國家癌症研究所（NCI）和美國國家衛生院（NIH）都證實冬青葉十大功勞會抑制脂氧合酶（lipoxygenase）和脂質過氧化作用（lipid hydroperoxide），這就是為什麼這個藥草對於乾癬患者如此有益的原因。」

哇，這顯然是好東西！

我努力搜尋小檗鹼的資料，意外發現一份一九九五年的研究報告，我越讀越興奮，因為發現中國長春的研究團隊，證實了小檗鹼可以降血糖。

這份研究是科學家倪延喜所主導，他一直在治療糖尿病患的腹瀉問題。

由此可見，小檗鹼會降低血糖、緩解發炎、促進脂肪健康代謝、消滅腸道害蟲，甚至還會抗癌，太神奇了！這就是我需要的！

這篇文章指出，每天三次，劑量介於三百至五百毫克之間，就可以成功降血糖，就算劑量高達兩克，也沒有副作用！太完美了，還有治療腹瀉的功能，對於腸道感染和糖尿病都有幫助。

我知道腸道健康對免疫力很重要，雖然我沒有腹瀉問題，但我想殺死會傷害我的致病菌，讓我的免疫系統專心抗癌。

冬青葉十大功勞及其小檗鹼和刺檗鹼成分的療效，看得我大快人心：

- 緩解發炎。
- 降血糖。
- 抗菌和抗黴菌。
- 強大的抗癌作用。
- 改善脂肪組成和脂肪代謝。
- 減少角質細胞和改善乾癬。
- 改善腸道健康（預防腸漏症）。

這個營養品怎麼會如此厲害？如果大家都服用的話，醫師都要失業了，我一定要吃！如果小檗鹼對腸道、發炎和血糖有幫助，就可能會緩解很多癌症。我歡欣鼓舞，當天晚上跟安德魯說了，他跟我一樣開心，但他擔心西方沒有人使用過。

「你確定嗎？這在西方沒有任何試驗或研究。」

「有什麼害處嗎？中醫從數百年前就廣泛使用小檗鹼，西方對於東方草藥就是漠不關心和不屑一顧，然後又太仰賴隨機臨床試驗。」

「那為什麼西方不使用天然植物藥呢？」

「沒利潤啊！沒有新藥上市。我相信中醫很強大、很有效，現代醫學大多是從研究植物開始，再人工合成植物的成分，申請專利。我要好好研究，實際服用看看，確認會有什麼效果。」

下次見到我可愛的整全醫師，絕對要跟他說冬青葉十大功勞和小檗鹼。我記得第一次跟他約診，帶了一長串營養品清單，我還以為他會刪掉大半，萬萬沒想到他還提出更多的建議！這次他聽了我的分享，一邊摸著下巴，一邊說小檗鹼似乎「很有趣」。

這何止有趣！我就像身在「愛麗絲夢遊仙境」，站在兔子洞底部的小房間，盯著一瓶寫著「喝我」的瓶子。末期癌症把我整個人困住了，小檗鹼聽起來像神奇藥水。我不期望它把我縮小，只要把腫瘤縮小就謝天謝地了！

我找到一個乾癬病患者的網站,開始郵購小檗鹼,並將之加入到我的營養品清單中。

後來研究人員探索小檗鹼的神奇潛能,現在終於知道小檗鹼會抗癌,也是 PPAR-γ 增效劑,還可以抗病毒、抗菌、抗黴菌和消炎。小檗鹼被草藥學家譽為全世界最強大的營養品,大家開始想把它變成處方藥,這當然會助長大藥廠壓制我們的選擇。

我挺得住嗎?

我還沒做化療之前,就開始服用冬青葉十大功勞,但我不清楚會有多大的效果,以及對化療藥物有什麼加分效果。我未來六個月要施打最大耐受劑量的健擇(Gemcitabine)、順鉑(Cisplatin)和好復(5FU,暱稱五呎底下)。啊!我挺得住嗎?我的身體對這個念頭退縮了。我自己很清楚會有什麼感覺,我五年前就做過化療,結果每次做完都像狗一樣病癱在床上,這次劑量更高,療期也更長。

我當時不太清楚小檗鹼也是鈣離子管道阻斷劑(我要為我內心的福爾摩斯打抱不平,因為就連當時的科學家也不知道這件事),這表示細胞毒性藥物會在我的癌細胞停留較長時間。化療藥必須「抓到」拚命分裂的癌細胞,否則就無法運作,醫療界在權衡毒性和功效之後,不得不支持最大耐受劑量,即使這麼高的劑量會破壞免疫系統。

每一個體內細胞分裂之前,都要歷經一段休眠期。化療雞尾酒法包含各種細胞毒性藥物,以便在每個細胞分裂階段逮住癌細胞。當化療藥物停留在細胞越久,就越有機會在細胞活躍分裂期逮住它,殺死它。癌細胞比起健康細胞,休息時間少得多,分裂時間多得多,但其他細胞也有可能快速分裂,這就是為什麼腸道(我們免疫系統中樞)和頭髮的健康細胞會淪為附帶傷害的最大輸家[10]。

<u>高劑量化療只會縮小腫瘤,但對於癌症中央的幹細胞根本沒輒</u>。傳統療法只採用放療和化療,遺留下各種癌症幹細胞,其作用和表現有別於快速分

裂的腫瘤細胞。化療在絕大多數情況下，並無法治癒癌症[11]（為什麼化療對急性淋巴性白血病有效，第二部分會再討論），對於第四期癌症的療效甚至為零，顯然毫無好處。

　　真的值得做嗎？我如何提高化療的療效，同時避免可怕的副作用，不傷害免疫系統，不破壞腸道，不爆發神經病變，不爆發腫瘤溶解症候群致死？

　　我也擔心醫師對腫瘤大小的執念，如果我採取激進飲食療法，能不能抑制腫瘤長大呢（我很確定腫瘤會長大，癌症復發是難免的）？如果我不做化療，有沒有可能餓死癌細胞，斷絕它所需的生長元素呢？為什麼醫師對於我身體健康的其他面向毫無興趣，完全不想知道癌症爆發的起因呢？他們甚至懶得管我的血清維生素含量，不特別鼓勵我攝取維生素 D？

飲食營養的效果

　　在我看來，餓死癌細胞最合乎邏輯。近期研究建議，化療前輕斷食三天，理應成為通行作法，但一直到癌症協會為自家合法的代餐申請專利，醫師才知道這項事實（我寫這本書的時候，病患仍被告知飲食療法無效）。事實上，**只要飲食方式正確，確實會保護正常細胞，讓免疫細胞更活躍，同時降低副作用。**瓦爾特・隆戈（Valter Longo）是南加州老人醫學教授，一開始是研究降低食量的抗老效果，後來才開始研究化療前三日斷食法，他的研究結果令人印象深刻，於是他開始提倡「仿斷食飲食法」[12]。湯瑪斯・賽弗瑞（Thomas Seyfried）教授是癌症代謝療法的首席研究者，也主張用生酮飲食餓死癌細胞。一九九九年佳利寶博士就建議我下午三點後不進食，我實行了幾週。他推論肝臟在早晨的效率比較高，在夜晚比較難消化食物。再說，我們晚上吃飽飯後，大多坐在沙發耍廢看電視，並無法消耗食物，似乎對身體不好。

　　一九九九年我還沒聽過生酮飲食，我當時並不在乎生酮。我一直採取現在所謂的原始人飲食法，也就是人類祖先的飲食方式，盡量不吃促發炎食物，同時少吃簡單碳水化合物和降低體內類胰島素生長因子（IGF-1）。我的

首要之務是避免餐後胰島素飆升，並且降低血液中的葡萄糖，以免餵養任何癌症的小細胞。

在這個階段，我的腫瘤負荷還算低，但我喜歡先發制人，絕對不會等到癌症復發再行動，我會趁癌症還很脆弱時，給它當頭棒喝。<u>我相信我可以做很多努力，來逆轉癌症勢必會復發的悲慘數據，例如調整化療種類，比方採用較不侵略性的藥物，降低劑量，拉長兩次施打之間的休息時間，一來為我爭取餓死癌細胞的時間，二來為免疫系統爭取復原的機會。</u>我好想打低劑量的化療，比較不會反胃，理論上更方便結合化療和其他療法，一方面提升化療療效，另一方面多管齊下攻擊癌細胞。只可惜，醫師不給我選擇。

我得知綠茶的療效，覺得好神奇，不僅會提高化療療效，也是一種生長抑制劑，其中<u>表兒茶素沒食子酸酯（EGCG）和表兒茶素（CG）會阻斷血管內皮生長因子（VEGF），但其療效似乎不只是防止血管新生，我後來發現 EGCG 和 CG 都是麩胺酸脫氫酶（GHD）的抑制劑，GHD 其實是麩醯氨酸（氨基酸）的先驅物，麩醯氨酸和葡萄糖都會刺激癌症生長</u>[13]。

我當時不太清楚癌症的異常代謝路徑（例如 mTOR），仍決意在化療期間服用抑制這些路徑的營養品：小檗鹼、羥基檸檬酸、武靴葉、碧蘿芷（Pycnogenol）。腫瘤科醫師想知道我做了什麼努力，好奇我怎麼沒有如她預期的惡化，但我不敢告訴她，她對我只有消極的看法，這似乎是腫瘤科醫師的通病吧！我才不想被看衰，我對我自己的選擇有信心。我跟佳利寶博士確認過我服用的每一項營養品，但我就是想瞞著腫瘤科醫師。可是這樣誤導她或欺騙她也不好，這令我坐立難安。

事後看來（真沒想到我還有命回頭看），過去三、四年，有很多關於小檗鹼的研究刊登出來，這簡直是降血糖藥二甲雙胍（metformin）的天然版，我可以跟大家打包票，小檗鹼是最能夠提高化療效果的物質，當然也要感謝我其他營養品的協同作用。

我越來越堅信，先餓死癌細胞，防止它獲取營養，再搭配化療的殺手鐧，病情才可能好轉。為什麼大家要浪費精力和資源呢？何不先斬斷敵人的後援，餓死或削弱其防禦大軍呢？

化療不能治癒我的癌症

大家總以為只要死不了，癌症病患就該接受最大耐受劑量的化療，但現在專家看法不同了。把化療劑量減少五成至七成，把療程拉長，有節奏的做治療（有固定的休息期間），毒性較低，療效卻不打折扣，尤其是跟其他藥物或療法並用[14]。

不過，高劑量化療的信念根深柢固，早已成為醫院唯一通行的方法，就算臨床證據已經出來很久了，腫瘤科醫師仍害怕提供其他建議。如果他們選擇不同的路徑，可能要冒著被同事蔑視和嘲笑的風險；如果不幸遭到病人指控，或者有同事告發他不遵守規定，還可能丟了醫師執照。這是在澳洲醫師身上真實發生的事情，怪不得癌症治療在過去五十年來變化不大。

如果我放棄化療，我是在違抗醫師的指示，但是直覺告訴我，高劑量化療錯得離譜。如果我同意做高劑量化療，我會讓身體失望，我會跟自己作對，但我尊敬我的腫瘤科醫師，她說的話很有說服力，我只好妥協了。

「這就像整套抗生素療程，必須乖乖做完。」她這樣告訴我。每次我想放棄化療，我親戚和老公都會重複這種論點。

「但是化療會殺了我！如果它破壞我的免疫系統，再也恢復不了，那我該怎麼辦？」

「沒錯，我也怕化療會害死你，但這是目前最好的選項了。」她說得倒輕鬆。

天啊，我早就料到了。我真的別無選擇嗎？現在是西元二〇〇〇年，千禧年了耶，怎麼覺得化療好像黑暗時代的酷刑？

儘管心裡有千百個不願意，我仍繼續做化療，我盡量緩解化療的副作用，但心裡還是怕怕的。我仍未發現任何初步研究證實，化療三日前斷食可以維持免疫力和降低副作用。

如果我沒有不舒服，我就會繼續服用營養品，盡量定時散步和跳彈簧床，增加體內的含氧量、精神和健康。如果我覺得自己還可以，週末會戴好我的假髮去玩帆船！

小檗鹼也可以治好化療造成的腸漏症，做化療難免會有這個副作用。麩醯氨酸也是化療期間適合吃的營養品，幾乎都會被腸壁吸收，就算可能被部分癌症吸收，但不像葡萄糖那般會餵養癌細胞[15]。<u>麩醯氨酸會拯救我的腸壁，改善腸道的微生物群，對於我寶貴的免疫系統會有幫助，反倒是我長期生存的關鍵。</u>

我為了餓死癌細胞，吃了營養品（小檗鹼、EGCG、武靴葉、羥基檸檬酸、碧蘿芷、水飛薊素）以及低升糖飲食，讓化療效果比我和腫瘤科醫師所期待的更好。很高興的是，做完第一輪化療，我血液腫瘤標誌數值從快六百降為一百三十，遠低於正常值一百五十，再度回歸「正常」範圍，我鬆了一口氣，但我也知道，這可能只是虛假的希望和暫時的緩解。

化療本身不可能治癒我的癌症，頂多只是暫時過關，但我們是該慶祝一下了！我剛贏得小小的戰役，我和安德魯趁那個夜晚，一起到附近的義大利餐廳安靜吃頓飯，看來高劑量化療也是沒問題的。

雖然我盡量忍住不去想，但我心知肚明，我可能打不贏這場仗。果然，再經過兩個月化療，我的狀況開始變差，現在頭髮全部掉光了，反胃的症狀令人難以忍受。難道真的像我和腫瘤科醫師想的，最大耐受劑量會活活把我害死嗎？

真是夠了，我垮了，我再也不覺得自己有力量和掌控權，我只覺得虛弱無力，再度淪為逆來順受的病人。我必須找回力量，為自己的權利站出來，按照自己的條件做化療。

我的處境很艱難。我知道錯誤的決定可能攸關生死，造成無可挽回的永久副作用，甚至奪走我的性命。我比較相信自己的選擇，低劑量化療的傷害較低，但效果不打折扣。

我得想辦法說服腫瘤科醫師放棄高劑量化療，但她一直很堅持高劑量，要說服她並不容易。現在的我筋疲力竭，意志力和精神都跌到谷底，我的靈魂慘遭壓制，怎麼有力氣說服她呢？於是我跟催眠師討論很久，我決定嘗試叛逆病人戰術，我要變得頑固、難搞、不合作。逆來順受的病人幾乎都死了，會吵鬧的病人才能夠倖存，這是千古不變的道理。

「別忘了，這是**你的**身體，如果你有這個意願，你大可拒絕化療。」催眠師這樣說過。我也知道這個道理，但很難打破「醫師永遠是對的」的心態，這已經在大家的心中根深柢固，從小就知道要聽醫師的話。

腫瘤科醫師似乎不在意瓦爾堡效應[16]，不認為癌症有自己異常的代謝方式，當然就不想改善代謝異常。我難道要變成自己腫瘤的專家嗎？現在腫瘤科醫師所提出的建議，主要是參考英國國家健康與照顧卓越研究院（NICE）指導方針，或者遵照藥廠（總是隱含偏見的）建議，或者基於害怕被起訴的心態？大部分的醫師不願意冒險嘗試新事物，只是人云亦云吧？我才不想這樣，我是一九六四年出生的，也就是中國的龍年，該是召喚我內心的龍魂，噴出一些火來了。

心理治療師讓我重複這段話：「<u>一切在我的掌握之中，我的身體會復原的。</u>」每天唸好幾次。我唸得越多次，越是相信這段話，並且重新找回我坐在駕駛座的感覺。沒錯，我知道我需要低劑量化療，我必須靠自己戰勝癌症。這些正向肯定語幫助我擺脫失敗主義，賦予我莫大的力量。

我下次見到腫瘤科醫師，立刻請求她停止化療，我知道她不可能答應，但我說，我怕撐不下去。

我開始加油添醋，說我胃痛得很厲害，說我整個星期都病懨懨的，這當然不完全是事實，但我用上我最優秀的演戲技巧，做出應該得到奧斯卡的精湛演出，讓她別無選擇。

奏效了！她答應在未來三個月降低劑量。「既然你的血液腫瘤標誌數值保持穩定，一直低於正常值，我會降低化療劑量。」她說。「如果你後來需要更多劑量，我們再把剩餘的補回來。」

我差點要擁抱她！我真是鬆了一口氣，我覺得那一天，她救了我一命。

雖然劑量調低了，但六個月化療療程依然是艱辛的耐力賽，就好像沒有中途休息的 Volvo 帆船嘉年華比賽。

我模模糊糊知道，像我這種做過化療和放療的人，讓自己接受第二次化療，可能會誘發骨髓的癌症，也就是白血病。但我不放在心上，我堅強而健壯，絕對不會輕易屈服的吧？

重點整理

- 冬青葉十大功勞的樹皮和樹根萃取物，都內含生物鹼的成分，經證實是強大的抗菌劑和抗黴菌劑，包括小檗鹼、原小檗鹼、小檗胺和刺檗鹼。
- 冬青葉十大功勞及其小檗鹼和刺檗鹼成分的療效：緩解發炎、降血糖、抗菌和抗黴菌、強大的抗癌作用、改善脂肪組成和脂肪代謝、減少角質細胞和改善乾癬、改善腸道健康（預防腸漏症）。
- 高劑量化療只會縮小腫瘤，但對於癌症中央的幹細胞根本沒輒。
- 只要飲食方式正確，確實會保護正常細胞，讓免疫細胞更活躍，同時降低副作用。
- 綠茶中的表兒茶素沒食子酸酯（EGCG）和表兒茶素（CG）會阻斷血管內皮生長因子（VEGF），但其療效似乎不只是防止血管新生，我後來發現EGCG和CG都是麩胺酸脫氫酶（GHD）的抑制劑，GHD其實是麩醯氨酸（氨基酸）的先驅物，麩醯氨酸和葡萄糖都會刺激癌症生長。
- 麩醯氨酸可以改善腸道的微生物群，對於免疫系統有幫助，是癌症患者長期生存的關鍵。

---

10 我們身體的腸道細胞、頭髮毛囊細胞和骨髓造血細胞，比體內其他細胞分裂得更快，例如腸道中的免疫細胞汰換速度快，每隔四、五天就更新一次，因此化療會連帶損害腸壁，同時也會落髮和改變骨髓，這就是為什麼要把化療藥留在細胞內，直到細胞開始分裂為止，這樣才會更有效。班恩‧威廉斯教授（Ben Williams）罹患神經膠母細胞瘤（glioblastoma），仍存活很長一段時間，他便是服用鈣離子管道阻斷劑維拉帕米（Verapamil），這也是非處方癌症藥物使用。

11 二〇一六年英國醫學期刊（BMJ）有一項研究探討癌症五年存活率，也有類似的論點。彼得‧外斯（Peter Wise）博士表示：「化療對於五年存活率的療效，只限於睪丸癌（百分之四十）、何杰金氏淋巴瘤（百分之三十七）、子宮頸癌（百分之十二）、淋巴瘤（百分之十點五）和卵巢癌（百之八點八），這些占不到一成癌症病患，其餘九成癌症病患，包括最常見的肺癌、攝護腺癌、大腸直腸癌和乳癌，化療所提高的五年存活率還不到百分之二點五，整體生存效益只有三個月。」其中子宮頸癌百分之十二存活率是針對淋巴擴散的原位癌。

12 他也幫忙設計化療舒（Chemolieve）產品，應該快上市了，但賺錢顯然不是他的目的。

13　大部分癌細胞會同時攝取麩醯氨酸和葡萄糖，其中有些癌細胞特別需要麩醯氨酸，包括三陰性乳癌、卵巢癌或胰臟癌，以及膠質母細胞瘤和其他更惡性的攝護腺癌。惡性癌細胞過度代謝，會製造大量的血中氨，所以需要榖胱甘肽（一種抗氧化劑）來中和它。要不是榖胱甘肽，自由基一多，癌細胞會開始衰亡。

14　Nars, M. S. and Kaneno, R. (2013), Immunomodulatory effects of low dose chemotherapy and perspectives of its combination with immunotherapy. Int. J. Cancer, 132: 2471-2478. doi:10.1002/ijc.27801

15　麩醯氨酸可以在人體製造，也可以在體內不同部位之間調度，以提供癌症需要的營養。

16　榮獲諾貝爾獎的德國科學家奧托瓦爾堡，一九二〇年代發現癌細胞有異常的糖發酵（糖解作用）。

Chapter8

把癌細胞困住的方法

　　二〇〇〇年夏天，我終於做完化療，存活了九個月，比我原先預期的數週長得多，我的血液腫瘤標誌數值也良好。現在我只要維持原狀，或者讓自己進步，盡量把癌症壓下來。我到底還可以活多久呢？

　　我頭髮掉光了，筋疲力竭，體內充滿有毒化學垃圾，但至少我還活著。我知道經過高劑量化療，癌症通常會反撲得更厲害更快，因為免疫力已經失去控制了，全身都因為治療而消磨殆盡，所以做化療根本是在弄巧成拙。到了這個階段，大多數病人看到腫瘤縮小或消失，就開始鬆開油門，切換到巡航控制模式，寬慰的鬆了一口氣，以為自己治癒了，於是壞習慣故態復萌。這是很常見的致命錯誤！

還不到鬆懈的時刻！

　　我還有很多努力空間。我確定現在癌細胞無法吸收到葡萄糖，但我不確定光靠飲食法和小檗鹼夠不夠。我必須排毒，排出任何化療的殘餘物，重新養好腸道，我覺得腸道在化療期間受到重創。我的骨髓說不定也傷得很重，只求它可以自癒。我的頭髮慢慢長出來了（這個我倒是不太擔心），我只能繼續祈禱，乞求白血病不要找上我。我找不到相關統計資料，可見子宮頸癌末期的女性都在幾週內往生了，我顯然是無可救藥之人。

　　做完化療之後，我的計畫是：

1. 為了做好體內排毒，我連續三個月落實大自然長壽飲食法、低升糖飲食、海鮮素、抗發炎低飽和脂肪飲食法（我該想個名稱）。
2. 前往熱內亞檢驗所檢查腸道菌群。
3. 確認我體內的微量營養素（礦物質、維生素、脂肪酸平衡評估）。
4. 盡快從靜脈注射高劑量維生素 C 和採用紫外線照血法（UVBI）。
5. 多運動，玩帆船，享受人生！
6. 展開新事業（嗯……這個主意可能不太好）。

這時候我吞了一堆營養品，只要比預期壽命多活了一天，我就覺得是天大的奢侈。我想要控制每一餐釋放的葡萄糖，每次我沒做到，就會覺得壓力很大，心想癌症會不會占上風？每一餐都是攸關生死的決定，這一餐是在餵養癌症呢？還是在餓死癌症、療癒身體，幫助我復原呢？

我現在似乎把癌症控制下來了，抽血檢驗顯示我仍在癌症減緩期，但我可以維持這種生活習慣多久呢？我真的要對自己如此嚴厲嗎？另一方面，我會質疑自己，我做這樣就夠了嗎？這些營養品和飲食法真的會保護我嗎？癌症會不會突變，怒而猛力反攻，讓我完全招架不住呢？為了追蹤我的癌症進展，我必須定期檢驗血液腫瘤標誌，以防討厭的癌症捲土重來。

如果糖尿病病患每一餐都要控制血糖和胰島素，我也應該這麼做，無論是血糖或胰島素飆升，在這個關鍵時期都要妥善控制。我在化療過後虛弱至極，很多事情都做不了，更別說準備營養品，但我仍習慣在化療前幾天，吞下一堆餓死癌細胞的化合物，幫助我度過難關，還好我現在好多了，可以繼續把沒吃的補回來。

如果小檗鹼會控制血糖，我推測最佳服用時機是在飯前，雖然不容易做到，但我還是習慣了。每天吃早餐、午餐和晚餐前，一定會乖乖吞藥丸，但缺點是吞下小檗鹼，喝綠茶，偶爾搭配橄欖油，可能會有點反胃。

自從我第一次診斷出癌症，這些年來一直睡不好。為了幫助睡眠，我每晚睡前一小時會服用褪黑激素，這有提升免疫力的效果，例如松果體調控的有益細胞激素 IL-2 和 IL-12。但我也會懷疑，真的有必要服用這麼多嗎？我擔心會關閉自身的內分泌系統，終生都要服用褪黑激素。

我躺在床上就會胡思亂想，腦子裡思緒翻騰。我幾乎每天晚上都會做噩夢，擔心我停止服用營養品，癌症會再找上門，我絕對不想冒這種風險。看來，我這輩子別想擺脫癌症，也別想回到以前無憂無慮的生活了。

我要做的規劃很多，如果我想控制住癌症，就不可以心存僥倖。我列出我正在服用的營養品，寫下每一樣營養品的廠商，標記補貨時打的電話和訂購網站。每個星期五下午，我會花一個小時準備下星期的營養品，裝成一小袋一小袋，數量不夠的再補貨。一般的藥盒根本不夠我裝，真是名副其實的「沙鈴」。儘管這樣過日子很辛苦，但我別無選擇，否則我可能會死，我覺得只有這麼做的份。

我對自己超嚴格。癌症跟生活習慣有關，不是嗎？如果媒體的報導沒錯，只要好好照顧自己，我就不會得癌症。但是，其他人的生活習慣明明比我糟多了，我知道把問題怪到自己身上並沒有建設性，反之我選擇控制我的情緒，包括憤怒、罪惡感、悲痛、傷心、恐懼和擔憂，讓我更有動力。

我吃了一堆營養品，經常去看整全醫療醫師，做檢驗，吃有機食品，為此花一大筆錢，但這些是我的命脈。雖然我們並不窮，但這筆錢仍是負擔，其他癌症病人負擔得起嗎？現在我還要注射高劑量維生素C，又是一筆開銷。

安德魯從來不喊沒錢，他總是百分百支持我，但我仍充滿罪惡感，我不敢去度假，以免都在啃老本。病人的下意識有很多說不出口的重擔，一直在消耗病人寶貴的能量，無形中在早已負擔過重的心靈加諸更多壓力。不過就算換成另一種情況，我仍會不假思索，做了相同的決定。

有腫瘤科醫師的照顧，內心會有一股安全感，有一個安全網可以接住你，你也會覺得有事情可忙。當我做完六個月的化療，要開始獨力奮戰了，突然間覺得沒人管我了。面對這種情況，我就跟大多數病人一樣會感到無助，但我已經找到我的整全醫療醫師，準備接受替代療法。

更何況我是有知識的，我可不會坐以待斃，等著癌症復發，我還有很多事情可以做。 我不可以滿足現狀，祈求好運降臨，希冀時間會自行消除恐怖化療和癌症診斷的記憶，呆呆的相信一切都會好好的。我以前就是那樣，結果癌症復發，這一次我不可以自滿。趁現在腫瘤負載低，身體狀態也不錯，

絕對是主動出擊的大好機會，我要重新拿回掌控權，別再坐等癌症復發。每一次復發，都會讓癌症越難以治癒。

高劑量維生素 C 的療效

首要之務是療癒我受傷的腸道，我採取排毒飲食法，外加每週兩次去萊斯特郡看金斯利博士的整全診所，注射兩次高劑量維生素 C。大家聽我說注射高劑量維生素 C，總是忍不住大叫：「這樣不對！萊納斯・鮑林（Linus Pauling）就是這樣才聲名狼籍的！」我最近跟幾位保健類編輯聊過，確實得到這種回應，下一次我會做好萬全準備，把醫療文獻拿在手上，證明這是一件值得做的事情。很多病人一聽到醫師發火就放棄這種寶貴的療法，相信這會加速他們死亡。

事實上，這種被大家遺忘和詆毀的療法正東山再起，於是大藥廠再度痛批這種便宜的替代療法，說它不如化療，但明明有確鑿的證據證明其療效。

萊納斯・鮑林是一九五四年諾貝爾化學獎得主，雖然他有關維生素 C 作用的假設，後來經過證實是錯的，但高劑量維生素 C 確實如其所言，可以有效治療癌症。他和艾文・卡麥隆博士（Ewan Cameron）都認為，<u>高劑量維生素 C 跟降低透明質酸酶（hyaluronidase）有關，透明質酸酶是會導致細胞外基質軟化的酵素，進而讓細胞移動開來，助長癌症擴散</u>。鮑林太支持維生素 C，不惜跟任何駁斥他的言論展開激辯。他看不慣那些研究的執行方式，於是樹立很多敵人，大家在探討維生素 C 的時候，都不關注他建議的靜脈注射法，讓他心灰意冷。

鮑林曾兩度榮獲諾貝爾獎，簡直是天才，後來他遭受的屈辱，一直到數十年後才獲得平反[17]。最近大家研究靜脈注射抗壞血維生素 C，已經證明鮑林說的沒錯。你差點把這本書丟到垃圾桶嗎？我勸你丟書以前先思考一下，為什麼早期維生素 C 試驗會失敗？因為他們只試驗口服低劑量維生素 C，後來雖然有試驗維生素 C 靜脈注射，卻結合了抗氧化劑穀胱甘肽，完全抵銷其促氧化效果，怪不得會無效。

卡麥隆和鮑林在一九七八年發表臨床研究，證實接受抗壞血治療的患者，生存率竟是未做治療的二十倍。一九九一年另有一篇研究，控制組未做抗壞血治療，僅存活一百八十天，反觀做治療的人，存活了三百四十三天。值得注意的是，這些試驗都是靜脈注射結合口服，而非僅有口服。

接下來是一九七〇年代末至一九八〇年代初，摩特爾博士（Moertel）在明尼蘇達州羅徹斯特的梅約診所（Mayo Clinic）做了臨床試驗，證實口服維生素C並沒有這種效果，於是摩特爾和梅約診所就輕易下了結論，認為抗壞血治療對於生存壽命的影響不大，但問題是，卡麥隆同時做了口服和靜脈注射，摩特爾只做了口服試驗。

任何一位優秀的腫瘤科醫師都會告訴你，**自由基（統稱「活性氧分子」）會殺死癌細胞，這就是靜脈注射高劑量維生素C的原理。由於劑量高，可以把抗氧化劑轉為促氧化物質，讓更多閒置的氧氣圍繞著腫瘤。**

這裡說的活性氧分子（ROS）正是過氧化氫（H_2O_2）。當我們在癌細胞周圍製造氧氣，就會產生「鏽化」作用，讓癌細胞進一步遭到攻擊和殺害。如何在活性氧分子和細胞抗氧化之間求取平衡，便攸關腫瘤細胞生死。我看到不少癌症病患搞錯了抗氧化劑的使用方式，一堆人吞食抗氧化劑，反而抵消了高劑量維生素C的效果，才會誤以為高劑量維生素C沒有效。

同樣的，藥物和營養品的有效與否，或者有毒與否，也是受到劑量影響，所以一切的關鍵在於正確組合。以維生素C為例，高劑量才是它最有效的地方，這跟化療不一樣，維生素C絕對是劑量越高越好。**當你使用的維生素C劑量越高（高達七十五克），會製造越多 H2O2，只會選擇性毒害癌細胞。** 只可惜，病人通常不懂得避開特定的抗氧化營養品，例如維生素E、半胱胺酸（Cysteine）、N-乙醯半胱氨酸（N-acetylcysteine），當然也包括乳清蛋白。反之，**若在注射高劑量維生素C期間，服用 α-次亞麻油酸（ALA）營養品，反而會增加身體組織的維生素C含量，進而提高抗癌效用，可是這種營養品在化療期間不宜服用，否則會抵消癌症治療中汀類藥物（statin）的療效。**

高劑量維生素C注射療法所產生的 H_2O_2，會把氧分子釋放到腫瘤

微環境，以致癌細胞周圍的自由基過量，但由於癌細胞缺乏過氧化氫酶（catalase），無力中和自由基就會死亡。如此有效的療法還有一大賣點，那就是不會傷害正常細胞，凡是健康的細胞，外圍和附近都是過氧化氫酶。事實上，經過研究證實，注射高劑量維生素C會直搗癌症幹細胞的粒線體，亦即對化療和放療會產生抗藥性的起始癌細胞。這是為什麼呢？高劑量維生素C會阻止糖解作用的關鍵步驟，進而有效餓死癌細胞，並且觸發細胞凋亡或死亡，有助於切斷癌症的主要能量供應源。

這種療法比化療安全多了，一旦 H_2O_2 碰到腫瘤，把氧分子釋放出來，殺死癌細胞之後，H_2O_2 會化成純水（H_2O），從腎臟安全排出，這麼簡單的化學作用，就連六歲小孩也聽得懂。

另一方面，低劑量維生素C或 α-次亞麻油酸（ALA）要避免使用，依照其抗氧化程度，反而會幫助穀胱甘肽中和癌細胞內的多餘毒素，這樣癌細胞會死不了。我曾經有一段時間，以為我可以口服「腸道最大耐受量」的維生素C，這其實有危險。我們不可能透過口服的方式，把血液的維生素C濃度增至促氧化的程度，除非你大量服用脂質體維生素C[18]。

如果你選擇服用脂質體維生素C，必須是抗壞血的形式，一次不少於五克（為了保險起見，可能要再多一點），才足以製造 H_2O_2。這是重點喔！現在還有很多人在提倡「腸道最大耐受度」的維生素C，但是並無法達到促氧化的程度，反而會幫助癌細胞存活，幫助癌細胞增生。

至於靜脈注射維生素C，**劑量通常介於二十五克至七十五克，端視腫瘤大小和病患體型而定，每週注射三次，甚至連續數週每日注射**。這會提高血液中的維生素含量，直接在腫瘤周圍的結締組織製造 H_2O_2，把抗氧化環境轉為促氧化環境，正因為如此，注射高劑量維生素C對於固體腫瘤特別有效，但對於血液型或淋巴型癌症就沒那麼顯著。但最近研究顯示，對於血液型或淋巴型癌症也有效，大概是矯正癌症的異常代謝機制，亦即有氧糖解作用。

雖然我在化療期間，認真考慮過同時注射高劑量維生素C，但我怕自己撐不過去，現在回頭看，鑑於愛荷華大學最新研究，我倒希望自己有注射維生素C，然後搭配低劑量鐘擺化療（亦即有固定的間隔時間）[19]。

面對外界的扭曲和誤解,整全替代療法醫師只有冷眼旁觀,畢竟整全醫學早就知道高劑量維生素 C 有效,數十年來都用它治療癌症,親眼見證其療效,只可惜有些整全醫師搞錯了,同時也用了穀胱甘肽,這種最強大的抗氧化劑會抵消療效,中和了高劑量維生素 C 的促氧化作用,結果惡性癌細胞還是死不了,反而正常細胞凋亡,以致癌症病患的病情惡化。

不容忽視的替代療法

現代醫師要採用更便宜的天然替代療法,絕對會面臨懷疑、不信任和詆毀,這是輔助療法反覆遇到的難題,所以要在醫療體制中跳出框框,必須有一個勇敢的靈魂,充分研究大家所質疑的療法,堅持主張這是有效的。

最近有一份小規模試驗,九位胰臟癌病患連續兩週注射高劑量抗壞血維生素 C,劑量介於十五克至一百二十五克之間,確實有一些療效[20]。另一份卵巢癌研究[21]證實,高劑量維生素 C 搭配化療,可以延長存活壽命和降低化療毒性,這份研究的執行者馬克‧列文(Mark Levine)認為,先前誤用口服維生素 C 做試驗,「把大家誤導得很嚴重」。

少數醫師不怕同事的嘲笑和譏諷,勇敢向馬克‧列文表達敬意,只不過 QuackWatch.com(警惕醫騙子)之類的網站,透過公開的批評和羞辱,嚇阻醫師採用任何創新療法。多虧列文的勇氣,以及其他人願意追隨他,高劑量維生素 C 注射法才可能東山再起,而不只是傳說中的奇蹟藥物,反之可以跟其他療法並用[22]。

我希望一做完化療就開始注射高劑量維生素 C,於是我休息一個星期後,隨即搭火車去萊斯特郡,諮詢派翠克‧金斯利(Patrick Kingsley)博士。我請腫瘤科醫師保留我的周邊置入中心靜脈導管(PICC),這是一小條通過手臂靜脈直達胸腔的導管,方便我做化療,也適合我注射高劑量維生素 C。

當我抵達金斯利博士的住處(他在家開診所),我終於明白大家為什麼要遠道而來看診,他是一個令人放心的醫師,讓我馬上放下心中的大石頭。

第一次看診時,朋友凱西主動陪我去。我坐在金斯利醫師的診療間,突

然哭得無法自已,沒想到眼淚就這樣滑落臉頰,我知道這是一種情緒釋放,終於有這麼棒的醫師願意幫我執行這些療法,讓我重新看到希望。這些醫師會自己思考和做研究,而非盲目的追隨大藥廠、英國醫師總會和英國國家健康照顧卓越研究院的規定。

凱西是我得力的支持,但看到我哭成淚人兒,還是有一點吃驚,畢竟我搭火車去萊斯特郡的路上一直談笑風生。金斯利博士並不阻止我哭,反之他讓我盡情的哭,還遞給我面紙,也不叫我正向思考。

「如果你體內還有癌細胞,我們必須防止它生長,然後摧毀它,把所有癌症的餘黨剿滅。唯有做完這些事情,你才會回歸真正健康的狀態,高劑量維生素 C 會有幫助。」

金斯利博士並沒有給我任何保證,只說他看過一些成功案例。我想盡快開始做治療,突擊我體內殘餘的腫瘤細胞。最初只是幾個小傢伙播種,最後卻有無數腫瘤細胞聚集成筆尖的大小,我好想趕快開始治療,再拖下去就沒時間了,現在努力,未來得利。

我放鬆坐在他候診室舒適的扶手椅,一邊閱讀論文,一邊等待維生素 C 注射到我體內。那裡完全不像診所,沒有醫院的消毒水味,金斯利醫師也不會像哈默斯·密斯醫院大喊:「你是病人,你病了!」

我本來有點擔心會有什麼感覺,聽其他病人說,偶爾會有刺痛感,但我是用 PICC 注射,一點感覺也沒有。

每次注射完高劑量維生素 C,金斯利醫師還會讓我做紫外線照血法(UBI),殺死細菌和病毒。子宮頸癌(以及頭頸部癌症)都跟人類乳突病毒(HPV)有關,所以我覺得有道理[23]。微生物叢基因體(microbiome,亦即腫瘤周圍的細菌、黴菌、寄生蟲)有所改變,可能是致癌原因,所以目前研究重點開始轉向腫瘤微環境和癌細胞周邊。

紫外線照血法從我的手臂抽出大量血液,流經紫外線燈。這項簡單有效的療法(稱為諾特氏法,Knott Technique),從一九四〇年代就經常使用,成功治療小兒麻痺和其他病毒。隨著疫苗大規模接種,諾特氏法逐漸沒落和消失,除了一些整全療法醫師仍在使用,例如美國堪薩斯州萊爾頓診所

（Riordan Clinic）還在遵循古法，但大多數人都沒聽說過，有些診所是提供現代版的諾特氏法[24]。

紫外線照血法的魔力，一是在於天然抗生素，二是刺激免疫反應，加上紫外線也會殺死病原體。無論自來水、水療或游泳池，都是這樣消毒的。你心裡可能會有疑問，這沒有照射全身的血液，而只有體內一部分血液，怎麼可能會有效果呢？

我們人體和游泳池之間的差異，在於人體有免疫系統（好啦，這不是唯一的差異），如果免疫力正常發揮，確實會充分清除感染源，只可惜癌症會壓制免疫大軍，這時候透過紫外線照血法，會觸發類似打疫苗的反應，讓免疫系統恢復正常。每當有病原體死亡，就會在血液中分解，這些殘餘物會被免疫系統發現，進而變成抗原，刺激白血球發動更有效的攻擊，直搗癌症的黃龍，哪怕是病原體也好，病毒或細菌也好。

每次只照射一點點血液，但似乎有療效。這種療法便宜、簡單又有效，可望取代新興的樹突狀細胞癌症疫苗（dendritic vaccines），來刺激癌症病人的免疫反應。紫外線照血法搭配樹突狀細胞癌症疫苗，說不定療效會更好？紫外線照血法經證實，會改善全身反應及癌細胞周圍的異常微環境[25][26]。

治癌與抗癌不同

這聽起來有違直覺，但是當你罹患癌症，你會希望（其實是需要）一些自由基來殺死癌細胞。依照正統醫學，不外乎是用化療和游離輻射來製造自由基，殺死癌細胞，高劑量維生素 C 注射也是同樣的原理。每一種療法都是在產生大量自由基，迫使癌細胞自我毀滅。沒錯，就是自由基！大家都說自由基不好，要盡可能避開，以免加速老化和傷害人體（我還擔心過量的葡萄糖和胰島素）。我們應該不惜一切的避開自由基吧？

錯了！如果要擺脫癌細胞，千萬別逃避自由基。腫瘤會透過氨中和作用（因為癌細胞有異常代謝機制），製造更多強大抗氧化劑穀胱甘肽，以免自身受到氧化和血中氨的傷害，這就是癌細胞長生不死的妙招，讓自己逃過正

常細胞凋亡。由此可見，我們千萬要避開穀胱甘肽，尤其是在殺死癌細胞的階段。

當身體湧入過量自由基，癌細胞的防禦系統會崩潰，一旦傷亡過於慘重，粒線體會啟動劊子手，讓癌細胞步入正常凋亡。化療和放療也是在製造自由基，只是方法錯了，反而會損害體內健康細胞。事實上，注射高劑量維生素C就可以有效複製這種自由基效應，比化療或放療更有效打擊癌細胞，只可惜大家都不知道。

自由基（活性氧化物）的化學成分，其實是不穩定的氧分子。活性氧化物（ROS）則為高反應含氧分子，例如過氧化氫和超氧化物，通常會在一般細胞代謝機制少量製造。大約從一百年前，大家就知道氧氣特別會殺死腫瘤細胞。癌細胞為了避免在細胞代謝機制下製造太多氧氣，於是運用發酵作用來生能，亦即無氧作用。這種另類的能源路徑（稱為瓦爾堡效應）會抑制活性氧化物，確保腫瘤存活下來。每當有正常細胞受傷（例如在粒線體裡面），體內ROS會突然增加，這是在號召白血球出面解決問題，不管是要修復或摧毀缺陷細胞。化療、放療和注射高劑量維生素C[27]，無非在製造過量的ROS，也就是自由基不穩定的狀態，如此一來，腫瘤細胞便無法以穀胱甘肽中和自由基帶來的傷害，註定只有毀滅一途。

如果你還想不通，現在聽我總結：ROS（氧自由基）是好東西，可以殺掉癌細胞；穀胱甘肽（抗氧化劑）是壞東西，會維持癌細胞的性命。然而，如果你是健康的人，情況就剛好相反，ROS反而對你有害，穀胱甘肽對你有益。所以很多人都搞混了，以為對防癌有益的東西，就一定對抗癌有益，可是這兩種身體狀況截然不同。坊間有很多癌症組織立意良善，卻不明白這個根本道理，於是盲目推薦抗癌病患服用N-乙醯半胱氨酸（N-acetylcysteine，NAC），這可是穀胱甘肽的先驅物啊！

N-乙醯半胱氨酸（NAC）、低劑量口服維生素C（抗氧化劑量）和維生素E、輔酶Q10，都會再造強大抗氧化劑——穀胱甘肽，所以在化療期間絕對不要服用。NAC是乳清蛋白和大骨湯的成分，雖然大骨湯會療癒腸道，但是要挑對時機喝，以免抵銷做治療的效果。我個人認為，如果要在化療期間

療癒腸道，最好是一起服用麩醯氨酸和葡萄糖胺。然而，有時候要衝高白血球，排出體內有毒金屬（NAC 也很管用），或者排出化療毒素，仍要徵詢一下意見，短時間服用 NAC 可能有益，這部分仍有爭議，分成兩方陣營，如果你有疑慮就別吃了。

至於該不該在化療期間服用麩醯氨酸，輔助療法和其他療法的意見不一。麩醯氨酸似乎會製造穀胱甘肽，但前提是要有半胱胺酸，所以最好降低半胱胺酸的攝取量，而非降低麩醯氨酸的攝取量。雖然麩醯氨酸有可能成為癌細胞的燃料，但也是身體自我防禦的必要元素，可以療癒腸道，維持腸壁健康，也是免疫系統正常運作的關鍵，這可是人體內最大宗的氨基酸。

癌細胞貪得無厭，從體內各處掠奪麩醯氨酸，如果你再不從飲食自行補充，絕對是化療期間的一大失策。當你發現自己快變成皮包骨了，這就表示身體急需麩醯氨酸，最好透過間接的路徑，阻止癌細胞取用麩醯氨酸，例如從麩醯氨酸酶（glutaminase）和酮戊二酸脫氫酶（ketoglutarate dehydrogenase）等酵素下手，以免這些酵素把麩醯氨酸分解成癌細胞可用的燃料。你的癌細胞需要麩醯氨酸，你的身體也需要 28。癌症會從各個身體組織掠奪麩醯氨酸，所以重點不在於拒吃或另外補充。唯有降低半胱胺酸的攝取量，以免製造抗氧化劑麩胱甘肽，才是弱化癌細胞的主要策略。

我仔細研究糖尿病療法，結果發現全身的胰島素越多，類胰島素生長因子（IGF-1）會越多，進而提高半胱胺酸和其他氨基酸，這會連帶拉抬麩胱甘肽，讓癌細胞有能力中和 ROS，永垂不朽[29]。這就是為什麼糖尿病患罹癌的機率較高，也難以治癒。

氧氣會攻擊和殺死癌細胞，這是眾所皆知的事情，研究人員也確實用氧氣成功摧毀癌細胞。一般細胞是喜歡氧氣的，懂得應付有氧環境，但腫瘤幹細胞沒這個能力，只會在無氧的條件下代謝能量，就像數億年前地球還沒有氧氣時的原始單細胞生物。一旦體內的麩胱甘肽變少，氧化物質增加，腫瘤幹細胞就會越脆弱，越容易被摧毀（透過級聯反應）。我在多年後找到更棒的營養品組合，能更有效觸發癌細胞凋亡作用。

為了幫身體注入氧氣，大多數癌症病患馬上會想到高壓氧治療（hyperbaric oxygen therapy，HBOT），這原本是在預防潛水伕病，現在卻是多發性硬化症患者在使用。此外，癌症病患還會想到臭氧或二甲基亞碸（Dimethyl sulfoxide, DMSO），但不妨考慮注射高劑量維生素 C，可以跟化療並行殺死癌細胞。

高劑量化療會破壞腸道，這是無庸置疑的，很多病患都深受其擾，再也無法正常進食。我很確定我的腸道也受傷了，但因為我堅持降低劑量，希望情況會好一些，我有信心可以修復腸道。

輔助藥物的幫助

我現在腦子裡塞滿一堆資訊，對於「化療腦」來說，有點招架不住，學習量和吸收量都好大。醫師永遠也不會明白，無論他們開了什麼藥，絕對不可能戰勝癌症。我在化療期間找不到適合服用的輔助藥物，我擔心傷胃，決定不吃阿斯匹靈，改吃碧蘿芷（pycnogenol），雖然碧蘿芷是天然的，但不一定可以取代阿斯匹靈。我為了消炎嘗試薑黃素，但經常會反胃，只好改吃魚油來緩解消炎症狀。

等到我做完化療，我發現另一種魚油，稱為<u>鯊魚肝油，不僅有 Omega-3 成分，可以把發炎症狀控制下來，也富含其他有益物質</u>。鯊魚很少罹癌，但仍有發現少數固態瘤，可是從未罹患血液型癌症。北歐腫瘤科醫師亞絲特莉·布羅胡爾特（Astrid Brohult），起初發現牛骨髓對於白血病孩童（血癌）有益，從而開始研究鯊魚油。牛骨髓有烷基甘油（Alkylglycerol，AKG）的成分，所以會刺激免疫系統。

後來布羅胡爾特醫師發現，<u>鯊魚肝油的烷基甘油成分超高</u>，人類自己的骨髓和脾臟也有烷基甘油（極為少量），可以幫忙製造白血球和紅血球。人類的母乳也有這種成分（含量是牛乳的十倍），據稱對於嬰兒的免疫系統貢獻良多。

布羅胡爾特醫師發現，<u>鯊魚肝油會防止癌症擴散和輻射病。有一份研究顯示，子宮頸癌患者在放療前、中、後服用鯊魚肝油，可以把輻射傷害降低</u>

一半[30]。若要緩解放療的副作用，包括血小板和白血球減少，布羅胡爾特醫師建議服三百毫克至二千六百毫克劑量的鯊魚肝油。

一九九二年威廉‧藍恩（William Lane）出版了《鯊魚從不得癌症》，把鯊魚軟骨素譽為神祕物質，大家從此誤以為鯊魚強大的抗癌能力是來自軟骨素。後來醫療界一再做實驗，卻發現鯊魚軟骨素並沒有直接抗癌效果，頓時把鯊魚抗癌批評得一無是處，凡是跟「鯊魚」有關的抗癌法都跟著遭殃，最後爆出威廉‧藍恩的兒子在販售軟骨素產品，更是引發民眾不滿。

<u>鯊魚肝油內含四大抗癌物質：角鯊烯（Squalene）、Omega-3、烷基甘油（AKG）和鯊胺。</u>

<u>鯊胺，對於甲羥戊酸途徑（Mevalonate pathway）有部分抑制性反饋迴圈。甲羥戊酸途徑是癌細胞的生長路徑</u>，我之後才知道，癌細胞會藉此製造汀類藥物所阻斷的膽固醇（汀類藥物對血液型癌症特別有效）。

鯊魚肝油的烷基甘油成分，可以刺激免疫力，<u>一來降低放療副作用，幫忙製造所有造血元素（造血作用），二來降低化療副作用，增加白血球和血小板</u>[31]。有人說，連續服用鯊魚肝油幾個月，血液可能會「太濃稠」，大多數癌症病人接受傳統療法，都有血球嚴重不足的問題，我個人就是，真希望早一點發現鯊魚肝油。

烷基甘油（AKG）除了會提升免疫力，還有其他重要功能。AKG 會降低一個關鍵的生長因子，稱為纖維母細胞生長因子（Fibroblast Growth Factor）[32]，以免促進血管新生。鯊胺的成分可以抗病毒，令研究圈大為振奮。鯊魚的免疫系統很簡單，竟有驚人的抗感染能力。<u>病毒跟很多癌症都有輔因子關係，鯊胺並非直接對抗病毒，而是「踢掉」黏著在血管內側的蛋白質，讓血液和肝臟具備抗感染能力，否則蛋白質會淪為病毒的糧食，而只要病毒缺乏糧食，就會餓死</u>[33]。

橄欖油和莧菜籽油也有少量鯊胺成分，橄欖油的鯊胺含量為百分之零點七，莧菜籽油則為百分之六至百分之八，反觀鯊魚肝油高達百分之四十，當然植物油比較環保（我很慚愧我吃了鯊魚肝油，但我當時只知道這個選擇）。<u>初榨橄欖油的抗癌效果，正是源自鯊胺的成分</u>，而不是大家常說的油酸。我

的食物大量使用橄欖油，我到現在仍會每天早上喝一些橄欖油，外加消炎效果的鱈魚肝油，富含 Omega-3 DHA 和 EPA。魚肝油也是攝取維生素 A 和 D 的天然平衡來源，可謂 PPAR-γ 路徑的增效劑。

我衷心希望現在有更環保的烷基甘油（AKG），不用再傷害雄偉的海洋生物。如果你決定服用鯊魚肝油，跟我一樣大約服用三個月，就足以維持你免疫系統的長期健康。

我贏了嗎？我不是很確定，但一般抽血檢查出來，我的狀態確實滿好的，都有在「正常」範圍，我只好盲目的相信，我走在正確道路上。

飲食最難維持了，雖然我不再吃甜食，但難保我會永遠平安。我難道要這樣焦慮一輩子嗎？每次吃東西之前，都要仔細確認，再也別想出門放縱自己小酌幾杯。我難道不能活得輕鬆一點嗎？

重點整理

- 高劑量維生素 C 能降低透明質酸酶，而透明質酸酶是會導致細胞外基質軟化的酵素，進而讓細胞移動開來，助長癌症擴散。
- 利用自由基（統稱「活性氧分子」）來殺死癌細胞，是靜脈注射高劑量維生素 C 的原理。因為高劑量維生素 C 所產生的 H2O2，會把氧分子釋放到腫瘤微環境，以致癌細胞周圍的自由基過量，但由於癌細胞缺乏過氧化氫酶，無力中和自由基，就會死亡。
- 對癌症病患來說，ROS（氧自由基）是好東西，可以殺掉癌細胞；穀胱甘肽（抗氧化劑）是壞東西，會維持癌細胞的性命。然而，如果你是健康的人，情況就剛好相反，ROS 反而對你有害，穀胱甘肽對你有益。
- 癌細胞需要麩醯氨酸，身體也需要。癌症會從各個身體組織掠奪麩醯氨酸，所以重點不在於拒吃或另外補充。唯有降低半胱胺酸的攝取量，以免製造抗氧化劑麩胱甘肽，才是弱化癌細胞的主要策略。
- 鯊魚肝油內含四大抗癌物質：角鯊烯、Omega-3、烷基甘油和鯊胺。可以防止癌症擴散和輻射病。

> ・鯊胺會「踢掉」黏著在血管內側的蛋白質，讓血液和肝臟具備抗感染能力，而初榨橄欖油的抗癌效果，正是源自鯊胺的成分。。

17 只可惜，鮑林仍名列 QuackWatch.com（警惕醫騙子）的名單之列，這個網站其實受到藥廠的洗腦頗深。鮑林的恥辱仍未洗刷乾淨，大家依然認為維生素 C 沒用。
18 所謂的「脂質體」配方，意味著脂類包裹著維生素 C 分子，讓維生素 C 得以通過消化道的小腸，直接被血液吸收。
19 https://now.uiowa.edu/2017/01/why-high-dose-vitamin-c-kills-cancer-cells
20 Cieslak JA, Cullen JJ. Treatment of Pancreatic Cancer with Pharmacological Ascorbate. ***Current pharmaceutical biotechnology***. 2015;16（9）: 759-770.
21 Levine M et al Ascorbate in pharmacologic concentrations selectively generates ascorbate radical and hydrogen peroxide in extracellular fluid in vivo Proceedings of the National Academy of Sciences May 2007, 104（21）8749-8754
22 曼徹斯特索爾福德大學（University of Salford）的麥克爾利桑蒂教授（Michael Lisanti）研究四環黴素（doxycycline）、高劑量維生素 C 和小檗鹼的效果，成效顯著。De Francesco EM, Bonuccelli G, Maggiolini M, Sotgia F, Lisanti MP. Vitamin C and Doxycycline: A synthetic lethal combination therapy targeting metabolic flexibility in cancer stem cells（CSCs）. ***Oncotarget***. 2017;8（40）: 67269-67286. doi: 10.18632/ oncotarget.18428.
23 現在科學家發現至少有七種癌症會產生病毒，我猜想未來會發現更多。此外，腫瘤微環境本來就充斥病原體，包括寄生蟲、細菌、原蟲和黴菌。
24 參見更多線上資源，www.howtostarvecancer.com。
25 超級細菌的影響鋪天蓋地，但面對這個迫在眉睫的危機，我們目前尚未找到解藥，不妨試試看紫外線照血法，簡單又便宜。這裡引用萊爾頓診官網介紹，「紫外線照血法是針對全身感染源的二次殺菌，每次只要取用三十五ＣＣ血液照射紫外線，即有全身殺菌的效果。」
26 現在要對付抗藥性細菌（例如 MRSA 或梭狀芽孢桿菌），都是利用糞便微生物移植法（沒錯，就是糞便移植，拉完別急著沖掉喔），MRSA 害死的人命已經超過愛滋病，現在結核病也有抗藥菌株，兩者都在快速攻城掠地，未來緊急門診都可能提供紫外線照血服務，無須特別預約，方便民眾每隔半年消毒一次！光憑紫外線照血法，有沒有可能對抗超級病毒呢？再不然，紫外線照血法能不能作為抗生素和 菌移植（FMT）的輔助療法呢？噬菌體療法（Phage therapy，以病毒殺死細菌）也是另一種選項，亦即培養特殊的噬菌體，來對抗特定的感染，已在俄羅斯施行數十年。
27 口服低劑量維生素 C 和 E，有助於再造穀胱甘肽，所以無法殺死癌細胞，反而會有反效果，讓惡性癌細胞永垂不朽。

28 麩醯氨酸治療腸漏症的效果很好,也可以增加白血球,尤其是自然殺手細胞。麩醯氨酸也會維持腸道的免疫組織培氏斑塊(Peyer's patch)。我個人是麩醯氨酸和精胺酸一起吃,除非精胺酸會助長你的癌症,否則這兩樣東西對於抗癌不可或缺。

29 我之後才明白為什麼將血糖藥二甲雙胍(metformin)對治癌有益,因為會降低 IGF-1,進而壓低半胱胺酸,體內的穀胱甘肽自然會減少。

30 Iannitti T, Palmieri B. An Update on the Therapeutic Role of Alkylglycerols. *Marine Drugs*. 2010;8(8):2267-2300. doi: 10.3390/md8082267.

31 Mitre, R., Etienne, M., Martinais, S., Salmon, H., Allaume, P., Legrand, P., & Legrand, A. (2005). Humoral defence improvement and haematopoiesis stimulation in sows and offspring by oral supply of shark-liver oil to mothers during gestation and lactation. British Journal of Nutrition, 94(5), 753-762.

32 *-O-Alkylglycerols reduce the stimulating effects of bFGF on endothelial cell proliferation in vitro. Pédrono*, Frédérique et al. Cancer Letters, Volume 251, Issue 2, 317-32

33 33 Michael Zasloff, A. Paige Adams, Bernard Beckerman, Ann Campbell, Ziying Han, Erik Luijten, Isaura Meza, Justin Julander, Abhijit Mishra, Wei Qu, John M. Taylor, Scott C. Weaver, Gerard C. L. Wong. *Squalamine as a broad-spectrum systemic antiviral agent with therapeutic potential. Proceedings of the National Academy of Sciences*, 2011; DOI: 10.1073/pnas.1108558108

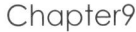

Chapter9
奇蹟般活了下來

　　每個月我都會確認血液腫瘤標誌。我是物理治療師，一直被教導末期癌症必死無疑，癌症絕對會復發。

　　我拚命防堵負面思考，我拒絕相信。我很清楚，如果不希望癌症復發，關鍵在於餓死癌細胞，阻止癌症生長。這並不容易，我要堅持抗癌飲食，還好我讓自己適應，很快就發現我以前吃的垃圾食物，現在絲毫不令我留戀。好啦，星期天早晨看別人吃著培根三明治，我還是會好想咬一口。

　　我的血液腫瘤標誌仍在正常範圍，但我越來越相信自己的能力。當我不再自我懷疑，我便開始相信我正在進步。我全心投入保養品事業，這是我在癌症復發前創立的，我很高興有事情轉移我的注意力，讓我不用把心思放在可怕的門診，焦急等待檢驗結果，盯著醫療人員悲傷遺憾的神情。我都看得出他們在想什麼，這些人學的是同一套東西，「第四期末期，不知道她還能活多久？」

　　我去醫院的時候，必須不斷設下屏障，阻隔我檯面下暗潮洶湧的負向念頭。醫療人員不經意的言語仍會影響我的心情，只要有一點悲觀主義，都可能衝擊我的內在平衡。

　　「我有在進步，真是令人開心。」我跟量血壓的護理師說，「希望我會順利遠離癌症。」

　　「就算復發了，我相信會有很多新的療法。」

　　「你是說我會復發？」我這樣回她，沒想到她會如此缺乏同理心。我絕

對比她更清楚如何控制我的癌症,她怎麼敢斷定我會復發?這反而加強我抗癌的決心。

我在家忙著開業務會議,設計保養品新配方,規劃新的瓶子、管子和禮物盒,從世界各地尋找原料來源。我很期待推出新的產品系列,這種亂中有序的感覺,剛好可以平衡我井然有序的療程。

我的座右銘

如果要我說說這些年,我覺得我一個人做好多事,但我每天總是會撥出二十分鐘冥想,就在我早晨吞完營養品之後做,我吃完午餐也會抽空騎腳踏車或到公園快走。這絕對會提升免疫力,讓血液充滿氧氣,讓身體充分吸收食物釋放的葡萄糖。

「餓死癌細胞」這句話,變成我的座右銘。我每天在街上或公園快走時,每一步都在收緊臀部,大喊餓死癌細胞,真希望大家不會注意到我奇怪的步伐啊!我偶爾會停在長椅旁邊做深蹲,確保我身體最大的肌肉臀大肌有好好活動,任何人都知道臀大肌和股四頭肌很值得訓練。肌肉占我們身體質量四成之多,絕對是幫忙吸收葡萄糖的主力。運動也會提升胰島素的敏感度,幫助胰島素吸收和運用葡萄糖。

即便我有新事業要忙,我仍持續學習和吸收癌症新知,試圖制定新的抗癌策略。如果不幸的,我做了這些努力,癌症還是捲土重來,我需要有一套應急計畫。我持續添購癌症倖存者的故事,購買一堆替代療法書籍,還收藏其他的書本和期刊,我們家的癌症圖書館已經有好幾櫃了。

我相信,這世上還有我沒發現的「殺手鐧」。綠茶內含強大的表沒食子兒茶素沒食子酸酯(EGCG),絕對是一大殺手鐧,只可惜 EGCG 的半衰期很短,我只好從早到晚不間斷的喝,有時候甚至喝到十杯之多!其他自然物質也是殺手鐧,薑黃素主打發炎路徑、大豆異黃酮、水飛薊素(乳薊)、檞皮素和白藜蘆醇似乎都會阻止癌症生長和擴散,全部成為我每日雞尾酒療法的一部分。<u>我每天早上還會喝一杯甜菜根、芹菜、胡蘿蔔和蘋果打的蔬菜</u>

汁。我還不清楚這些營養品會如何餓死癌症，但是研究報告告訴我，這些營養品會殺死癌細胞和阻斷血管新生，所以我每一餐都會服用。

至於飲食，似乎沒有「一體適用」的方法，每一位輔助療法醫師都有各自的治療風格，但幾乎都是在整頓維生素和礦物質不足的問題（例如鎂，以及維生素 A、B、D、K），或者補充營養品來加強療效，最重要的是，他們都堅決反對吃糖。

打蔬菜汁、做運動、自己在家做菜、尋找健康食品、探索新療法、做研究、冥想、去醫院看診、拚事業，都會耗費我的時間。我不太可能把這種生活方式建議給癌症末期病患，實在太累人了。<u>每天晚上，我會讓自己泡個天然香氛浴，點蠟燭、放音樂，讓自己放鬆半小時，暫時擺脫白天的喧嚷，這是很重要的</u>。我需要有一個屬於自己的庇護所，安靜的想事情，也不一定是想事情，反正就是我夜晚的避風港。

我最後整理一套心靈 SPA 音樂，建立我每日的放鬆儀式，結合了反射療法、正向肯定和意念形象法，專為我自己量身打造。後來我還推出一項新產品，把這片 CD 連同香氛蠟燭、富含礦物質的沐浴鹽和沐浴枕一起販售，甚至登上年度最佳禮物排行榜。

沐浴是思考人生、事業、癌症和難題的好時機，每當我平撫自己翻騰的思緒，我才會認真思考癌症的進展，試著從宏觀的角度來看待一切。雖然身體偵測不到癌細胞，但我不可以鬆懈，畢竟癌症隨時會反撲，就像那位護理師說的「就算復發了」，這句話一直在我腦海揮之不去。狡詐的癌細胞曾經像寄生蟲一樣，偷走我身體的養分、血液和免疫力，反過來對付我，我要如何以智取勝呢？

強大的癌細胞？

除非糧食沒了或宿主死亡，否則寄生蟲會好好活著，並且毫無限制的繁衍下去，而癌症會選擇後者，一直折磨到宿主死亡為止。我要如何餓死癌細胞，卻不餓死自己呢？乍看之下，癌細胞似乎很強大，能夠抗拒劇毒療法，

就在病人以為自己占上風的時候，癌細胞就迅雷不及掩耳，來個基因突變。真是狡詐的小野獸啊！

可是，癌細胞真的如此強大嗎？還是說，癌細胞只是哪裡有路就往哪鑽呢？癌細胞到底有哪些後路？我有沒有可能堵住它每一條路？除了類胰島素生長因子（IGF-1）、有氧糖解作用和瓦爾堡效應，還有其他的嗎？如果只有這樣，應該不會這麼難治啊？我一定還要阻斷其他代謝路徑。

現在癌症研究越來越細微，科學家紛紛探討更微小的癌症基因體，結果發現基因體療法根本無效，於是把重心轉向免疫系統。癌症病人的免疫系統到底出了什麼問題，為什麼會讓癌症蓬勃生長呢？到底是免疫系統先出問題，還是先得癌症呢？免疫系統出問題，是不是因為代謝機制改變和身體發炎呢？如果是這樣的話，除非關閉有問題的代謝機制，並且消除身體發炎症狀，否則免疫療法也是徒勞無功吧？此外，癌症是怎麼發生的？研究圈和正統醫學是不是見樹不見林呢？

我靜靜思考癌細胞跟一般細胞的差異。癌細胞經過基因改造，可以無限制進行細胞分裂，形成兩個「子」細胞，所以耗費大量的養分。**基本上，細胞由各種蛋白質（酶、胞器、核酸等）組成，被脂肪球膜包裹住。每個癌細胞不僅需要脂肪來新生細胞膜，也需要蛋白質來建構細胞內部組織，這就像蓋房子一樣，你需要人力（能量）以及磚頭和砂漿。同理可證，癌症主要從葡萄糖獲得能量，但也需要脂肪和蛋白質來建構細胞組織。**

無論是何種類型的癌症，胰臟癌、淋巴癌或乳癌，基本上都是這個流程，**所以絕對要斷絕癌細胞所需的脂肪和蛋白質，另外還要阻斷癌細胞分裂所需的葡萄糖。**飢餓式節食會有效嗎？我們想一想有癌症惡病體質的病人，就算身體日益虛弱，癌症卻依然蓬勃生長，從身體其他部位竊取養分。這樣看來，癌症是全身性的問題，而非僅限於特定部位，所以會影響整個人。

我從每一位醫師提供的資訊，以及我自己找到的期刊收集資料，持續修正我自己的飲食法。如果要我描述，我會說我結合了**低升糖、低發炎、高纖、海鮮素、「原始人」飲食法（但是低飽和脂肪），亦即舊石器時代飲食法。**我不吃馬鈴薯、茄子、番茄、大黃、草莓和所有柑橘類。葡萄柚是最糟

的食物，對我來說太酸了，太容易促發炎。我不吃乳製品，只吃一點帕瑪森乾酪犒賞自己，偶爾再來點生物活性優格。我只在乎身體能否消化、升糖指數和身體反應，如果我吃完會脹氣，因而觸發腸道發炎反應，我就必須不惜一切拒吃。

我不會再像以前一樣，吃食物來撫慰心情。現在我每天行程滿檔，仍堅持自己做飯，每一餐都盡量簡單，中餐只吃簡單的沙拉，加一點短糙米，灑上橄欖油。我也不知道該不該做得如此徹底，我也真的無從確認，但每當我想起統計數據，我就覺得別無選擇，我不可能再回到罹癌前的飲食習慣了。

如果癌細胞需要脂肪和蛋白質來繁衍後代，以及需要葡萄糖來供應能量，那麼餓死癌細胞就要動一點腦筋了。我必須斷絕三大食物來源，剛好都是我飲食的「大宗」，包括脂肪、碳水化合物和蛋白質，但我會不會反而餓死我自己？這看起來不適合長期抗戰啊！我在想，什麼是癌症不喜歡的食物，可以讓我安心的吃呢？

該怎麼吃？

降低食量是我的首要之務。早在一九一四年，裴頓・勞斯（Peyton Rous）就主張限制熱量對抗癌有益[34]，他也發現病毒可能會觸發癌症。他研究癌症的病毒成因，一直到後來才受到外界關注，最後在一九六六年獲得諾貝爾獎。另一個鮮為人知的是他限制老鼠飲食，結果發現可以對抗很多癌症。一九四〇年大家總算注意到降低食量的好處[35]，只可惜化療也在同一時間發明出來了，加上大家忙著拼湊其他「神奇新藥」，這股熱潮並沒有持續多久，一般人總以為新藥才是神奇子彈。

就算沒這份研究，我也覺得要降低食量。我讓自己越吃越少，但光是這樣，似乎還是無法起關鍵作用，一舉削弱癌細胞的力量，讓免疫系統再度占上風。

少吃蛋白質比較容易做到，但如果改吃豆莢或扁豆，會不會更健康一點呢？我自己也不確定[36]。

我為了少吃脂肪和簡單碳水化合物，意外發現幾種營養品。武靴葉（Gymnema sylvestre）是印度阿育吠陀的草藥，在糖尿病患身上測試（包括第一型和第二型糖尿病），確實會降低體內的葡萄糖，但似乎會提高體內的胰島素，這可能會有風險，但說不定是在提升胰島素的效率？

我至今仍繼續服用冬青葉十大功勞，其主成分為小檗鹼，並沒有任何文獻提到其抗癌效果。

沒有人用小檗鹼抗癌，說不定是我搞錯了，小檗鹼可能沒有我想的那麼好吧？二〇〇二年我決定改吃武靴葉，我壓根忘了一九九九年《草藥期刊》有一篇文章探討十大功勞，強調其抗腫瘤、抗菌、抗發炎和降血糖的功效，沒辦法，太多資訊了。我現在回頭看，總覺得我做了錯誤決定，要是我把小檗鹼和武靴葉一起吃，說不定效果會更好。

至於從印度植物藤黃果（Garcinia Cambogia）萃取而來的羥基檸檬酸（hydroxycitrate），可以修正和降低體內脂肪，後來證明我的直覺沒錯，果然**羥基檸檬酸會阻斷 ATP- 檸檬酸裂解酶（ATP citrate lyase），以免把癌細胞生產過量的丙酮酸鹽（pyruvate）轉為脂肪酸，促進新細胞膜增生**[37]。可是，癌細胞會不會轉而利用糖解路徑，或者其他脂肪驅動的代謝路徑呢？癌症研究並沒有探討過武靴葉和羥基檸檬酸，兩者向來都跟糖尿病和減重有關，但我仍堅持納入我的餓死癌細胞療法，凡是會斷絕癌細胞的燃料來源，我都覺得有必要服用。

防堵的飲食策略

癌細胞還有多少異常代謝路徑呢？我的防堵夠不夠全面呢？

鉻補充劑（Chromium Picolinate）經證實會提升胰島素的敏感度，改善血糖控制，說不定會提升武靴葉的功效，並且降低體內胰島素。武靴葉和鉻補充劑一起吃，搞不好會有協同效果。果真，二〇〇九年我看到理查·納哈斯（Richard Nahas）的研究，**武靴葉和鉻補充劑都可以有效控制血糖**[38]。

維生素 B_3 又稱菸鹼素，其實是 NAD 輔酶的先驅物，也有減脂效果，對

於胰島素也有助益，但確切機制仍不太清楚。NAD 的功用很廣，不僅會分解脂肪，也會分解和儲存碳水化合物、蛋白質和醇類，以及修復細胞信號傳遞和 DNA。NAD 對於化療後調養也有幫助，這時候身體剛好要重建細胞，維持正常的粒線體功能。我的整全醫療醫師佳利寶博士，就開了不會熱潮紅的 NAD 給我服用[39]。

高熱量飲食恐提高癌症的惡性程度，並且降低癌症患者的生存率，所以就別吃太多的糖、脂肪和蛋白質嗎？Omega-6 油脂顯然會刺激癌症生長，像我完全不吃葵花油和其他加工蔬菜油，以免發炎情況惡化，反之地中海飲食引發癌症的機率低得多，橄欖油大概是「安全」用油，雖然含有 Omega-6，但富含 Omega-9 可以中和 Omega-6。我也少吃奶油，就算奶油富含維生素 A、D、K 和所謂的共軛亞油酸（CLA），我也絲毫不動搖。

CLA 據說對防癌和治癌大有幫助。這種脂肪酸遍布於很多天然物質（包括奶油、起司和紅肉的飽和脂肪），但我不想吸收飽和脂肪，乾脆直接服用營養品會比較安全。我當時發現，CLA 就是好在有 Omega-7 成分，亦即棕櫚油酸（palmitoleic acid），但千萬不要跟棕櫚酸（palmitic acid）搞混喔，棕櫚酸是壞油脂（還好可以被 Omega-9 中和）！

橄欖油和沙棘油都有棕櫚油酸的成分，其中最棒的是棕櫚油酸的油酸（又稱瘤胃酸），對於高血糖、高血脂、發炎和脂肪沉積都有效，還可以提高胰島素的敏感度，堪稱絕佳的營養素！

我之前是服用 CLA 補充劑，現在改吃沙棘油膠囊，內含 Omega-7，但前提是腸道要有雙叉桿菌（Bifidobacteria），否則無法真正發揮效果。因此，你必須確認腸道有足夠的好菌，沒有菌叢不良（dysbiosis）或寄生蟲細菌量異常的問題。我基於代謝健康的考量，建議每個人補充適量的 Omega-7、Omega-3（從魚油攝取）和 Omega-9，以預防各種代謝疾病：阿茲海默症、癌症、中風、代謝症候群和心臟病。我同時有在追蹤醫療和美妝的趨勢，倒發現美妝品產業動作特別快，一有任何不錯的營養素，隨即搬上檯面。沙棘油在保養品產業已經流行一段時間，但是在營養品產業仍默默無聞。事實上，就連癌症和心血管疾病治療，也應該開始重視沙棘油！

佳利寶博士每隔一段時間，會評估我目前服用的營養品，但我萬萬沒想到，他看了我的清單，還開了更多營養品給我吃，他開了維生素 K₃ 和舞茸精華（舞茸 D-fraction），兩者經證實會提升免疫力，並且加強高劑量維生素 C 的療效。他也指示我服用脫氫異雄固酮（DHEA，荷爾蒙相關癌症則不建議），可以改善健康和免疫力，也會阻斷五碳糖磷酸途徑（pentose phosphate pathway, PPP），進而「餓死癌細胞」，以免癌細胞新生 DNA 分子。

癌症不是「自找的」

凡是有在做功課的癌症病患，想必都知道癌症跟糖分、飲食不當或生活習慣不良有關，結果搞得自己不僅身體不舒服，還有說不出的罪惡感和慚愧，彷彿這一切都是自找的。

千萬不要這樣想啊！雖然研究報告顯示，<u>有高達九成癌症是生活習慣、環境因素（例如病原體）和致癌物所致</u>[40]，但除非你隱居在北極，否則不可能避免生活中的病原體。寄生蟲、細菌和黴菌都跟癌症有關，病毒也脫不了關係。許多病毒都跟癌症有關聯，例如 EB 病毒（EBV）、人類乳突病毒（HPV）[41]、B 型和 C 型肝炎病毒、巨細胞病毒（CMV）[42]、人類嗜 T 淋巴球病毒（Human T-lymphotropic，HTLV）、卡波氏肉瘤相關疱疹病毒（Kaposi Sarcoma-Associated Herpesvirus，KSHV）、默克細胞多瘤病毒（merkel cell polyomavirus）。當科學家主動搜尋關聯性，勢必會發現更多病毒跟癌症有關。二〇一五年牛白血病病毒（Bovine leukemia virus，BLV）納入血癌風險因子，該病毒遍布於全球的牛奶中，我懷疑未來會有更多癌症跟病毒有關。

一堆人的飲食習慣和生活習慣糟透了，還不是沒有得癌症，但有些素食者自豪有健康的生活習慣，卻不幸罹癌。儘管如此，媒體仍一直散播「檢討罪魁禍首」的文化。癌症病患遭受這種不平對待，一直背負著可恨又無謂的包袱，默默承受迂迴又野蠻的治療，只怪自己以前不夠注重健康，現在才要接受這種懲罰，心想都得了癌症，還不吃點苦頭，讓自己好起來？如果癌症治療不讓人萬般痛苦，沒半點副作用，肯定是無法殺死或控制狡詐的癌細胞

吧？除非餵自己一堆毒物，否則是不可能擺脫癌症的吧？數十年來，這些號稱「標準療程」的破壞性治療，一再的傷害和毒害我們，我們竟然還堅持相信這些胡言。

我也會自責，怪自己虧待身體，怪自己亂吃東西和亂喝飲料，才會搞得自己脹氣或無精打采。我也曾經覺得應該對自己更嚴格一點，採行嚴懲式的飲食方式。難道真的是我怠忽職守，才會給癌症可趁之機嗎？

關鍵的腸道

佳利寶博士催促我快去找出腸道問題，並且檢查我血液的營養程度。現在我做完化療了，確實有必要好好做個檢查，確認我的糞便以及體內的微量營養素、脂肪酸、維生素和礦物質概況。我的醫學訓練一直在幫倒忙，飲食和腸道向來不是我的首要考量，並未獲得我應有的關懷。我完全沒想到，那是我身體其他部位出問題的主因或緣由。

大部分癌症病患都曾經在腸道或癌症病發處感染過，為什麼腫瘤科不重視感染紀錄呢？真是不可思議。腫瘤科醫師總以為癌症是單純的器官疾病，反正不知道從哪裡冒出來的，完全忽視先前的身體感染問題。癌症的起因很多，大多是感染所致，整全醫療則會告訴你，每一個癌症病人都曾經有腸胃問題。

新一波癌症研究主要關注「微生物體」（microbiome），這是住在我們體表和體內的生物，跟我們保持共生關係。科學家試圖證明，無論在哪裡發現癌症，只要修正微生物體，即可大幅改善癌症病患的健康[43]。

人類體表每一條縫隙，都潛藏著無數的微生物，其中，腸道是目前藏有最多微生物的部位。

我就跟大家一樣，以為腸道會自行調節飲食不當，也覺得人會疲勞、脹氣和異常排便是很正常的事情。我沒想到腸壁那麼容易受傷，尤其是我早年濫用抗生素和貌似「安全」的藥物，一直到現在才明白，這終究還是傷害了腸道，也帶來長期的全身性效應和疾病。

我在二十出頭爆發過感染，可能是那時候埋下了腸胃病因。我跟家人去度假，一起到土耳其的海灘名勝玩風帆，我的「海上飄移」動作屢屢失敗，緊接著「倒栽蔥」，我比想像喝了更多海水，不出幾天後，我就爆發大葉性肺炎（亦即肺膜感染）。這還不是最慘的，就連心包膜炎也找上我，從肩頸到左手臂都痛到不行，連床都無法躺，有幾天晚上都待在甲板睡不著，看著滿天星斗發呆。我真該快點去就醫。

我看了當地的醫師，拿到一整套裸錠強效抗生素，吃完也不見病情好轉。體重更是掉到人生最低點，一星期之內便掉了十四磅，還要頂著船上四十度高溫。我嚴重脫水，身體極度虛弱。在我記憶中，我就算不小心落海，也不想救活我自己，倒寧願直接被海浪捲走。

這些抗生素肯定會摧毀我的腸道，擾亂我的微生物生態系統。我當時也不知道要補充益生菌，其他人也不知道，我體內的好菌和壞菌都沒了，防禦系統幾乎到了最低點，我八成就是在那時候染上寄生蟲。

後來我開始對抗癌症的幽靈，才知道腸道是免疫中樞，除非我把腸道修復，否則不可能好起來。<u>抗癌的最後一張拼圖，便是重建「腸道平衡」，修復我傷痕累累的身體。</u>

我決定了，我要定時進行間歇性斷食，讓腸道休息一下，充分療癒和緩和發炎情況。我擔任物理治療師的時候，經常建議身體受傷的病人，先休息或進行消炎療法（例如冰敷和超音波），再來做復健。佳利寶博士支持<u>間歇性斷食，或者限時飲食，讓腸道從下午三點休息到隔天早晨，這是因為肝臟在早晨比較活躍，較適合消化食物，間歇性斷食當然也可以餓死癌細胞。</u>

他跟我解釋，腸道經常爆發搶地盤大戰，好菌（共生細菌）和壞菌（病原細菌）的平衡狀態一直在改變，尤其是服用抗生素和吃不健康的食物。很少醫師會在抗生素療法後，建議病人服用益生菌，或者在治療期間，建議病人別吃甜食。可是一旦腸道細菌失衡，換成病原細菌占上風，終究會釋放更多「外毒素」（exotoxin），導致單細胞腸壁分解。我們<u>腸壁本來是靠單細胞防堵外部感染源，如果單細胞受到外毒素破壞，身體就會發炎，細胞間的緊密連接也會鬆開，構成所謂的「腸漏症」或腸道通透性增加症候群（Intestinal</u>

Hyperpermeability Syndrome）。如果你這樣跟醫師說，他們都會張大眼睛吃驚的望著你。

醫學院不會教這個，藥廠也沒有為此研發藥物。對很多醫師來說，腸漏症根本不存在，可是明明就有這種病，不僅讓感染趁虛而入，還可能觸發自身免疫疾病[44]，幸好我有自行服用整腸的營養品，只是當時我還不知道有這個功效。小檗鹼萬歲！

如果體內有充足的好菌，就會製造維生素 K 和 B 等重要營養素，反之如果病原細菌過多，就會引發腸漏症，為其他病原體及其有毒副產物大開方便之門，一旦讓它們進入體內，就會改變正常幹細胞的微環境，導致發炎症狀和幹細胞異常，每一種癌症都是這樣來的！我相信，這就是癌症的癥結，如果體內再有其他病原體、病毒和酵母菌，就會變成癌症幹細胞的溫床，啟動異常代謝機制。

搞怪的寄生蟲

「檢驗結果出來了。」佳利寶博士在二〇〇〇年夏天說。「你的下腸道有充足的雙叉桿菌（Bifidobacteria）和乳桿菌（lactobacilli），但是你長了很多寄生蟲，稱為人芽囊原蟲（Blastocystis hominis）。」

「人芽什麼？寄生蟲？好噁喔！我要怎麼除掉它？」

「寄生蟲比你想像的普遍多了。」他說。我沒想到長寄生蟲的人滿多的，有些貧窮國家是每個人都逃不過，其他國家也越來越普遍了，二〇〇〇年有百分之二十三的美國人都感染了人芽囊原蟲。

「你要擺脫它並不容易，必須落實很嚴格的養生法。」他說。

好吧，我已經很嚴格了，所以一點也沒差。我越來越長的營養品清單，看來還要再加上幾筆。

「這種寄生性原生蟲病可能是你甲狀腺低落的原因，這兩件事通常有關係。」他說。

我早就有人芽囊原蟲感染的經典症狀，其中一項是嚴重疲勞。我本來以

為是子宮頸癌或生活忙碌所致,但很可能就是「人芽什麼的」搞的鬼,其他常見的症狀還包括脹氣、腹瀉、反胃、腸脹、腹痛、蕁麻疹和排便習慣不固定等[45]。

寄生蟲不只會感染出國旅客,現在大城市有越來越多外來人口,這些小動物的傳播途徑可多著呢!比方備餐衛生不良、沒有勤洗手,還有貌似無辜的貓狗,毛茸茸貓科動物身上的弓漿蟲(toxoplasmosis gondii),就跟攝護腺癌的關聯很深。我們人類自以為對寄生蟲免疫,不知在高高在上個什麼,總以為只有寵物需要防蟲,但其實只要基礎衛生措施沒做好,就會任由這些微小生物擺布,包括細菌、原生動物、黴漿菌(Mycoplasma)、病毒、寄生蟲,甚至最小的鈣化奈米粒子(CNP)。

藥學家伊莎貝拉・溫茲(Izabella Wentz)罹患橋本氏甲狀腺炎(Hashimoto thyroiditis),出版了暢銷書《橋本甲狀腺炎90天治療方案》,她也得過人芽囊原蟲。她把甲狀腺疾病怪到人芽囊原蟲頭上,就算她後來把身上的人芽囊原蟲清除乾淨了,身體也沒有完全復原[46]。

溫茲得知她客戶接受人芽囊原蟲感染檢驗,有高達百分之三十五檢驗為陽性,可見這是橋本氏甲狀腺炎患者最常見的感染。只可惜大多數醫師誤以為人芽囊原蟲是共生生物,認為沒必要治療,但是最新證據顯示人芽囊原蟲會致病[47]。

溫茲對這種微小生物做了周詳調查,她表示:「這會導致多重食物不耐症。如果是一般的食物不耐症,只要不吃那個食物,症狀就會結束,但如果是感染人芽囊原蟲,結果剛好相反。這是因為人芽囊原蟲會引發多重食物不耐症,當你不吃某種食物,反而會衍生另一種食物不耐症。」

我知道我對小麥和雞蛋有不耐症,除此之外還有乳製品、番茄和柑橘類。現在我知道,我的抗癌計畫絕對不可以吃發炎食物,我也確信每一位癌症病患都應該定期檢驗寄生蟲,做好除蟲治療。

重建健康的腸道,擺脫這類入侵者,當然不太容易,我必須全心投入,但我知道那才是關鍵。如果沒有正常的腸道,我不可能有健全的甲狀腺或免疫系統,我絕對要治好這些感染,才有可能治癒癌症。

我曾想過，如果傳統醫學認真看待寄生蟲感染，搞不好會讓我服用抗生素，然後自己補充營養品，說不定會有短期助益[48]，但我以前會擔心，抗生素會造成進一步菌叢不良，現在回頭看，我猜頂多只是暫時失衡，用益生菌（Probiotics）和益菌生（Prebiotics）就可以修復了。最後我依照下列方法：

- 抗寄生蟲的營養品配方，包括苦艾（wormwood）、黑核桃木、橄欖葉、大蒜、葡萄柚萃取物和熊果。
- 服用甜菜鹼鹽酸鹽（betaine HCL），提升胃部的酸性。
- 兩餐中間服用蛋白分解酵素，來幫助消化蛋白質，包括鳳梨蛋白酶（取自鳳梨）和木瓜酵素（取自木瓜籽）。
- 生蒜末佐酪梨醬。
- 鋅。
- 冬青葉十大功勞（小蘗鹼）。
- 魚油。
- 亞麻仁籽粉。

蛋白分解酵素可以分解構成寄生蟲的蛋白殼，讓寄生蟲抵抗不住治療，這些酵素必須在兩餐之間服用，否則會被用來消化食物。亞麻仁籽是很棒的結腸清道夫，有助於身體清除腸壁的寄生蟲，洋車前子也有這個效果，當然還要搭配排除式飲食，不吃小麥和乳製品、白米、玉米、碳酸飲料、紅茶、咖啡、酒和高升糖食物。

從飲食控制下手

自從我發現甲狀腺功能低下（醫師幫我檢驗了 T3 和 T4），我就決定給自己三個月時間，試試看大自然長壽飲食，「放手一搏」進行體內排毒。我實行大自然長壽飲食期間，每個星期至少吃兩、三次鯖魚和沙丁魚，以補充蛋白質和 Omega-3，當然也會吃海藻。海藻富含碘，有助於分泌甲狀腺荷爾蒙，只不過甲狀腺功能異常很少是因為碘攝取不足，真正的問題永遠是出在腸道。佳利寶博士也開了半片「天然甲狀腺荷爾蒙粉」給我吃。

我必須說，當時我還看不到大自然長壽飲食法的前景，畢竟二〇〇〇年尚未有豐富的資訊、食譜和靈感，我也不是很愛味噌湯或昆布，但我仍堅持下去。

如果我稍有懈怠，我可是會對自己生氣的，我是不想活了嗎？我是不是還不夠用心照顧自己呢？這股憤怒的情緒會鼓勵我下次做得更好。上一餐沒有好好吃，下一餐就重新振作，放過自己，繼續往前邁進。如果一直自欺欺人，情況反而會惡化，我不知道自己有多少犯錯的空間，只求這些小犯規不會造成嚴重後果。

我也不知道我的飲食法可以做到多徹底，血糖機很適合追蹤釋放到血液的葡萄糖，提供我具體的參考資料，帶給我更好的反饋和動機。

我開始少吃精緻碳水化合物，但仍會吃地瓜這類富含可溶纖維的緩釋碳水化合物，搭配一堆營養品以及「精力湯」、蔬菜汁、綠茶或橄欖油。真是夠了！但我不得不說，重新掌握自己部分的生活，這種感覺真不賴，否則身處治癌的世界，很容易身陷無助的泥淖，任憑醫師和病痛的擺布，我一定要奪回掌控權。佳利寶博士說了，我的葉酸很低，<u>葉酸和 B_{12} 對於甲基化循環（methylation cycle）很重要。甲基化循環是一種生物路徑，幾乎對每一個身體主要功能都有益處，例如肝臟排毒、細胞修復和能量生成，也有助於排毒和排出過量的強烈荷爾蒙雌二醇，以免刺激癌細胞生長。</u>

聽到我缺乏重要維生素一點也不意外，為了避免癌細胞複製 DNA，我一直接受葉酸拮抗劑 Methotrexate（MTX）化療，導致我體內的葉酸持續流失。腫瘤科醫師也沒有建議我化療後補充葉酸（部分醫師甚至認為，長期缺乏葉酸是抗癌良策），<u>但其實缺乏葉酸反而會觸發癌症，尤其是子宮頸癌</u>[49]。

有「壓力荷爾蒙」之稱的皮質醇，也會壓制體內的維生素 B，但癌症病患難免會有壓力。飲酒也會降低體內的葉酸。有份研究顯示，就算偶爾小酌，但只要定期服用葉酸，罹患乳癌的機率其實跟滴酒不沾的人差不多[50]。

託佳利寶博士的福，我連續幾個月服用五克超大劑量膳食葉酸舌下錠，外加超大劑量 B_{12} 舌下錠。一般而言，葉酸和 B_{12} 要靠腸道細菌製造，雖然我可以自行額外補充，但仍要解決根本問題。我們結腸的乳酸菌群會負責製造

B₁₂，這樣一直補充維生素 B₁₂，絕非長期解決之道。我發現<u>發酵食物可以增加乳酸菌數量，但癌症病患常犯的錯誤就是偏重發酵食物，進而忽視雙叉桿菌（Bifidobacteria），但其實雙叉桿菌也應該補足，有時對抗癌更有幫助。</u>

雖然荷爾蒙不會助長我的癌症，但鑑於我做過荷爾蒙補充療法，吸收了強效荷爾蒙雌二醇（E2），對身體健康不好。我一直想換成沒那麼強效的雌三醇（E3），我跟家醫科醫師抱怨和爭論多年，好不容易才說服醫師換成歐適達錠（Ovestin），這比雌二醇減弱很多倍，雖然每天只服用二毫克，卻可以有效緩解症狀。歐適達錠後來從市面上消失[51]，不是因為沒效果，而是因為雌二醇的製造成本較低，以致病患越來越難取得生物同質性荷爾蒙[52]。

我也會服用天然黃體素來預防乳癌，一開始我只是擦天然黃體素乳霜，但覺得沒什麼改變。我為此跟家醫科醫師爭辯了六年，他一直堅持我沒有子宮，不需要服用黃體素，最後終於開了口服微粒化天然黃體素，這跟人工合成的黃體素完全不一樣，反觀我在南倫敦醫院的婦產科醫師，卻逼迫我服用會致癌的人工合成黃體素。

我當時並不清楚，口服黃體素會帶來什麼特別的改變，我彷彿是在濃霧中航行！突然間，我覺得這個世界沒那麼悶熱了[53]，我的睡眠頓時變深沉了，否則我以前服用褪黑激素，凌晨醒來就睡不著了，我還以為這輩子永遠別想一覺到天明，但就在我吃了褪黑激素和黃體素的晚上，我無比的驚喜。

<u>我相信要盡量吃生物可利用的食物，身體才會獲得最大的好處。花椰菜只蒸四分鐘，菠菜會生食和熟食，水果盡量少吃，大多只吃蘋果和莓果。我化療後三個月的飲食，基本上早餐喝味噌湯或熱粥，外加一些莓果；午餐吃少量的糙米、魚肉、沙拉、花椰菜和其他十字花科。</u>如果我再發揮一點創意，菜色會更有趣一點，但我實在太累了，想到要準備餐點就覺得費勁。

買食物也滿有難度的，那些年的選擇極為有限。安德魯經常在晚餐陪我吃一些無味的食物，毫無特殊的醬汁或調味，雖然他樂意自己下廚，但他想展現跟我是一條心的，所以願意吃這些不可口的食物，毫無怨言。現在有不少新食譜，教大家把大自然長壽飲食做得美味一點，但那時候並沒有，所以這項挑戰是在考驗我的心智，測試我是不是敵人可敬的對手。

我不可能再外食了，一來我找不到可以安心吃的食物（現在的菜單還比較多元），二來那時的餐廳沒有禁菸。我坐在煙霧瀰漫的餐廳，不出幾分鐘就開始喉嚨痛，整個人壓力大，焦慮不安，就連跟朋友約在酒吧，也會因為抽菸的問題令我懊惱不已[54]。我只好在平日離群索居，等到週末再出門呼吸大海的新鮮空氣，而不是倫敦難聞的煙味。

我每天都自己打蔬菜汁，現在回頭看，我可能吃太多甜菜根和胡蘿蔔了，以致我的膚色變黃，大家都以為我出國曬太陽。哎唷！我的蔬菜汁主要放了芹菜、蘋果、甜菜根和胡蘿蔔。我不會把有機胡蘿蔔和甜菜根洗得太乾淨，因為我在書上讀到，土壤微生物有助於刺激免疫系統，但前提是土壤要經過妥善照顧，確定是有機栽培（很感謝 Riverford 有機小農）。

我只是在做對的事

「你這種執念有一個專有名詞。」朋友看我做沙拉，隨口跟我說。「叫做健康食品痴迷症。」

「你說什麼？」我問，我確定我沒有飲食失調。

「我讀過文章，聽說是一種非吃健康食品不可的渴望。」

「我不是自願的，我是被迫的！我才不是什麼熱愛自然的嬉皮。」

我氣她不明白這件事對我的意義。這絕對不是一股熱潮，或是神經錯亂的執念。我沒想到會有人把健康的飲食習慣視為失調症，我才沒有強迫症。

我朋友只是挑了挑眉，顯然她不明白高升糖飲食和癌症的關聯性。她也沒有站在我的立場想過，也沒有讀過我看的研究報告。

如果有人覺得我太超過，認為我對食物的選擇太執著，那絕對是他們的問題。我只是做自己覺得正確的事情，我並沒有完全不吃碳水化合物，也沒有對每一克食物都斤斤計較。

我去拜訪佳利寶博士，他質疑海鮮素背後的理念，也就是只從魚類、堅果和種籽攝取蛋白質。

「你想必知道，你需要特定氨基酸來生成白血球。」他說，「檢驗報告

顯示你極度缺乏精氨酸，**精氨酸會幫助你排氮和生成白血球，尤其是自然殺手細胞。**」

「魚肉沒有精氨酸嗎？」

「精氨酸是存在鹿肉和兔肉等野味，這些野味的脂肪組成更佳，也比人類飼養的家畜富含 Omega-3。」

於是，我在清除寄生蟲之後，開始吃一點富含精氨酸的草飼肉品，也開始補充精氨酸的營養品。近期研究也證實了這項說法，**當體內精氨酸增加，確實有助於 T 細胞抗癌，也會提升免疫療法的效果**[55]。

腫瘤科醫師也很滿意我的進展，她開始詢問我吃了哪些營養品，但我覺得還是別說太多。首先，我的清單太長了，我不可能跟她說我正在注射高劑量維生素 C，這是有爭議性的療法，我也不清楚她會如何看待紫外線照血法，或者我的低升糖、富含碘、高可溶纖維和殺寄生蟲的飲食法。我守口如瓶，我知道她一定不會同意的，沒必要跟她鬧翻，但換成現在的我，可能會鼓勵健康的交流，尤其是現在上網可以找到很多同行評審的論文來佐證。

她決定讓我參加樹突狀細胞癌症疫苗試驗，我至今仍不確定有沒有用處（我只有微弱的「部分」反應），但我可以確定是多模態療法的幫助。紫外線照血法是天然疫苗，高劑量維生素 C 注射很適合對抗病原體，以及重新啟動免疫系統。

我為了改善自己的腸道健康，採用增強免疫力的飲食法、草藥和營養品，以及益生菌、米蘖多醣體（MGN3）、舞茸灰樹花和多面向小檗鹼，這些都可以提升我對疫苗的反應。

從醫學觀點來看，我之所以會存活下來，是因為我注射了樹突狀細胞癌疫苗，令醫師大為振奮，但我懶得跟他們說實話，我倒認為是注射高劑量維生素 C 奏效了，事先改善我的腸道健康，我才會有這麼好的反應。他們說疫苗不會有長期效果，頂多只是幫助降低我癌症的人類乳突病毒，可是病毒只是起因（而且只是原因之一），卻不是癌症擴散的原因。

我後來發現，十四個參加疫苗試驗的病人中，我是唯一存活超過幾個月的[56]。我很難過其他女性測試者都死了，我再度覺悟了，我每天還醒著是多

麼幸運的事情，感受陽光照射在臉上，很慶幸我有一些醫療背景。要不是這些，我早已命喪黃泉。

我戰勝了癌症，讓自己保持樂觀正向，高興到忘了體內的不定時炸彈。

重點整理

- 除了營養品，我每天早上還會喝一杯甜菜根、芹菜、胡蘿蔔和蘋果打的蔬菜汁。
- 每天晚上，我會讓自己泡個天然香氛浴，點蠟燭、放音樂，讓自己放鬆半小時，暫時擺脫白天的喧囂，這是很重要的。我需要有一個屬於自己的庇護所。
- 基本上，細胞由各種蛋白質（酶、胞器、核酸等）組成，被脂肪球膜包裹住。每個癌細胞不僅需要脂肪來新生細胞膜，也需要蛋白質來建構細胞內部組織。所以，癌症主要從葡萄糖獲得能量，但也需要脂肪和蛋白質來建構細胞組織。因此，絕對要斷絕癌細胞所需的脂肪和蛋白質，另外還要阻斷癌細胞分裂所需的葡萄糖。
- 潔恩的飲食法結合了低升糖、低發炎、高纖、海鮮素、「原始人」飲食法（但是低飽和脂肪），亦即舊石器時代飲食法。
- 降低食量是首要之務。
- 羥基檸檬酸會阻斷 ATP-檸檬酸裂解酶，以免把癌細胞生產過量的丙酮酸鹽轉為脂肪酸，促進新細胞膜增生。
- 武靴葉和鉻補充劑都可以有效控制血糖。
- 維生素 B_3 又稱菸鹼素，其實是 NAD 輔酶的先驅物，也有減脂效果，對於胰島素也有助益。
- 共軛亞油酸（CLA）對防癌和治癌大有幫助。成分中就是好在有 Omega-7 成分，亦即棕櫚油酸，橄欖油和沙棘油都有棕櫚油酸的成分，其中最棒的是棕櫚油酸的油酸（又稱瘤胃酸），對於高血糖、高血脂、發炎和脂肪沉積都有效，還可以提高胰島素的敏感度，堪稱絕佳的營養素！

- 有高達九成癌症是生活習慣、環境因素（例如病原體）和致癌物所致。
- 科學家試圖證明，無論在哪裡發現癌症，只要修正微生物體，即可大幅改善癌症病患的健康。
- 實施間歇性斷食或者限時飲食，讓腸道從下午三點休息到隔天早晨，這是因為肝臟在早晨比較活躍，較適合消化食物，而且間歇性斷食也可以餓死癌細胞。
- 對抗人芽囊原蟲、修復腸道菌叢的方法：抗寄生蟲的營養品配方，包括苦艾、黑核桃木、橄欖葉、大蒜、葡萄柚萃取物和熊果。服用甜菜鹼鹽酸鹽，提升胃部的酸性。兩餐中間服用蛋白分解酵素，來幫助消化蛋白質，包括鳳梨蛋白酶（取自鳳梨）和木瓜酵素（取自木瓜籽）。生蒜末佐酪梨醬。以及鋅、冬青葉十大功勞（小檗鹼）、魚油、亞麻仁籽粉。
- 葉酸和 B_{12} 對於甲基化循環很重要。甲基化循環是一種生物路徑，幾乎對每一個身體主要功能都有益處，例如肝臟排毒、細胞修復和能量生成，也有助於排毒和排出過量的強烈荷爾蒙雌二醇，以免刺激癌細胞生長。
- 要盡量吃生物可利用的食物，身體才會獲得最大的好處。
- 精氨酸會幫助排氮和生成白血球，尤其是自然殺手細胞。當體內精氨酸增加，有助於T細胞抗癌，也會提升免疫療法的效果。

34　The Influence of Diet on Transplanted and Spontaneous Mouse Tumours. By Peyton Rous, M.D. 1914 Rockefeller Institute Laboratories

35　A. Tannenbaum, and Silverstone. The initiation and growth of tumors. Introduction. I. Effects of underfeeding. ***Am. J. Cancer. 38: 335-350 (1940)***.

36　有些豆類的麩胺酸含量很高，可能淪為癌症的燃料。

37　Hatzivassiliou G., Zhao F., Bauer D.E., Andreadis C., Shaw A.N., Dhanak D., Hingorani S.R.,Thompson C.B. ATP citrate lyase inhibition can suppress tumor cell growth.（2005）***Cancer Cell***, 8（4）, pp. 311-321.

38　Nahas R, Moher M. Complementary and alternative medicine for the treatment of type 2 diabetes. ***Canadian Family Physician***. 2009;55（6）: 591-596.

39　菸鹼酸有時候會跟汀類藥物並用，以降低體內低密度脂蛋白膽固醇（LDL-C），但恐會提高肌肉問題的風險，為了安全起見，最好服用長效型菸鹼酸藥物。

40　只有百分之五至十癌症是基因所致。

41　HPV 病毒感染是最常見的性感染疾病，但就像其他病毒，唯有當病毒保持活性，才會有短暫的「傳染性」。這些反轉錄病毒會取用人類的 DNA，等到 DNA「鬆開」（組織蛋白喪失極性）和突變，便會觸發進一步的突變，導致更快速的細胞分裂，怪不得 HPV 感染經常被視為「癌症病因」（這又是另一種武斷了），但其實是先有代謝機制異常（組織蛋白／DNA 發生乙醯化），然後才有 HPV 感染。

42　全球高達百分之四十至百分之百人口的血液中有 CMV 病毒抗體，這就是曾經感染的證明，尤其是在開發中國家最普遍。

43　他們必須關注 PPAR-γ 路徑，就我來看，這對於免疫機制調節至關重要，也是癌症預防和治療的關鍵。這段路徑便是始於腸道。

44　Qinghui Mu, Jay Kirby, Christopher M. Reilly, Xin M. Luo Leaky Gut As a Danger Signal for Autoimmune Diseases Front Immunol. 2017

45　一些研究人員發現，百分之四十六腸激躁症患者的身上，都可以篩檢出人芽囊原蟲。

46　有趣的是，她認為甲狀腺機能低落也可能跟其他共同感染有關，例如幽門螺旋桿菌（Helicobacter pylori）、小腸細菌過度生長（SIBO）、酵母菌過度生長和再活化 EB 病毒。我也有相同的看法，認為這些跟許多癌症的潛在症狀有關聯。

47　一般會使用的藥物是甲硝唑（Metronidazole），但雞尾酒療法可能更有效，最好是去氧羥四環素（Doxycycline）和甲苯咪唑（Mebendazole）並用，因為兩者都有抗癌效果。布拉酵母菌（Saccharomyces boulardii）益生菌的效果也不差，這是一種非病原體的酵母菌，可以防止病原體占領腸道黏膜，也會提升免疫反應和穩定胃腸屏障。

48　有一份隨機臨床試驗指出，當孩童感染人芽囊原蟲，服用布拉酵母菌（Saccharomyces boulardii）可達百分之九十四點四治癒率，服用甲硝唑（Metronidazole）則有百分之七十三點三治癒率，這兩大發現衝擊到既有的治療方針。

49　維生素 B 對於甲基化有幫助，這是維持 DNA 穩定的關鍵生物作用，還可以針對類胰島素生長因子（IGF-2）進行附基因調控（epigenetic regulation），避免致癌物引發進一步突變。很多病患都缺乏維生素 B，如果體內有常見的亞甲基四氫葉酸還原酶（MTHFR）突變，最好要補充膳食葉酸（folate），而非人工合成的葉酸劑（folic acid），以免情況惡化。大約有高達四分之一的人口，體內有亞甲基四氫葉酸還原酶（MTHFR）突變，除非服用活性 5-甲基四氫葉酸（5-methyltetrahydofolate），否則身體會無法處理葉酸。如果不小心服用錯誤的葉酸形式，反而對身體有毒（只可惜，穀物和麵包所添加的葉酸，通常都是錯誤的形式）。

50　'Any adverse effect of alcohol consumption [on breast cancer risk] may be reduced by sufficient dietary intake of folate,' Laura Baglietto, senior researcher at the Cancer Council Victoria, Australia. Baglietto, Laura & English, Dallas & Gertig, Dorota & Hopper, John & Giles, Graham. (2005). Does dietary folate intake modify effect of alcohol consumption on breast cancer risk? Prospective cohort study. BMJ (Clinical research ed.). 331. 807. 10.1136/bmj.38551.446470.06.

51　女性專用的歐適達軟膏仍有這種成分，雖然是在塗抹陰道的，但我會拿來塗臉，雌三醇可是很棒的抗皺成分！

52　有人認為雌三醇的雌激素會預防癌症，但缺乏長期研究資料，因為雌一醇才是主流。有的實驗室甚至在研發抗癌的雌激素，稱為二甲氧基氫偶素（2-methoxyoestradiol），我在想有沒有上市讓病患使用。

53　黃體素是一種神經類固醇，聽說對「化療腦」有幫助。
54　http://www.dailymail.co.uk/health/article-377742/Passive-smoking-killed-twice.html
55　肉瘤、肝細胞癌和淋巴瘤除外，在「餓死癌細胞」期間千萬不要服用精氨酸。 Melissa M. Phillips, Michael T. Sheaff, Peter W. Szlosarek *Targeting Arginine-Dependent Cancers with Arginine-Degrading Enzymes: Opportunities and Challenges Cancer Res Treat*. 2013 Dec; 45（4）: 251-262.
56　這就是不用疫苗治療後期癌症的原因。現在普遍認為疫苗對於生存率毫無影響，但至今沒有人研究過接種疫苗前，事先治療腸道和免疫系統的效果。我一直覺得醫療界遺漏了重要環節。

Chapter10
抗癌沒有暫停時刻

　　「你再這樣下去,會害死你自己!」安德魯看到我還在樓上的辦公室奮戰,就開始碎碎念。「十點了,該睡了!你不可以有壓力!」

　　「我再回一封信,不會花太久時間,馬上就下去了。」

　　他認為我創業這件事太瘋狂了。沒錯!病人已經是我的全職工作了,我竟然還來創業,瘋了不成?但我不覺得這樣,我反而需要一件大事來轉移我對癌症的注意力,我想要用一件事來證明我活過,這件事就是我的美妝品和水療事業!

　　我在癌症還沒轉移到肺部之前,已經出版了《沐浴健身法》和《孕婦沐浴健身法》兩本書,分別透過WHSmith、實體書店和Innovations Catalogue賣出一萬本和五千本,現在我想要針對水療推出美妝品。

　　我拜訪了Boots藥妝店、美體小舖和維珍集團(Virgin Vie)的總部辦公室,努力宣傳我的理念。雖然他們都表示感興趣,卻不願意按下「開始」鍵,讓我的理念付諸實現。我跟大公司的合作計畫陷入瓶頸,這些決議看似不可能成真了,有一堆委員要說服,有一堆障礙要克服。我先前出版防水運動書,也是遇到類似的問題。我的書本材質是PP塑膠,內附塑膠吸盤,這種獨特的設計可以變身掛圖,吊在浴缸旁邊,但我苦尋不著出版商,只好自費出版。

　　真是夠了!我之前沒有出版經驗,還不是出了兩本書。我相信我會做出自己的美妝品,何況我洽談的那些大公司都沒有我想要的產品。我要自己找

包商和化學專家,還要找人做包裝和設計,再把產品賣到藥局和百貨公司,這會難到哪裡去?哇!快累死我了。

我生病之後,開始重視我們環境中的毒素,這才發現我最初的配方不夠好,根本沒資格進軍美容市場。我第一個配方用了羥基苯甲酸酯(Parabens),這是類雌激素的防腐劑,另外還有硫酸鹽和三乙醇胺(triethanolamine),但要我賣這種產品,我會對不起自己的良心!

我希望我的產品會令我自豪,不僅要高品質,還要無毒,於是我不惜成本重新設計配方,全面換成昂貴的環保天然成分。這些美妝品不是隨書附贈的小贈品,而是可以獨當一面的好產品。

疲勞來襲

我只要沒去門診和注射高劑量維生素C,就忙著拜訪John Lewis高檔百貨公司、Debenhams老牌百貨公司和福來莎百貨(House of Fraser),我接到他們的大筆訂單。 我絕對要把事業做起來,一定要!就這樣過了幾年忙碌的生活,我的疲勞超出負荷,血液腫瘤標誌逐漸飆高,差一點就要超標,我開始擔心了。

我繼續吃那些營養品,維持抗癌飲食和運動,剛開始前幾年,我似乎百毒不侵,逃過每一次的感冒病毒,就算身邊所有人都感冒了,我也敢大聲說:「懂得珍惜生命的病毒,絕對不想到我身上找死!」

可是我知道自己的情況不太好,雖然身體功能正常,但是我經常筋疲力竭,每次起床爬個樓梯我就氣喘吁吁,老是這樣無精打采,人會受不了的。但產品都做出來了,一定要做好業務、公關和接訂單,所以我沒有疲倦的資格。我知道我把自己逼得太緊,但我就是不想失敗。

我的疲勞症狀日益惡化,夜晚睡到一半會滿身大汗,不是出一點汗,而是全身濕透。難道是化療的副作用嗎?我補充的荷爾蒙還不夠嗎?還是說,疲勞和夜晚盜汗都是正常的?第六感告訴我,該去檢查一下。

我看了金斯利醫師和佳利寶醫師,意見有好有壞,於是我決定去看肯

楊醫師。肯楊醫師幫我做了幾項檢查，其中的一項是活血分析（Live Blood Analysis），這是用暗視野顯微鏡化驗血液，很多人鄙視這項基礎檢查（Quackwatch 網站當然不會放過這個批鬥對象）。活血分析向來是個人教練和健身房的驗血手法，但其實只要找一個專業的分析，這絕對是很棒的檢查，你會立刻知道體內的狀況。

這項檢查也很好做，刺一下手指，用玻片採集血液，就可以開始化驗了。「暗視野顯微鏡」意味著背景全黑，所以紅血球、白血球和任何黴菌都一目了然。

我和肯楊醫師不發一語，他花一分鐘左右盯著玻片，調整顯微鏡的倍率。右圖就是我們看到的景象：

「嗯，你的紅血球凝集成錢串的形狀。」他說。

「這樣正常嗎？」

「錢串紅血球凝集（Rouleaux Formation）是癌症病患常有的情況，因為癌症會釋放異常的凝血因子和促發炎因子，稱為細胞激素（cytokine），這會在血液形成黏稠的纖維蛋白原（fibrinogen），你要小心了，否則會形成血栓。」

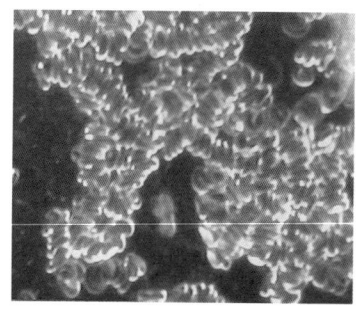

圖 10-1　活血分析

「可是⋯⋯錢串紅血球看起來好多，整個血液都是耶！我不是治癒了嗎？該不會是化療的副作用吧？那我跟其他病人比起來，我的情況是更差，還是更好呢？」

「我們要持續追蹤。」他說。

怪不得我會筋疲力竭！由於紅血球凝集成「錢串」，紅血球細胞就互相堆疊，紅血球的表面也不太正常，覆蓋著發炎所導致的黏稠纖維蛋白原，這樣紅血球要怎麼流經微血管，把氧氣好好運送到肺部，進而送到每一個身體組織去呢？這也難怪大家罹癌後，很容易爆發血栓和心臟病。我總算知道了，我為何會極度疲勞和上氣不接下氣，我先前還以為是貧血呢！

我還在那邊催眠自己，說身體在變好，但身體症狀透露的訊息並非如此，我還在奢望嚴格養生會改善診斷結果，反正就是不願接受事實。

過了幾個星期，我再做一次活血分析，情況更加惡化，我沮喪極了。從我的「錢串紅血球」看來，情況有點嚴重，可能有癌症的跡象。

我開始懷疑癌細胞轉移到身體其他部位，但我檢驗了鱗狀細胞癌腫瘤標誌，數值依然正常，可見癌症並未轉移，這讓我鬆了一口氣。到底是怎麼回事？現在大家都知道發炎和缺氧會致癌，我再繼續這樣下去，豈不是會讓病情惡化？

我必須再加把勁，但我明明做得很好啊！大家不是說我得了「健康食品痴迷症」嗎？我有些藥物和營養品已經沒在吃了，包括阿斯匹靈在內。無論我怎麼做好像都不夠，搞得我心灰意冷。

我回到家裡心情低落，安德魯問我看診的事情，我說不出口，我不想讓他知道我心急如焚，我只說了一切都很好，至少我知道疲勞的原因了，這讓我寬慰不少。如果我只仰賴健保醫院，恐怕永遠也無法發現這個線索，因為沒半個醫師會想到血液異常。

我回家做的第一件事，便是服用一點阿斯匹靈。一九九九年那位外科醫師在我心裡埋下懷疑的種子，但我應該更相信自己的直覺。現在我不禁開始懷疑，如果我堅持每天服用阿斯匹靈，現在就不會落得如此下場了吧[57]？

奇怪的紅血球細胞

我花了一個月時間，每天服用阿斯匹靈，多吃一點魚油、納豆激酶、碧蘿芷和蛋白分解酵素，錢串紅血球終於有點散開了。

這些營養品都有抗凝血的效果，阿斯匹靈則會拆開黏在一起的血小板。雖然我最後改善了黏稠的纖維蛋白原，也緩解了體內的發炎情況，但肯楊醫師還是面色凝重。

他問我夜晚盜汗的情況有沒有好轉。

「沒有耶，還是很嚴重，該不會是化療副作用延後發生吧？」

他從暗視野顯微鏡抬起頭來,「你有一些奇形怪狀的紅血球細胞。」

他再度問起我的治療紀錄,以及我的化療和放療劑量,我不禁坐立難安起來。

他讓我看紅血球的玻片。我仔細一看,有很多紅血球的細胞膜變形了,或者破損了。

「我們必須做進一步的檢查。」他說。

我開始慌了。「你覺得我得了血癌?」我記得化療和放療會傷害骨髓,恐怕有罹患血癌的風險。

「現在還無法確定,你需要腫瘤科醫師正式的診斷,我們先來看看抽血的結果。」

<u>骨髓是生成紅血球的地方。紅血球和白血球更新很快,特別容易受到化療和放療的傷害,我們治療癌症時,一旦 DNA 染色體損傷,便會導致白血球數量降低。如果運氣不好,還會形成異常的紅血球</u>,像我的紅血球不是正常的雙凹面圓盤形,反之,側邊竟然長出奇怪的尖刺。我知道白血病好發於年輕病患身上,我都已經三十九歲,還以為我會逃過一劫。如果先前的治療導致我罹患白血病,病情絕對會惡化得很快,給我致命一擊。我可以活到四十歲生日嗎?

我開始嘆息。我可憐的骨盆骨髓受到化療和放療重創,一九九四年腫瘤科醫師讓我打高劑量化療,一九九九年我再度施打高劑量化療,苦撐了三輪,才成功說服醫師調降劑量。我不惜提升其他癌症風險,也要延長幾個月壽命,最後跌破大家眼鏡,存活了這麼久!

大家都不敢置信,我從癌症復發至今又過了四年,距離我初次罹癌九年了,我做了這麼多化療和放療,看來也該併發血癌了。

我好難受,但我沒有充足的時間找答案。我決定自己獨力承擔,現在還沒有進一步的資訊,如果安德魯也一起擔心,會搞得我們兩個人都很恐慌。他經常出差,不可能陪我去看診,我不想讓他分心,他幫不了我什麼忙,但是我該怎麼辦?回到家裡,我立即切換到研究模式。

我研究發現,<u>無論是骨髓瘤或急性骨髓性白血病,都會有錢串白血</u>

球的症狀。一旦做完化療或放療，身體會爆發「骨髓增生不良症候群」（Myelodysplastic，紅血球形狀異常），很快就會演變成急性骨髓性白血病。如果是治療引發的血液型癌症，預後通常很差，比其他血液型癌症嚴重多了，占不到白血病的一成。

我真是笨蛋，以為自己什麼都做了，已經夠努力了，到頭來害死我的不是原發的癌症，而是有毒的治療？我的事業帶給我太多壓力，才會讓癌症有機可趁嗎？非常有可能！

如果我真的是骨髓增生不良或急性骨髓性白血病（AML），該怎麼治療呢？醫師說，打更多化療。有一種療法是施打維生素 A 醇（更強效的維生素 A），便是針對慢性骨髓性白血病（CML），再不然就是骨髓移植，但不適合得過癌症的病患[58]。

現在情況可能還沒那麼糟，我叫自己不要恐慌，先活在當下，一切等到檢驗結果出來再說。

免疫反應上升了

幾個星期後，檢驗結果出來了，安德魯陪我一起去看診。

肯楊醫師遞給我一張檢驗報告。

「這什麼意思？」我問。我看著正常值，卻發現我的檢驗數值超出很多，尤其是腫瘤標誌 TM2PK 最令人憂心，我知道那是什麼含意。

他遞給我另一張紙，「這是另一份抽血報告。」他說著說著，表情有點不太妙。

「其他檢驗結果顯示，你的 p53 抑癌基因變少了，加上你有疲勞和盜汗的症狀，真的該跟腫瘤科醫師討論一下，她可能會建議你做進一步的化療。」

進一步化療！門都沒有，我會不惜一切阻止化療。

我記得 p53 基因會抑制腫瘤。可惡！如果這種基因正在減少，可見我的血液和骨髓的煞車器正在失靈，恐怕無法再防止癌症橫衝直撞了。我看了看檢驗報告，努力保持平靜，我不想嚇安德魯，但我真的開始慌了。

「你的免疫反應異常。」他說,「介白素5(IL-5)數值很高,這是在測量你的過敏或體液免疫反應。介白素12(IL-12)和腫瘤壞死因子(TNF)的初步檢驗結果都很低,兩者都跟自然殺手細胞有關。換句話說,你的免疫反應正在上升,自然殺手細胞受到了壓制。」

我的介白素5(IL-5)數值為二萬六千,但正常應該是

> 編碼:- 05/03/3936
> 病患姓名:潔恩・麥克利蘭 女士
> 出生年月日:- xx–xx–xx
> 取樣日期:- 23–05–03
> 丙酮酸激酶 M2 型 (TM2PK)
>   檢驗結果:397 units/ml of plasma
>   正常值:<15 units/ml of plasma
> 基質金屬蛋白酶2(MMP-2)
>   檢驗結果: 1,550 copies/ml of plasma
>   正常值:>1 - <1,000 units/ml of plasma
> 干擾素 - γ 基因表現
>   檢驗結果:858 copies/ml of plasma
>   正常值:3,000–10, 000 copies/ml of plasma

2003 年 5 月血液檢驗報告

三千至四千[59]。肯楊醫師該不會覺得我正在慢慢步向死亡吧?我感到背脊發涼。我為了活命做這麼多努力,終究還是逃不了一死?

「我建議你這幾個星期多注射高劑量維生素 C。」他說。

「我可以明天就開始嗎?」我回答。他答應幫我安排,謝天謝地,他背後有一整個團隊可幫助我採取行動恢復健康!這是一般「標準療程」所缺乏的,統計資料一直告訴我,光靠傳統療法真的不夠。

我在外面的停車場擁抱安德魯。為了讓他安心,我說這些狀況只是「暫時的」,注射高劑量維生素 C 就會好轉,更何況我的鱗狀細胞癌腫瘤標記也還算穩定。我不敢跟他說這很可能是另一種癌症,所以他聽了就點點頭,以為一切還在控制之中。

我一回到家,隨即打電話給腫瘤科醫師,告訴她 p53 抑癌基因變少了,她突然暴怒:「你沒看醫師就隨便做檢查,快傳給我檢驗報告!誰做

的檢查?」她的反應令我心煩意亂,我沉默不語,絕口不提骨髓增生不良(myelodysplasia),反正她第一時間也不會想到血癌,她只在乎我的子宮頸癌會不會復發。現在腫瘤標誌都正常,如果讓她知道可能是血癌,她肯定會叫我做化療,我還是閉嘴好了。

我在各個醫師之間周旋,步步為營。我傳給她 p53 檢驗報告,她隨即找了免疫專家進行評估。

我絕口不提活血分析,我猜她一定會鄙視這項檢查,但我隨口問問 TM2PK 檢驗,她說她沒聽過[60],畢竟傳統醫學在癌症檢驗和治療上,不太重視異常代謝。傳統治療把焦點都放在基因上,所以市面上或研發中的昂貴專利藥物都主打基因。

當然也沒有專治異常糖解作用的藥物,大家都認為這跟癌症無關。

我依然尊敬我的腫瘤科醫師,但也認清傳統療法註定會失敗,因為傳統療法不願意治療癌症異常的代謝機制。如果她還要再讓我做化療,我就不想再走傳統療法了,我必須自己設法解決,不再靠她了。

那一天晚上,我翻來覆去睡不著,腦子轉個不停。「我也怕化療會害死你。」她當初叫我做大劑量化療和放療,曾經脫口而出這句話,這些負面話語在我腦中揮散不去。我很確定我沒有做錯事,鱗狀細胞癌腫瘤標記也維持在低點,現在還可以做什麼補救呢?

答案就在那裡

我的肚子彷彿被人踹了一腳。我早就預想路面有顛簸,但沒想到會殺出程咬金。我一直主動出擊,一旦怪獸回來,我會自信迎戰,為子宮頸癌復發做好萬全準備,但絕對不是血癌!血癌對我現在的飲食或營養品毫無反應,顯然需要全新的戰鬥策略。我做了這麼多努力,它還是偷偷找上我了,我的心情悲傷沉重,一切又要重新開始了,真是令人失望透頂。

我想哭,但不會讓自己被絕望壓垮,因為我還要想出下一步。既然做化療會導致骨髓增生不良和急性骨髓性白血病,為什麼還要繼續做化療?化療

有毒性，會降低免疫力，還會有靜脈栓塞和血栓的風險，或者導致兩者更惡化[61]。這次無論大家說什麼，我都不會再做化療了。

癌症病患大多有罹患心臟病、中風、深部靜脈栓塞（Deep Vein Thrombosis，DVT）以及肺動脈栓塞（pulmonary embolism）的風險，這是因為癌症會影響血小板和血漿纖維蛋白，以致靜脈栓塞風險提高四到七倍，這是大家不會說的癌症副作用，但我知道這個風險備受忽視，卻是癌症病人的主要死因。大約有四分之一癌症病患死於心血管意外，乍看之下跟癌症沒有直接關聯，就沒有列在統計數據中。事實上，只要讓每一位癌症病患服用低劑量阿斯匹靈，就可能拯救更多性命，或者至少延長生存壽命。

我尋找答案的那一段時間，事業暫時停擺。我很確定答案就在那裡，只要我願意花時間尋找，絕對找得到答案。說真的，我絕望又害怕，但恐懼並沒有用。我到底疏忽了什麼？潔恩，還不快點集中注意力！

我訂閱了各種期刊，其中一本叫做《湯森給醫師及病人的信》，早期有篇文章探討心血管藥物待匹力達，吸引我的注意，後來我搜尋文獻，再次注意到待匹力達。我看了韋恩‧馬丁（Wayne Martin）小專欄後驚為天人，他說這種抗血小板藥物可以抗癌，只是它的抗癌效果備受忽略。我讀到這裡就覺得有救了，竟然有一種直接影響血液的強大抗癌藥，我興奮得全身發抖，待匹力達可以救我嗎？我相信可以。

這裡，我直接引用韋恩‧馬丁的文章，因為有太多寶貴資訊。

待匹力達的抗癌效果

這篇文章專門探討待匹力達的抗癌效果。這是一種無害的藥物，用途廣泛，可治療從血栓性中風（thrombotic stroke）或冠狀動脈血栓（coronary thrombosis）倖存下來的病人，未來很有機會成為無害的抗癌藥。

首先，我們來看一九八五年三月二十三日發刊的《刺胳針》，第六九三頁有一篇研究報告出自英格蘭薩里郡（Surrey）聖赫利爾金斯頓醫院（St. Helier and Kingston Hospital），羅德斯（E.H.

Rhodes）醫師等人耗費十一年時間，找來侵入程度達到三至四階的黑色素瘤病患，讓他們每天服用三百毫克待匹力達。三十位長期服用待匹力達的病患之中，有二十六位病患的侵入程度屬於第四階，其餘四位屬於第三階，第四階病患的五年存活率為百分之七十四，第三階和第四階合起來為百分之七十七，第三階病患全數活了下來。有參考資料指出，一般第四階黑色素瘤的五年存活率為百分之三十二，就黑色素瘤而言，百分之百都是遠處轉移致死。每當黑色素瘤發生遠端轉移，在血管網形成惡性固態瘤，如果癌細胞隨著血液循環，將會在轉移初期附著於血管內皮細胞。參考文獻指出，<u>待匹力達會防止癌細胞進入血液循環，以免癌細胞附著在血管內皮，有可能防止癌症轉移</u>。

待匹力達就如同阿斯匹靈，也會抑制血小板黏附，可以預防心臟病和中風的血栓形成。一九八七年十二月十二日發刊的《刺胳針》，第1,371-4頁有一份歐洲中風預防研究報告，探討小中風患者倖存下來後（短暫性腦缺血），<u>同時服用待匹力達和阿斯匹靈，可能對身體有益</u>。這些受測者除了服用阿斯匹靈，每天還多服用三百毫克待匹力達，經過兩年試驗，中風致死率降低一半，心臟梗塞致死率降低百分之三十八，癌症致死率降低百分之二十五。

雖然參與試驗的病患不多，但仍然看得出待匹力達有抗癌效果。

貝蒂・羅德斯醫師（Dr. Betty Rhodes）大約退休八年了，我跟她一直保持聯絡，她過去擔任皮膚科醫師，專治黑色素瘤，曾經用待匹力達治療病患。

雖然待匹力達對黑色素瘤有效，卻缺乏深入追蹤研究，讓她覺得很可惜，她推測待匹力達還可以治療其他固態惡性瘤。

上述研究已經證實了，待匹力達會防止癌症轉移。一九八五年九月發刊的《癌症研究期刊》，有一份巴賽隆納大學伊娃・貝絲蒂達（Eva Bestida）等人合寫的論文，探討<u>待匹力達對部分人類癌細胞生長有抑制效果，可以抑制超過八成的腺苷（adenosine）、胸苷</u>

（thymidine）和尿苷（Uridine），以免這些物質促進癌細胞蓬勃發展。由此可見，待匹力達不僅會防止癌細胞轉移，還會抗癌。

一九八五年第三九四期《愛爾蘭醫學期刊》，有一篇都柏林三一大學歐米拉教授（R.A.Q. O'Meara）的論文，提到凝結和癌症的關係。一九六五年我跟他有一面之緣，當時他認為無論是原發性腫瘤或癌症轉移，癌細胞都會發展出凝血因子，讓癌細胞表面覆蓋著纖維蛋白。免疫活性細胞必須接觸到癌細胞，殺癌效果才會強，因此當癌細胞表面覆蓋纖維蛋白，反而會構成防護罩，不利免疫系統發動攻擊。

我猜麥可斯（L. Michaels）當過歐米拉的學生，麥可斯無論出席什麼場合，總愛搬出一九六四年十月十七日發刊的《刺胳針》，有一篇論文探討抗凝血劑療法的「癌症發病率和死亡率」。病患服用抗凝血藥物法華林（warfarin）期間，幾乎所有病患都沒有心臟病發或血栓性中風，可見法華林會防止紅血栓和纖維栓生成。麥可斯針對一千五百多位病患展開多年研究，只有一位病患死亡（死於原發性肺癌），遠低於預期的八位。

法華林會防止紅血栓和纖維栓生成，反觀待匹力達會防止白血栓和血小板凝結，同時防止纖維栓生成，卻沒有法華林的副作用，所以體內維生素 K 並不會流失。

癌細胞會釋放血栓因子，以致癌症病患易死於血栓，心臟病發或中風的風險提高。

歐米拉發表論文的時候，大家還不太清楚，血小板其實跟心臟病以及血栓性中風有關。一九四五年起，心臟病發或血栓性中風的倖存者，一律要接受抗凝血治療，服用法華林或其他抗凝血劑，一直到一九七〇年，大家認定抗凝血治療對存活沒有幫助，這種作法才畫下句點。當時大家還不知道，就算沒有白血栓和血小板血栓，血管樹仍可能出現紅血栓和纖維蛋白血栓。一九八二年諾貝爾醫學獎得主，便是發現花生四烯酸級聯（Arachidonic Acid Cascade）因子，

以及血小板聚集物質血栓素 -2（A2），可見在沒有纖維蛋白血栓之下，血小板仍可能聚集，進而引發血栓性中風或心臟病。

有了這些理解，加上知道阿斯匹靈會避免血小板聚集，醫療體制終於開始用阿斯匹靈取代法華林，來治療心臟病和血栓性中風。

從此以後，英格蘭做了三項試驗，美國也做了兩項試驗，確認阿斯匹靈預防心臟病的效果。這五項試驗之中，唯有美國《醫師健康研究》所做的研究證實有效，百服寧（Bufferin）有阿斯匹靈和鎂的成分，確實會預防心臟病。

如果要預防心臟病和中風，每天服用三百毫克待匹力達會比阿斯匹靈有效多了，更何況待匹力達沒有阿斯匹靈的副作用。

一九九九年三月大家紛紛關注血小板聚集的傷害，這一次終於談到癌症了。《癌症研究期刊》一九九九年三月號中，有一篇雷根斯堡大學尼斯汪特（B. Nieswandt）等人合寫的論文，探討血小板聚集和癌症的關係，他們觀察老鼠身上三種癌細胞株，發現腫瘤細胞會促進血小板聚集，進而壓制有細菌毒性的自然殺手細胞，阻止自然殺手細胞殺死癌細胞。

由此可見，待匹力達是無害的藥物，普通劑型的話，每天花不到一美元。有一份小規模研究證實待匹力達對黑色素瘤有效，每一項證據都在告訴我們，待匹力達可以治療多種癌症。

有鑑於癌症病患心臟病和中風的風險較高，希望醫師可以讓病患服用待匹力達，只要開始行動，就會見證待匹力達顯著的抗癌效果。

韋恩・馬丁

我彷彿又來到愛麗絲夢遊仙境，站在兔子洞底部的小房間，叮著一瓶寫著「喝我」的瓶子，這瓶藥可能是我的命脈。

我從這篇文章得知**待匹力達**有下列療效：

- 分解纖維蛋白，避免血栓。
- 防止血小板聚集。

- 防止癌症轉移。
- 跟阿斯匹靈和鎂產生協同效果。
- 避免免疫系統受到傷害而關閉。
- 幫助自然殺手細胞攻擊循環體內的癌細胞。
- 阻斷例如腺苷（adenosine）和胸苷（thymidine）等核苷，以免癌細胞新生 DNA 細胞，並且讓蛋白質保持循環。

我是要服用待匹力達呢？還是要繼續做化療呢？當然要選擇待匹力達，這是完全不需要思考的問題，但如果待匹力達有這些抗癌效果，為什麼別人不使用呢？是因為它過了專利權限期，價格很便宜，所以才被藥廠刻意遺忘和捨棄？我對藥廠的運作很了解，我知道這就是最可能的原因。

韋恩‧馬丁還寫了另外一篇文章，提到德國藥廠百靈佳‧殷格翰（Boehringer Ingelheim）的業務代表說待匹力達會抗癌，但後來過了專利權限就不再提起。美國藥廠禮來（Eli Lily）以治療類風濕性關節炎等增生性失調的名義重新申請專利，一九九八年百靈佳‧殷格翰也再度取得專利。這些舉動大受質疑，醫療專利不應該這樣搞，一旦專利到期，就應該開放其他藥廠生產更便宜的仿製藥，為什麼他們要不惜一切保護這種便宜藥物呢？

了不起的韋恩‧馬丁

誰是韋恩‧馬丁？他是學識廣博的腫瘤科醫師或替代療法醫師嗎？我發現他都不是，他寫那篇文章的時候，已經九十一歲了，四年後，也就是二〇〇六年離開人世，很遺憾我沒機會跟他握手，感謝他救我一命。他是最了不起的人，有一個開放愛發問的科學心胸，為《湯森給醫師及病人的信》寫了不少文章。

馬丁早在十五歲，也就是一九二六年開始對醫學感興趣，當時他母親年僅四十歲，罹患無可救藥的惡性貧血，差一點沒命。年輕的浸信會牧師每天都來關懷，都已經準備要做臨終祈禱了，有一天卻宣布一切都會「安好」。浸信會雜誌有一篇文章引用哈佛大學研究，據說每天吃一磅的肝，治癒了

四十六位末期貧血病患,於是韋恩・馬丁照三餐餵母親吃肝臟,果不其然,三個星期後就痊癒了,醫師卻嗤之以鼻的說:「太荒謬了,醫師才不會看浸信會雜誌學醫呢!」

過了二十年,一九三八年仍有無數人死於惡性貧血,後來終於有人發明痛苦的養肝針,只對一部分的人有效。一九四八年大家總算明白了,B_{12}是惡性貧血的解藥,怪不得食用富含B_{12}的肝臟會有效。

馬丁打從一開始就認清了,美國醫師只關注能賣錢的東西,除非等到藥廠發布指示,否則不貿然改變治療方針。儘管事實擺在眼前,醫師仍習慣視而不見,「只接受」大藥廠資助的隨機臨床研究。試驗結果形同黃金鐵律,凡是沒試驗過的療法,都有不小心被告的危險。

馬丁在青少年時期發生車禍,失去一條腿,於是放棄生物化學,轉而學習冶金學。他擁有很多鋁合金的重要專利,但從未忘記對醫學知識的渴望,一直認真的閱讀醫學文獻,他的首要目標就是搜尋癌症和心臟病的藥方。他會消化科學真相,整合所有研究,最後得出新的理論,就像醫學界的福爾摩斯一樣,拼湊一片片散落的拼圖。我也是這樣!

馬丁整合不少關於心臟病和膽固醇的研究,在一九七〇年代率先主張高密度膽固醇(HDL)對身體有益和保護作用,不像大家說的會傷害身體,這比麥爾坎・麥肯德里克(Malcolm McKendrick)和基爾墨・麥考利(Kilmer McCully)早了幾十年,這兩人打破膽固醇迷思,怒斥醫療產業誤把膽固醇當成心血管疾病的指標。馬丁建議,<u>血小板聚集程度比起膽固醇,更能夠反應心臟病風險,因為血漿纖維蛋白絕對是更大的風險因子。大家普遍忽視血小板對心臟病和癌症的風險,但這個小東西絕對比醫療界想像的更嚴重。</u>

馬丁認為抗凝血劑不足以預防心臟病,於是積極提倡待匹力達,鑑於<u>待匹力達對血小板的影響,相信它有預防和治療的效果。</u>

一九七〇年代癌症治療分成兩大派別,壁壘分明,分別是正統療法和替代療法。馬丁看不慣大藥廠隨便濫用資料,來滿足私利和壓制創新,於是在一九七七年出版《醫學英雄和異端》一書,這本書已經絕版了,但我努力從圖書館買到淘汰的舊書,現在成為我最珍貴的收藏。

他完整介紹歷史上幾位醫學偉人，麥克斯・葛森（Max Gerson）、約翰・比爾德（John Beard）、威廉・凱利（William Kelly）、威廉・柯立（William Coley）、小恩斯特・克雷布斯（Ernst Krebs Jr），以及第一位發現異常癌症代謝機制的奧圖・瓦爾堡（Otto Warburg）。如果有在研究癌症替代療法，對這些人的名字肯定會很熟悉。馬丁說，每當有醫學新發現，不免會遭到醫療體制抗拒，這向來是他最關注的問題。多虧他寫了這本書，我們才知道老奧利弗・溫德爾・霍姆斯（Oliver Wendell Holmes, Sr）建立醫師洗手的規定，路易・巴斯德（Louis Pasteur）發現疾病和細菌的關係，約納斯・沙克（Jonas Salk）解開了小兒麻痺之謎。馬丁描述這些科學家如何被排擠、嘲笑和污辱，甚至犧牲自己的人生，最後終於獲得平反。這些人甘願被醫療體制怒斥和輕蔑，一開始的異端，成了後來的英雄，一九七七年至今仍是這樣的光景。

　　現在提出醫療新發現，仍要冒著相同的危險。瓦爾堡的癌症代謝理論，整整花了九十年才走出陰影，唯有等到社群媒體和網路出現，才讓更多病人知道這個明顯的錯誤，一個受到醫學院教條荼毒的錯誤。

　　馬丁發現醫療體制由下列四群人組成：

1. 真誠、誠實、有本事的研究者，願意追隨革命的思想，為全體人類的長久利益而奮鬥。
2. 為人誠實而真誠，只可惜被錯誤觀念所迷惑，因為受到誤導，反而助長了無用或有害的療法。
3. 為人不誠實、沒本事或愛說謊，為了追求個人利益，不惜鋌而走險，甚至傷害全人類。
4. 為大型盈利企業賣命的研究者，沒有足夠的財力，只好為五斗米折腰，臣服於圖利的扭曲工作。

　　依照我個人的經驗，以及我對製藥產業的認識，我覺得他準確勾勒出癌症治療發展的問題，怪不得這個領域會欲振乏力，以失敗告終，最終利潤還是凌駕了健康。一個健康的病人，無法讓藥廠賺大錢；唯有不健康的病人，才能夠帶來各種賺錢機會。

待匹力達，我來了！

進一步研究顯示，待匹力達（DPM）早在一九八〇年代，就因為抗病毒的效果，曾經跟奇夫多定（AZT）一起治療愛滋病患。這樣看來，待匹力達應該可以對抗人類乳突病毒（HPV）、EB病毒、巨細胞病毒以及其他跟癌症有關的病毒吧？二〇一四年匹茲堡大學招募一項試驗，再度以待匹力達和反轉錄病毒藥（antiretroviral）共同治療HIV感染所導致的免疫活化。

待匹力達在跟我招手，我就像航海者看到了海妖一樣，但是我可以請誰開藥呢？我決定問一問佳利寶醫師。我拿著《湯森給醫師及病人的信》的文章，緊急跟他約了門診，他這麼厲害，一定會明白的。

他搓一搓鬍鬚，陷入沉思。

「我在一九八〇年代看過這篇文章。」他說，「我當時就好奇，未來有沒有可能進一步治療癌症。我還以為這篇文章會淹沒在歷史的垃圾桶，從此無人再有機會聽聞，待匹力達還沒遇上阿斯匹靈之前，對於心臟疾病沒那麼有效，直到跟阿斯匹靈並用，兩者的藥效都大幅提升。」

醫學界似乎都忘了待匹力達的潛力，就連心臟病和中風，也是等到末期才用待匹力達。它跟阿斯匹靈以及鎂一起服用，豈不是優秀的預防藥物，可以取代現在廣泛使用的汀類藥物吧？

還是說，它其實要跟汀類藥物一起服用？後續研究顯示，一旦這些藥物發揮協同效果，可以把中風後的腦血管血流改善百分之五十，不愧是現行治療方針的一大進展[62]。

「有沒有什麼我應該知道的副作用？」我問。

「血壓有可能會低一點，所以要密切關注，一開始服用可能會頭痛。」

他檢查一下我的血壓，做了其他一般性檢查，覺得沒理由不開這種藥。我氣喘吁吁的，衝到最近的藥局領藥！

從此以後，我會服用待匹力達和阿斯匹靈，還有鎂。

待匹力達可以幫我爭取一些時間。我不可以再冒險做化療了，否則我會從這個世界消失。雖然那篇文章建議每天服用三百毫克待匹力達，但一開始

我小心翼翼，第一個星期先每天服用一百毫克待匹力達，然後增為每天兩百毫克。

我還滿緊張的，但我還有什麼好失去的呢？

重點整理

- 錢串紅血球凝集是癌症病患常有的情況，因為癌症會釋放異常的凝血因子和促發炎因子，稱為細胞激素，這會在血液形成黏稠的纖維蛋白原，一旦錢串紅血球凝集太高，就必須注意，可能會形成血栓。
- 無論是骨髓瘤或急性骨髓性白血病，都會有錢串白血球的症狀。一旦做完化療或放療，身體會爆發「骨髓增生不良症候群」（紅血球形狀異常），很快就會演變成急性骨髓性白血病。
- 待匹力達的療效：分解纖維蛋白避免血栓、防止血小板聚集、防止癌症轉移、跟阿斯匹靈和鎂產生協同效果、避免免疫系統受到傷害而關閉、幫助自然殺手細胞攻擊循環體內的癌細胞、阻斷例如腺苷和胸苷等核苷，以免癌細胞新生 DNA 細胞，並且讓蛋白質保持循環。

57　一份香港研究顯示，連續服用低劑量阿斯匹靈七年，可以降低部分癌症的一半風險。凱爾文・崔教授（Kelvin Tsoi）表示：「長期服用阿斯匹靈，確實讓腸胃道癌症風險降低百分之二十四至百分之四十七，包括大腸直腸癌、肝癌、食道癌、胰臟癌和胃癌。此外，如果長期服用阿斯匹靈，罹患攝護腺癌的風險會降低百分之十四，白血病的風險降低百分之二十四，肺癌的風險降低百分之三十五。」https://www.express.co.uk/life-style/health/873318/Aspirin-cancer-risk-study

58　癌症治療會引發急性骨髓性白血病，這在腫瘤科是見不得人的小祕密。現在有高達一成急性骨髓性白血病，其實是先前做過化療和放療的直接結果，但這些只占了一成的少數族群，早已在先前的治療傷害免疫系統，身體累積大量毒素，病情恐怕會更惡化。

59　希每得定（Cimetidine）有助於逆轉第一型T輔助細胞（Th1）和第二型T輔助細胞（Th2）比值失衡，但我是到了 2007 年才知道。

60　TM2PK 代表丙酮酸激酶 M2 型（又稱 PKM2）。這種酵素會幫助癌細胞產生能量，一般正常細胞並不會有太多 TM2PK。這項檢驗是測量丙酮酸激酶，亦即癌細胞異常代謝（又稱瓦倫堡效應）「有氧糖解作用」的副產品。TM2PK 升高跟癌症有關。Haiyan Zhu, Hui Luo, Xuejie Zhu, Xiaoli Hu, Lihong Zheng, Xueqiong Zhu: Pyruvate kinase M2（PKM2）expression correlates with prognosis in solid cancers: a meta-analysis. Oncotarget. 2017 Jan 3; 8（1）: 1628-1640.

61　Kirwan 2003.

62　《考科藍實證醫學》也指出，待匹力達應該取代汀類藥物，成為心血管疾病的預防藥。一九八五年《刺胳針》歐洲中風預防研究顯示，待匹力達合併阿斯匹靈一起服用，可以把中風致死率降低一半，把心臟病致死率降低百分之三十八，癌症死亡率降低三成，更何況還沒有把鎂納入考慮，否則效果想必會更好。

Chapter 11

我的殺手鐧

　　我找到待匹力達，就彷彿在地獄看到天使一般。我不確定能否阻止迫在眉睫的白血病災難，我仍然很擔心自己的健康，急欲找到更多「殺手鐧」，我還可以再多吃些什麼嗎？我在醫學文獻還遺漏了什麼嗎？有沒有其他藥物被醫學界忽視或遺忘的？

　　我保留一些醫學期刊，現在趁機拿出來看一遍，搜尋我遺漏掉的內容。就在這個時候，我看到二〇〇一年《美國癌症研究協會期刊》一篇關於洛伐他汀（lovastatin）的論文。

　　多倫多大學找來二十位頭頸癌或子宮頸癌的病患做實驗，在嘗試傳統療法無效後，只服用簡單的汀類藥物，病情卻奇蹟的恢復穩定。這對於白血病也有用嗎？

　　我不希望子宮頸癌復發，自然會去做研究，我就是想用指甲緊緊抓牢性命。凡是會讓病情穩定的東西，都讓我興奮不已！

　　洛伐他汀對其他癌症有什麼好處呢？難道這是最好用的汀類藥物？我發現多倫多大學研究團隊還做了其他研究，由琳達・潘恩（Linda Z. Penn）負責，他們好奇那些對維生素A醇衍生物有反應的癌症，是不是也對洛伐他汀有反應[63]。維生素A醇衍生物是類似維生素A的物質，佳利寶醫師已經開給我乳化維生素A，藥名為維生素A醇棕櫚酸脂（A-Mulsin Hochkonzentrat）。

　　結果研究顯示，洛伐他汀更有效，毒性也更低。**汀類藥物用在急性骨髓**

性白血病（AML）和神經母細胞瘤（Neuroblastoma），會有顯著的細胞凋亡，也適合治療各種小兒癌症，以及頭頸癌和子宮頸癌。

賓果！我的脊骨再度興奮到發抖[64]。

後來我還發現別的東西。我固定會看《養生月刊》，對於我這種注重健康的人來說，這是一本很棒的雜誌。編輯在寫給讀者的「信」[65]，建議<u>汀類藥物（他們推薦洛伐他汀）和非類固醇消炎藥（NSAID）一起服用</u>，希望讀者可以拿給他們的腫瘤科醫師看。<u>這個組合會觸發胱天蛋白酶級聯反應（caspase cascade），經證實比單獨吃 NSAID 更有效觸發細胞凋亡。</u>

第一次聽到 NSAID（例如布洛芬、吲哚美辛和希樂葆）會引發細胞凋亡，以前怎麼都沒發現？一九九九年我全面做過研究，只發現 COX-2 抑制劑會阻止細胞生長。大概是我把注意力放在阿斯匹靈，但阿斯匹靈稱不上是強效的 COX-2 抑制劑，無力完成細胞凋亡的任務，所以需要更強大的 NSAID 來啟動死亡螺旋。

《養生月刊》建議洛伐他汀和艾雷克（etodolac）一起服用，不僅比較安全，也比其他 COX-2 抑制劑不傷腸胃。這通常是開給關節炎病患服用。後來，有一篇華爾街日報報導也跟進[66]，認為 COX 本身會助長癌症，因此服用 COX-2 抑制劑確實會預防並治療許多癌症。

《養生月刊》分享了一項有趣事實，引用自《消化醫學期刊》[67]，證明汀類藥物和 NSAID 一起服用，汀類藥物會把 NSAID 的殺癌效果（這裡使用的是蘇林達克 Sulindac）提升五倍！可見 NSAID 和汀類藥物的協同效果很大，可以觸發細胞死亡的正常流程[68]。

汀類藥物和艾雷克正在召喚我，但還有一種長生不老藥遺落在兔子洞。我一直在想，除了汀類藥物和艾雷克，我可以再吃待匹力達嗎？這樣會有不良的交互作用嗎？還是會產生協同效果，進一步加強抗癌呢？

誰會願意開汀類藥物和艾雷克給我服用呢？佳利寶醫師不想再多開藥，我決定問問看腫瘤科醫師。她滿前衛的，大致是心胸開放的人。我很多事情都瞞著她，有點過意不去。我不敢告訴她待匹力達的事情，如果她知道了，說不定就不願意開艾雷克和汀類藥物，但是這攸關我懸而未定的人生，我想

要自己做決定，自己做抉擇，如果貿然提及骨髓增生不良，反而會徒增困惑，以致延遲治療。我心裡很清楚，我不想再做化療了，但如果吃藥有效，我不想等到癌症惡化再吃，我想從現在開始吃。

我忐忑不安的拿著《養生月刊》文章，去看腫瘤科醫師下一次門診。我上次打電話給她，她聽到 p53 蛋白檢驗的反應很大，我以為這次也會發生爭論和口角，說真的，我以為她會直接拒絕我，但萬萬沒想到，她竟然一下子就接受了。她自己研究過汀類藥物的用途。我真是幸運啊！

「你幫我省了一些事。」她說。

我是子宮頸癌第四期，她權衡之後，認為這兩種藥物的「非處方癌症藥物使用」沒問題，但她仍擔心我的 p53 數值。她也提醒我，服用艾雷克可能會傷害腸道，服用洛伐他汀可能會肌肉無力，但這些都是少見的副作用。我向她保證，我絕對會多注意。

當我走出診間，我歡欣鼓舞，忍不住擁抱安德魯，告訴他我會好好的。我確實這樣相信著，無論發生什麼事，一切都會走在正軌上。他笑得合不攏嘴，他一直很相信他身旁的醫療界福爾摩斯。

我的游擊戰抗癌策略

我跟佳利寶醫師再次確認，我服用這些藥物會有什麼交互作用。汀類藥物會阻斷癌細胞代謝甲羥戊酸和膽固醇。艾雷克會壓制促發炎的 COX 成分，以免癌細胞生長，加上跟汀類藥物結合之後，會迫使癌細胞進入死亡螺旋（細胞凋亡）。待匹力達會抑制腺苷（adenosine）、胸苷（thymidine）和尿苷（Uridine），這三樣剛好是新生 DNA 所需的蛋白。我也會從飲食和營養品雙管齊下，阻斷癌細胞吸收葡萄糖和蛋白質。

我做研究發現，子宮頸癌和白血病都是 RAS 基因驅動的，更何況 RAS 基因會調控甲羥戊酸途徑（Mevalonate pathway，這會產生膽固醇）。換言之，這兩種癌症都有類似的刺激因子，很可能有共同的癌症幹細胞。

不過，阻斷膽固醇對我身體其他部位有害嗎？很多人都長期服用汀類藥

物，似乎也沒什麼缺點，跟化療比起來，缺點就更少了。此外，我服用汀類藥物是為了治療癌症，而非心臟病，雖然化療會縮小腫瘤，但對於生存率幫助不大，頂多只會延長壽命百分之二點七。汀類藥物本身似乎會穩定白血病和其他末期子宮頸癌的病情，這絕對是我的「殺手鐧」。如果我把這些藥都吃了，會有什麼效果呢？

我在未來三個月，會把阿斯匹靈換成更強效的 NSAID，等到腸胃沒事了，再回去服用阿斯匹靈。我已經有一個月的時間服用待匹力達／阿斯匹靈的組合。我會先暫停一個月，試試看艾雷克／汀類藥物的組合。汀類和 NSAID 似乎是治療白血病的主要藥物，但我不確定加上待匹力達會不會增強療效，我會再透過血液腫瘤標誌來確認。

我沒有什麼好失去的，只要有進步，我就穩賺不賠。「神奇子彈」理論根本不可能實現，人世間並不存在萬靈丹，這是再明顯不過的事實了。

我確定我需要服用多種藥物，從各個層面發動攻擊，發揮協同效果。這完全符合我游擊戰式抗癌策略，從四面八方發射子彈，而非單方面發出重擊（例如化療），我認為化療會迫使癌細胞改變路徑，開始產生抗藥性。

洛伐他汀是市面上首批汀類藥物，從土麴黴萃取而來，為製藥產業開啟了降血脂的新商機。無論是不是真的有這個需要，新的藥物市場就這樣建立了。當時沒人知道汀類藥物的原理，只知道這種藥物有效罷了[69]。

我也是，我不在乎有沒有隨機臨床試驗。我只想知道有哪些藥物對抗癌特別有效。我才不想等待十五年確認試驗結果，因為我搞不好活不過十五個星期。

我連續兩個月服用待匹力達和阿斯匹靈，已經讓鱗狀細胞癌腫瘤標記數值降下來了，而且毫無副作用，也不會頭痛。我後來有一個月時間，轉而服用艾雷克和洛伐他汀，我先諮詢過佳利寶醫師的意見，再讓自己多服用待匹力達，他說沒有問題。

科學研究顯示，NSAID 和汀類藥物併用，可以產生莫大的協同效果。待匹力達難不成也會加入協同效果，讓療效變得更顯著？

我現在明白了，這些藥物分別以不同的方式餓死癌細胞。一旦我阻斷癌

細胞的代謝機制,再同時服用汀類藥物和艾雷克,就會對癌細胞發出一記猛攻,趁癌細胞最脆弱的時候,觸發細胞凋亡反應。我至少是這樣希望的。

但是效果如何呢?我之後就知道了。

> **重點整理**
> ・汀類藥物用在急性骨髓性白血病(AML)和神經母細胞瘤,會有顯著的細胞凋亡,也適合治療各種小兒癌症,以及頭頸癌和子宮頸癌。
> ・汀類藥物和非類固醇消炎藥(NSAID,如艾雷克、布洛芬、吲 美辛和希樂葆)一起服用,這個組合會觸發胱天蛋白酶級聯反應,經證實,比單獨吃NSAID能更有效觸發細胞凋亡。

63　現在經過證實,維生素A醇衍生物跟汀類藥物一樣,也會抑制HMG-CoA還原酶,避免生成稱為甲羥戊酸的基質,進而發揮抗癌效果。

64　Differential Sensitivity of Various Pediatric Cancers and Squamous Cell Carcinomas to Lovastatin-induced Apoptosis: Therapeutic Implications. Jim Dimitroulakos, Lily Y. Ye, Mark Benzaquen, Malcolm J. Moore, Suzanne Kamel-Reid, Melvin. H. Freedman, Herman Yeger and Linda Z. Penn. Clin Cancer Res January 1 2001(7)(1)158-167

65　你可以到我的網站下載。www.howtostarvecancer.com。

66　Sept 7, 1999

67　1999, Vol.116, No. 4, Supp A369

68　http://clincancerres.aacrjournals.org/content/7/1/158.abstract

69　2003年有人認為汀類藥物對RAS基因有效,但一切只是理論而已,當時癌症治療主打基因,而非代謝機制,可是琳達・潘恩(Linda Penn)發現汀類藥物會抑制甲羥戊酸,這可是RAS驅動型癌症會過量分泌的基質。

Chapter12
癌症雞尾酒的功效

　　我展開雞尾酒療法是在放手一搏，就我所知，沒有人這樣治療癌症，大家都覺得風險太高了，因為缺乏隨機臨床研究。我自己做過無數的研究，所以我相信雞尾酒療法搭配餓死癌細胞飲食法，起碼會有強大的抗癌效果，於是我鼓起勇氣，開始服用這些藥物和營養品。

　　拿自己做實驗很可怕，我就像航行在濃霧中的大西洋，手裡握著一個羅盤，沒有地圖，也沒有雷達。我真的能夠穿越大西洋，不讓自己沉沒嗎？

　　我曾經多次在濃霧下穿越英吉利海峽。我可以告訴你，就算你手中有GPS、雷達和最先進的小玩意，每一次都是可怕的經驗，都會有你意想不到的最壞情境。

　　我不確定雞尾酒療法能不能緩解病情？能夠緩解多久？但我只希望多爭取一些時間。

　　我光是服用待匹力達，鱗狀細胞癌腫瘤標記就已經降了，但我還不清楚雞尾酒療法對於 TM2PK 數值的影響，一直到七個月之後，我再去找肯楊醫師做檢查。

　　他笑臉盈盈，遞給我檢驗報告。

　　噹噹噹！我的 TM2PK 標記從三百九十七降為二十一點五！哈哈哈！我都要站起來跳舞了！

　　我也很驚訝，一開始還無法置信。我的雞尾酒療法奏效了嗎？我真的阻止化療導致的白血病嗎？這不是無藥可救嗎？TM2PK 數值低於十五才算是

「正常」，但我覺得可以降到二十一點五已經夠好了！我是不是找到了神奇代謝療法，可以餓死並戰勝癌細胞？

那一天，我和安德魯低調的慶祝，畢竟我是末期癌症，什麼事情也說不準。我也擔心自己服用這些藥物太久，會不會有什麼問題，雖然我知道這些藥物的毒性低（跟化療比起來），但我不確定長期的影響會如何？如果可以的話，我還是偏好天然的途徑。

> 編碼：- 12/03/5473
> 病患姓名：潔恩・麥克利蘭 女士
> 出生年月日：- xx–xx–xx
> 取樣日期：- 02–12–03
> 丙酮酸激酶 M2 型 （TM2PK）
> 檢驗結果：21.5 units/ml of plasma
> 正常值：<15 units/ml of plasma

2003 年 12 月血液檢驗報告

我還要繼續服用嗎？如果我停止服用，癌症會不會反撲呢？這是一片沒有參照點的未知領域，我會一點一滴慢慢拼湊出來。

我決定服用待匹力達久一點，至於汀類藥物，我只服用五個月就停藥了，我擔心胃壁受傷，艾雷克（強效 NSAID）也只服用三個月，我怕自己的身體撐不住。

NSAID 都有強烈副作用，必須小心使用，除了會影響腸道，還有一個大家不太知道的副作用，那就是長期服用恐提高心臟病發和中風的風險[70]**，尤其是本身有心血管疾病的人**。我本來想到希樂葆（成分為 Celecoxib），這是比較不傷腸道的 COX-2 抑制劑，但後來希樂葆爆發心血管疾病風險[71]，差一點從市面上消失。

但是**待匹力達剛好相反，可以舒張血管壓力降血壓，抑制血小板聚集，抵銷 NSAID 所有副作用，因此 NSAID 跟待匹力達一起服用，似乎是絕佳的組合**。

當時我還不知道，原來汀類藥物跟待匹力達並用，反而會進一步降低心血管風險。汀類藥物會釋放內皮一氧化氮，以致待匹力達變身輕微的威而鋼（磷酸二酯酶抑制劑），可以放鬆和提振血流。

二〇一一年和二〇一四年，安大略癌症研究所（Ontario Institute

for Cancer Research）的琳達・潘恩和艾力克山卓・潘迪拉（Aleksandra Pandyra），刊載更多關於汀類藥物的研究。他們發現汀類藥物／待匹力達並用，可以治療白血病、骨髓瘤和乳癌，導致多重細胞株發生細胞凋亡。而我正要體驗這些藥物的協同效果：

艾力克山卓・潘迪拉
安大略癌症研究所，加拿大安大略省多倫多

汀類藥物早已使用多年，可以抑制甲羥戊酸途徑（MVA）的限速酶，以及抑制 HMG-CoA 還原酶（HMGCR），所以會治療高血脂。近期研究證據顯示，汀類藥物有抗癌效果，可以對抗各種腫瘤，卻不會毒害正常細胞。多發性骨髓瘤（ML）大多無藥可救，至於急性骨髓性白血病（AML）病患，如果還罹患細胞基因疾病，長期存活率僅有一半，可見我們需要全新治療策略，來治療這些血液科惡性疾病。汀類藥物會引發細胞凋亡，似乎對這類疾病格外有效，我們推測透過化合物庫篩選法，找出汀類藥物的潛在抗癌成分，揪出可能跟 MVA 路徑狼狽為奸的分子路徑或打擊目標，進一步幫助多發性骨髓瘤（MM）和 AML 病患殺死癌細胞。

以多發性骨髓瘤 KMS11 細胞株為對象，篩選出一百種先驅化合物，有不少是臨床上廣泛使用，早已過專利權限的有效藥。待匹力達（DP）是常見的抗血小板藥，可以加強立普妥（atorvastatin）的抗癌效果。<u>待匹力達跟汀類藥物一起服用，會產生協同效果，在 AML 和 MM 癌細胞株以及 AML 原發腫瘤樣本，引發細胞凋亡。</u>待匹力達屬於多用途藥物，對於分子和全身都有療效，目前正在進一步探討機轉，以及展開體內藥效試驗。無論是汀類藥物或待匹力達，都早已通過人體試驗，過了專利權限，也容易取得，對於病患照顧應該有潛在直接效益[72]。

接下來幾個月，我的病情大為緩和。我服用了艾雷克、汀類藥物和待匹

力達，血液腫瘤標誌恢復正常，只是免疫系統不太好，我再也防不了感冒和流感，一旦感冒了，我會連續病幾個星期。

「至少你的免疫系統還在運作。」佳利寶醫師說，「當病情持續惡化，免疫系統通常會關閉，你會對細菌和病毒毫無反應。」

這就是我之前「抵抗力強」的原因嗎？我對病毒和細菌沒反應，不是因為我身體健康，而是因為我病情惡化嗎？我服用提升免疫力的營養品也沒用嗎？我的武器還不夠嗎？

重點整理

- 非類固醇消炎藥（NSAID）有強烈副作用，除了會影響腸道，如果長期服用恐提高心臟病發和中風的風險，尤其是本身有心血管疾病的人。但是，待匹力達剛好相反，可以舒張血管壓力降血壓，抑制血小板聚集，抵銷NSAID所有副作用，因此NSAID跟待匹力達一起服用，是絕佳的組合。
- 待匹力達跟汀類藥物一起服用，會產生協同效果，可對急性骨髓性白血病和多發性骨髓瘤癌細胞株，以及急性骨髓性白血病原發腫瘤樣本，引發細胞凋亡。因此可用來治療白血病、骨髓瘤和乳癌。

70　阿斯匹靈除外。
71　希樂葆之所以有心血管疾病風險，是因為不僅抑制有害的攝護腺素（會導致發炎和疼痛），也抑制了有益的攝護腺素（會擴大血管和增加血流量，所以是身體組織充滿氧氣的關鍵），結果動脈越來越窄，血壓越來越高，血栓的風險也會跟著提高。
72　A Pandyra, L. Penn et al; Immediate Utility of Two Approved Agents to Target Both the Metabolic Mevalonate Pathway and Its Restorative Feedback Loop: Cancer Research July 2014. 首席研究者艾力克山卓‧潘迪拉說：「汀類藥物和待匹力達一起服用，不僅會產生協同效果，還會在多發性骨髓瘤（MM）和急性骨髓性白血病（AML）細胞株以及原發腫瘤樣本，引發細胞凋亡，卻不會傷害正常的外周血單核細胞。這個新藥物組合經過體內實驗，確實會阻止腫瘤生長。當立普妥結合待匹力達，可以創出單吃立普妥所沒有的效果，造成細胞的大規模凋亡。」這都要感謝雞尾酒療法的協同作用。

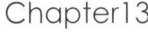

Chapter13

抱著希望直搗「龍穴」

　　朋友不知道我在擔心癌症，就連安德魯也不知道我差點深陷危機。我不想把事情搞大，一切都還在控制之中。

　　我實行雞尾酒療法，身體並沒有不舒服，也沒有壓力。我不會反胃，病情明顯好轉，這些都讓我更加確信，大家可以仿效我來治療癌症。我充滿信心，相信我會「破解它」，或者破解一部分的答案。這答案似乎一目了然，餓死癌細胞是一條正確的道路，我的雞尾酒療法超級有效。可是，對其他期數的癌症也有效嗎？

不放棄的女人

　　我開始反省自己的生活壓力，我會骨髓增生不良，自己難辭其咎。我太急著展開新事業，推出一系列新品，卻犧牲了自己的健康。

　　這些美妝品和水療禮品組，說是我的孩子也不為過，這些產品在我人生占有一席之地，轉移我對癌症的注意力。我很努力生產並銷售，為此自豪不已，首批預購訂單竟累計十二萬英鎊，真是不錯的開始！打造品牌相對容易，但是要募資、製造和鋪貨就難了，我一個女人家創業，遇到很多阻礙，銀行大多不願意貸款給我。

　　百貨公司考慮很久才下訂，搞得我在蘭開夏郡的代工廠都放棄了，我好失望，沒想到代工廠對我這麼沒信心。他們建議我找小代工廠，我只好轉移

陣地到密德蘭，當時就只有這條路了。最後訂單來了，預計在聖誕節出貨，我很期待上市的那一刻，終於要看到孩子出生，產品上架。

不料災難降臨，代工廠出了問題，我要求他們拿掉防腐劑羥基苯甲酸酯（Parabens），這對他們來說太困難了。我後來才知道，他們從沒做過這種事，以致那一批美妝品沒有妥善保存，每一件產品都遭到細菌污染，我大為震驚，可見他們的製造習慣有多差勁。我全部貨物都要銷毀，痛心極了。

我收到貨就開始起疑心，無論看起來或聞起來都不如預期，跟我當初簽約的樣本天差地遠。後來我針對每個產品線做了微生物檢測，證實我的懷疑沒有錯，我一定要先確認產品沒問題，才會鋪貨到各家店鋪。

二〇〇一年秋天，我存款見底，一直在嚎啕大哭中度過。我心急如焚，心血都白費了。我必須找到新的供應商，重新開始，但已經沒有錢了，我跟南倫敦醫院的庭外和解金也用光了。現在要怎麼找到資金和支持呢？最後我透過交易性貿易融資，湊到足夠資金，找到一家新的供應商東山再起。我在各個人生層面，都不是會輕易接受失敗的女人，我不會隨便放棄！

隔年二〇〇二年九月，我終於推出一系列真心自豪的產品，環保、天然、香氣宜人，只可惜前一年我丟了一些訂單，還好有零售商繼續信任我的新產品，再度大量訂購。我獨創的三十分鐘水療禮品組以及可愛的海洋療法美妝品終於上架了，民眾和媒體的反應都很好，我超開心的！

我不抱任何期待，所以沒想到我的美容水療禮品組會擠進年度禮品大賞，我根本沒想過我會入圍，甚至受邀參加頒獎典禮。當大會宣布我得獎時，我喜出望外！我在倫敦薩佛伊酒店（Savoy Hotel）從可愛的喜劇演員茹比・韋克斯（Ruby Wax）手中拿到獎，一整個又驚又喜。人生驕傲的一刻！

我刻意避談自己的健康問題，但我會強調產品可以改善健康，標榜使用無毒材料。我會花時間到各個零售商，為消費者建立正確觀念。有消費者對我說：「你顛覆了英國美妝產業！」我不知有沒有資格這麼說，但我確實致力於減少有毒物質。我每次說到這種事情，話匣子一開就停不下來。

我的事業起初就飄搖不定，為了讓資金周轉自如，我要花費越來越多的心力。我請不起員工，只好自己埋首在文件堆裡，身兼製造、業務和公關多

職，還要趕忙設計兩個新系列產品，一是專為孕婦打造，另一個是靜系列水療禮品組。我還不會走路就想飛了，一個人做十人份工作，忙到天昏地暗。

我需要找一個事業夥伴，也急需資金。安德魯自己很忙，不可能幫我，在我穩定獲利之前，他必須先顧好家中的財源。

英國連鎖藥局博姿（Boots）對我的產品系列感興趣，但不巧他們正在跟勞埃德藥局（Lloyds Pharmacy）談合併，並無法給我任何承諾。一個知名的電視購物頻道也表達興趣。先前有一個買家提議在戶外開會，因為她想一邊開會一邊抽菸，她對我吞雲吐霧，我明明覺得不舒服，仍忍氣吞聲面帶微笑。我和新買家早已見過面，她之前待在老牌百貨公司 Debenhams，親眼見證我的產品大促銷的盛況。美國大零售商也表達興趣，我從帆船比賽回來，隨即啟程前往明尼蘇達州，他們屬意某一條產品線，但我心知肚明，如果再沒有大筆資金挹注，我是無法再繼續前進的。

我大部分的時間都在找錢，但明明應該花時間跑業務、做行銷和出貨。大家總是說，只要接到大零售商的訂單，銀行就願意借錢，但事實上銀行絲毫不願讓步，一毛錢也不借，就連預支也不行。如此綁手綁腳的環境，誰還能夠好好做生意呢？有人建議我收起來，重新開始，但我覺得太沒鬥志了，更何況另起爐灶也不會突然變有錢。

直闖「龍穴」

二〇〇四年六月某日，會計遞給我一份晚報，上面圈了其中一則小廣告：「你看！BBC 二臺推出新節目，他們會選出值得投資的創業理念。」

好喔，可能值得一試。於是我報名這個新節目，叫做《龍穴》（Dragon's Den）[73]。我為此提交未來五年的商業企劃和現金流預測。我乖乖提出申請後，過了一個星期，接到了電話以及面試通知。哎呀！幹嘛自找麻煩呢？

我來了，不知天高地厚，竟然想入「龍穴」⋯⋯

老闆自己癌症末期，而且是一人公司，根本不是投資賣點，所以我閉口不提，更何況我報名這個節目時，就有簽署免責條款，保證自己是完全健

康。過去三年內,有沒有動過手術?沒有!那是快要五年前的事情了。有沒有心臟病發或心臟疾病?沒有。他們並沒有問,「過去五年內,有沒有診斷出末期癌症」。

除此之外,還有一些刺探心理健康的問題。我可以想見,有些參賽者到龍穴走一遭,幾乎快發瘋了,心理瀕臨崩潰。沒錯,你可以說我得了憂鬱症,但其實都是正常反應。我是正常的悲傷,絕非生病。

如果我早知道來賓會這樣,對我說一些毫無必要的殘忍評語,我絕對不會去報名。我懷疑這些人受到BBC電視臺的指使,畢竟刁鑽先生(Mr. Nasty,也就是西蒙・高維爾)參與過真人選秀節目《X音素》(X Factor)時火力全開,安妮・魯賓遜(Anne Robinson)則堪稱《一筆OUT消》(Weakest Link)的刁鑽小姐,當時兩位的名氣都很大。我看了《龍穴》後面幾季,突然發現前幾季特別刻薄,尤其是唯一的女來賓瑞秋・埃爾諾(Rachel Elnaugh)。女人何苦為難女人啊?

《龍穴》是全新的節目,專為BBC二臺頻道打造,在我心目中,這個電視臺應該有英國老派的禮貌,以資訊性和教育性節目著稱,肯定不會仿效當前電視節目的霸凌風格吧?這個節目應該是正派的商業論壇,讓大家好好進行商業討論吧?

我錯了!一切都是為了收視率。實境節目面對有家計要扛的真人,只有無情的捨棄。創業者結束錄影後,自尊滿目瘡痍,自信殘破不堪,但自尊和自信都是創業成功的關鍵。如果你有創業的理想,我建議你不要上節目,無論他們的企劃有多誘人。

我是第一批參賽者,完全不知道會有多殘酷。BBC研究人員把我帶到位於「白城」(White City)的BBC電視中心,一間小到不行的房間訪問我,這本身就不是萬全的前置作業。我只知道我要在五隻龍(五位「成功」商界人士)面前簡報,在三分鐘以內介紹我的公司,然後他們會問我一些數字、預測和行銷計畫等,聽起來沒什麼!

我已經跟會計處理掉一些現金流,現在帳面看起來好極了!就在拍攝前一天,BBC打電話來,叫我下修未來預估,他們說來賓不可能按照我寫的

投資二十五萬英鎊,最多只能寫十萬英鎊,可是對於一間已經在百貨公司鋪貨,並且擁有其他很多通路,試圖把市場拓展到美國的美妝品公司來說,這種投資額根本不夠。我提出抗議,但他們還是很堅持。我生氣的是,他們到最後一刻才說,我現在只能靠自己修改數字和重新計算。

我開始懷疑了,這個節目真的值得上嗎?我調整數字,現在我未來三到五年的周轉預測完全不同了。

我搭計程車抵達現場,真是託 BBC 的福啊,我是既期待又害怕受傷害。工作人員把我們當成牲畜對待,反而讓我更焦慮了,我和其他參賽者被趕到一間小房間,連站著都有問題,更別說坐著了。我只好靠在沙發邊緣,大約等了一小時才叫到我。

這個節目在二〇〇四年十月拍攝,預計在二〇〇五年二月播出,沒有人知道會拍出什麼,故弄玄虛的氣氛令人不安極了。一旦你入了龍血,就回不去休息室了。你也沒有機會跟他們反應,這些來賓的態度有多麼惡劣,每一位參賽者都沒有心理準備。一旦你被驅逐出賽(通常是棄如敝屣),BBC 財經評論家伊凡‧戴維斯(Evan Davis)會簡短訪問你,然後就把你送上計程車,叫你滾蛋。

我進入拍攝現場之前,他們把我拖到一旁說話。他們說裡面只有一張小桌子,不可以把所有產品帶進去。什麼?我的剪報該怎麼辦?我有很多媒體評論,來自《OK》、《柯夢波丹》、《星期日泰晤士報》、《每日郵報》、《每日快報》,族繁不及備載。這些媒體都熱愛我的產品,不可以拿進去,真的嗎?如果只有擺幾件產品,沒有半張剪報,大家要怎麼認識我所有產品?大家要怎麼知道外界的反應?我好生氣,這根本是一場玩笑。

他們提醒我,只有我可以上場,反正我也沒有人手,雖然我的會計應該是不錯的人選。不過我很快就覺悟了,這個節目在做手腳,讓情勢對他們有利,我早已淪為獵物。他們可以左右我的現金流,當然也可以改變遊戲規則。我要盡快做決定,我該上節目嗎?我依然對我的產品有信心,我有把握可以說服他們,市面上並沒有同樣的產品,但我很認真考慮過退場。

我試試看吧,這會給我曝光的機會!我不僅需要資金,我還需要商業

夥伴,那些來賓搞不好會被我說服,願意成為我的合作對象?我必須判斷情勢,做最壞的打算,這是 BBC 二臺,還會糟到哪去呢?

於是我帶了一些產品上節目。

要永遠抱持希望

我三分鐘的剪報無懈可擊,卻沒有在電視上播出。我很快就看清了,我面前這些黑臉絕對不會投資我。我後來回頭看,總算恍然大悟,我的公司負過債,除非當時就有穩定獲利,或者擁有賺錢的專利申請,否則我只是在浪費時間罷了。凡是要他們付出絲毫心力,或者當下有負債的公司,都不可能受到他們青睞。我刻意不提我罹癌的事情,因為我的產品夠好了,不用像《X音素》那樣大打情緒勒索牌,我也不想讓這些討厭鬼知道我的健康問題。

唯一的女性瑞秋・埃爾諾,可以說是裡面最糟糕的來賓。我說我在創業的時候,不幸遇到無良供應商,損失了十二多萬英鎊訂單,她先假裝同情,然後一直想逼哭我。她肯定想逼出我「脆弱」的一面,我很清楚她的把戲。

我難道沒想過防腐劑會有問題嗎?我真的沒有!這些產品在實驗室的試驗都很順利,我也必須信任我的供應商。我從來沒想過,我會拿到一批充滿細菌的不合格產品,我沒聽過別人遇到類似問題。我也沒想到製造商會說謊,騙我說產品很純淨,把我的錢敲到一毛也不剩。

這些「龍」一點也不明白未來的趨勢就是無毒美妝品,不可以添加羥基苯甲酸酯、硫酸鹽和其他有毒物質。我解釋了其中的差異,但他們還是聽不懂,瑞秋甚至譏笑我:「美體小舖已經有天然產品,這個市場飽和了[74]。」

她開始質疑我未來的計畫。「你覺得未來五年,你在這個競爭激烈的市場有什麼搞頭?」我談到我的海外擴張計畫,例如跟 Target 和 QVC 等零售商的行銷機會,最後提到我猜她可能會想聽,但我不必然會想做的事情:「我希望有一天可以仿效祖・馬龍(Jo Malone),把這個系列賣給雅詩蘭黛和萊雅等大公司。」但是我心想,祖・馬龍應該很後悔把配方賣出去。

「你以為你是誰啊?你不是祖・馬龍。」她嘲笑我。我沒想到她會如此

無禮，不管她說這段話是什麼意思，她都沒有資格斷定我是不是祖・馬龍。祖・馬龍只是把一些美麗的香氣放入高雅簡單的套裝產品，他做的調香比較簡單，但我的水療保養品融合很多元素。我的產品當然有進步空間，但我正在拮据的預算之內，竭盡所能把產品做得更好。

瑞秋・埃爾諾根本不認識我，竟敢說我什麼都不是。我咬住嘴唇，「很抱歉，那你是什麼人物？」我回她，真好奇我面前這個無禮的傢伙是何許人，以及她如何賺取財富？她簡述她的公司，原來她專門收購別人的服務，例如賽車和 SPA 票券，然後用信用卡交易。我知道這種賺錢手法，如果消費者購買體驗禮券沒用，就會入了她的口袋，所以她是「皮條客」，專門從失敗的交易賺現金。我一點也不意外，露出一副不以為然的表情。

這個節目的緊張程度節節升高。我不想要他們的錢，這些人太傲慢，根本不想在我的事業投注心力。他們對美妝品的認知也太狹隘了。

無論我怎麼解釋，那些蠢蛋就是不明白，為什麼未來的市場在於拿掉羥基苯甲酸酯、假雌激素和其他有毒物質。二〇〇三年起，雌激素相關癌症的發生率，以大家想像不到的速度成長，<u>舉凡卵巢癌、乳癌和非小細胞肺癌（NSCLC）都是雌激素驅動的</u>。非小細胞肺癌發生率，在最近十五年間，已經從占癌症診斷百分之十二增為百分之四十，大概是因為環境有越來越多塑膠和類雌激素，大多數患者皆為三十幾歲和四十幾歲的女性。<u>大家都以為非小細胞肺癌是香菸所致，殊不知是雌激素造成的。美妝品內含羥基苯甲酸酯，會提升我們體內的雌激素。現在很多忙碌的家庭習慣用塑膠容器微波食品，也是讓我看得膽戰心驚。</u>

這個節目從拍攝到播出，間隔好幾個月，最後我只在電視亮相五分鐘，但我明明在龍穴待了兩個半小時。沒錯，那兩個半小時一直遭受盤問，BBC 當然不會完整呈現。他們在節目最後差一點把我逼哭，我不是被他們嚇著，而是心灰意冷。他們最後拒絕我的原因，竟是我太執著了（且慢，做生意不都要執著嗎？），他們還質疑我沒有生意才能。真的是這樣嗎？

這段經驗讓我氣得發抖，我覺得我受到 BBC 不公平的對待，曝光機會比其他人都少。我拍了兩個半小時，明明有很多影像可以剪輯。我對此沒有

置喙的餘地,這是第一季,「偉大的」龍要高高在上,參賽者要唯唯諾諾,形成一種有趣的對比。

我回到家裡,朋友對我說,我在節目說了什麼並不重要,最重要的是我臺風穩健!實境節目就是重視外表,她叫我別擔心。我不確定事實是否真如她所言,但是她讓我笑了!

如果我希望身體好起來,我似乎有點做錯了!可是,我好想在短暫的時間裡,盡量多做一點事情,把生命活得很精彩。我下意識深信著,我命不久長。我承受莫大的壓力,我要擔心健康、財務和商業競爭對手,還要上節目遭受身心重創,這些事情都可能害死我。如果你還覺得癌症很難對付,你絕對不可能戰勝癌症的話,我的故事會給你力量。我經歷了這些瘋狂的事情,還不是活下來了,我的經歷太荒謬,只是我當時沒有意識到。

由此可見我的雞尾酒療法絕對很厲害,就算感到緊張和壓力,仍有可能在最黑暗的情況下好轉。人體竟是如此有恢復力,永遠要抱持希望。

這個節目播出後幾個月,聽說瑞秋的公司破產了(她的公司以一英鎊賣給節目中另外兩隻龍)。我笑了,我不應該這樣的,但這就是正義啊!

當我回想我做的每件事,從設計美妝品、行銷到公關,再從外包到尋求通路(例如店鋪、書店、SPA 會館和藥局),都要處理很多文件。我都不禁好奇自己是怎麼走過來的,尤其是我仍深受化療腦的副作用所苦,我還要花時間照顧自己的健康。我需要一個商業夥伴跟我並肩作戰,而不是驕傲有錢的投資客。投資客對我不僅毫無貢獻,還想從我身上撈到好處。當我知道癌症環伺在後,仍要努力保持理智,把握機會,注意自己踏出的每一步。我無論如何都會堅持下去。我堅決頑固的心態,拒絕接受失敗。我完全不在意壓力正在傷害著我。

看來我真的不是祖・馬龍,對吧?

重點整理

・舉凡卵巢癌、乳癌和非小細胞肺癌(NSCLC)都是雌激素驅動的。
・家都以為非小細胞肺癌是香菸所致,其實是雌激素造成的。

- 美妝品內含羥基苯甲酸酯,會提升人體內的雌激素。現在很多忙碌的家庭習慣用塑膠容器微波食品,也是造成癌症的原因之一。
- 人體是如此的有恢復力,所以永遠要抱持希望。

73　美國也有類似的電視節目,叫做創業鯊魚幫(Shark Tank)。
74　事實上,美體小舖一直到十四年後,才在所有產品禁用羥基苯甲酸酯(Parabens)。https://help.thebodyshop.com/en-gb/products-and-services/parabens in 2018

Chapter14
癌魔從來不讓人放鬆

　　果不其然，經歷這些事情我累壞了，我從來不承認我深受癌症的折磨，我還是像以前一樣過日子，拒絕妥協。我相信我可以應付，幾乎到了否認自己沒病的地步，我會把營養品和藥物藏起來，趁大家沒看到的時候吞下，只為了證明我很好。

　　如果有任何人知道我得了癌症，我就很想證明，我絕對會成功抵達彼岸。癌症並沒有奪走「我」，我所經歷的一切，都不是我人生最壓倒性的經驗。現在回頭看，我很確定是創傷後壓力症候群（PTSD）延遲發作了，我一直在苦撐，承擔越來越多的東西後，而創業又給我一記沉重的打擊。

　　這打擊太沉重了，我知道壓力和癌症的關係，終於願意把過生活放在第一位。我做了痛苦的抉擇，決定放下我的事業。

　　但我的公司是我的孩子，那些美好的一切，都是我日以繼夜打造出來的，我只是先暫時擱置事業。我告訴自己，唯有等到我穩住自己，重新平靜下來，找回我自己，才會再繼續發展事業。

　　我仍握有水療禮品組和舒壓音樂的配方、商標和版權，為了有最好的結果，還是等到未來再重新出發吧。就這樣，我帶著沉重的心情，通知買家我要暫時關閉。

　　放縱一下，OK嗎？

　　我快要過四十歲生日了，需要休息一下。我的血液腫瘤標誌仍保持穩定，一切都在正常值，該是重拾掌控權、好好休息的時候了。

Chapter 14　癌魔從來不讓人放鬆

我還是會定期去玩帆船，生日當天剛好碰上愛爾蘭的柯克帆船週（Cork Week），這可是帆船界同好的年度盛會，不僅比賽精彩，賽後派對更是如此，我該放鬆一下，享受歡樂時光！

我現在終於相信，我可以戰勝癌症，癌症並不會擊敗我。我還是很小心飲食，這一點是不會鬆懈的，但我不再服藥，服藥只是短期的，就連阿斯匹靈也是偶爾吃一下，我也擔心艾雷克（NSAID）可能會傷身，但後來才知道艾雷克必須長期服用。

那一年夏天，我確實有點脫軌，我快要過了五年生存期，象徵癌症「治癒」（哈！），我想要跟生日一起慶祝。我在柯克經常跑香檳酒吧，生日前夕，我就是在香檳酒吧度過，黑色天鵝絨雞尾酒是在火上加油（這加了愛爾蘭墨菲黑啤酒和香檳，這種黑啤酒就像健力士黑生啤，滿滿的鐵質，對癌症患者來說是大災難）。沒錯，潔恩是在放縱自己！

但是我錯了，我回到家後，右腿淋巴水腫，幾個星期後，我開始咳嗽和咳血，夜晚盜汗的症狀開始反撲，難不成白血病又回來了？我慌了。

我害怕的是，鱗狀細胞癌腫瘤標記暴增到兩百，超出當初診斷出肺轉移的數值，我不可以再等了，這是明顯的危險信號。我立刻展開雞尾酒療法，這是我先前儲存的祕密武器。除了服用待匹力達和汀類藥物，我還注射了更高劑量的維生素C，我也嘗試偶爾服用艾雷克，以免傷胃。

這一次癌症似乎來勢洶洶。我回頭看自己的研究，發現一九九九年《草藥期刊》一篇論文，突然想到我需要冬青葉十大功勞的小檗鹼成分，我竟然把這個殺手鐧給忘了，於是立刻把它加入我的雞尾酒療法中。

兩個月後，我鬆了一口氣，血液腫瘤標誌再度低於正常值。我就在那時候做了電腦斷層掃描，沒有發現腫瘤，大概是我反應過度吧，還是我成功逆轉了災難。我永遠不會知道答案，但我覺悟了，我不可以再不顧安危。<u>癌症是長期問題，需要嚴格管控，就像糖尿病和人類免疫缺乏病毒（HIV）一樣。</u>

時間一久，癌症真的會消失嗎？還是說我這輩子都別想擺脫癌症，癌細胞會永遠潛伏在體內？我可能要建立吃藥的習慣，如果每天吃些藥就不太會有問題，那還滿好解決的。

無論如何，我這次「脫序」安然過關了，再度證明我的雞尾酒療法有效。我終於知道，它對子宮頸癌和白血病都有效，但可能是加了小檗鹼，進一步加強協同效果。大概是子宮頸癌比起白血病更容易受到葡萄糖和脂肪所驅動吧[75]（確實是這樣，白血病大致是麩醯氨酸驅動的）[76]。

我的小越軌並沒有害死我，生活再度回歸正軌了，謝天謝地！這是寶貴的一課，我再也不會放縱自己了，我決定繼續服用汀類藥物，請腫瘤科醫師持續開藥，她也認為值得長期服用。

孩子、孩子、孩子

我暫停我的事業，生活頓時有空了，我想認真思考生孩子的事情。現在就算癌症復發，我也有信心戰勝它，再也不怕了。就算別人說我不顧後果，說我哪天死了孩子會沒媽媽，我也不受他們影響，依照過去十年累積的經驗，我並不覺得把新生命帶到世上是一件自私的事情。

我跟安德魯經過漫長的討論，決定分別找一個卵子捐贈者和一個代理孕母，雖然這樣在運籌帷幄上困難多了，倒可以顧慮每個人的心情。我們放出消息，很開心有一個漂亮的朋友願意提供卵子，我好感謝她的慷慨大度，這可不是小事啊！我們談了很多次，她一直樂意幫忙，她願意注射荷爾蒙，為我們做這些犧牲，這真的是最棒的禮物了！

我們也找了老朋友當代理孕母，但是要讓兩個女人的週期同步，說比做容易！我們滿懷期待，開始在哈利街的知名生育診所展開療程。

我不懂為什麼會失敗，兩位女性朋友都有成功懷孕的經驗，也都有自己的小孩，我的卵子捐贈者還不到三十五歲，分明是適合捐贈卵子的年紀。

但是第一輪的卵子數令人失望透了，最後只有八個可存活的胚胎，其中只有兩個品質不錯。我至今還記得從顯微鏡看胚胎的感受，一想到這些細胞終究會改變我們的人生，就覺得好神奇喔！

於是我們把兩個胚胎植入代理孕母身上，那幾個星期的等待時間很煎熬，最後要確認是一個胚胎或兩個胚胎著床。

CHAPTER 14　癌魔從來不讓人放鬆

　　我永遠忘不了，當我知道兩個胚胎都沒有著床成功，這是多麼嚴重的打擊！我不明白為什麼會失敗，她們兩個人都生過孩子，為什麼這次會如此困難呢？難道是診所做錯什麼嗎？胚胎移植應該在黑暗的情況下做吧？我後來才知道其他診所都這樣。

　　我爬過好幾座山才走到這裡，於是我告訴自己，這只是為人父母之路的小顛簸而已，醒醒吧，我們才試了第一次！

　　我們的代理孕母難掩失望，把過錯都怪到自己身上。我自己也沒想到會失敗，但我一直安慰她說這是常有的事情，尤其是第一次做，然而她的情緒狀態很糟，無法繼續嘗試了。我們確實虧欠她很多，肯定是我讓她感受到希望破滅和失望之情，雖然我沒有這個意思。這時候的情緒波動很激烈，很遺憾她想就此打住，但我完全可以理解。

　　我朋友還願意捐贈卵子嗎？還好她願意，但我們要另外找代理孕母，沒想到英國代孕組織（COTS）幫我們找到了。她住在蘇格蘭的外圍，我們住在倫敦，但距離絕對不是問題。等到我們互相拜訪，通過審查程序，就花了幾個月時間，我們終於懷著忐忑不安的心情，準備迎接代孕的過程。可是就在快要開始的時候，代理孕母和老公又懷了一胎，我們好生失望。

　　她已經幫其他兩位女性代孕過，所以這是她懷的第七個孩子，我們只好再等一等。COTS 幫我們找到另一位天使，這位可愛的女士叫做蕾貝卡，她住的地方離倫敦近多了，完美！

　　我們再次走過胚胎移植的程序，開始祈求好運，希望這次會有好結果。

　　我強忍住每天打電話給代理孕母的衝動，盡量別露出極度渴望的樣子，但不知道怎麼的，我覺得不太妙。後來，有一天早晨我的手機響了，我接起電話，既期待又害怕受傷害。

　　「我的月經來了。」她小小聲說，「我為了確認，還特地做了驗孕，很遺憾這次沒有成功。」

　　她向我們坦白，她剛交了新男朋友，對方不希望她再做代理孕母，我的心情簡直跌到谷底。我衷心感謝她，說我們應該一起喝個咖啡，可是，我真的不知道接下來該怎麼辦了。

幾個月後，那位住在蘇格蘭外圍的女性又可以幫別人代孕了，她已經生完第七個孩子！她這麼會生，怎麼可能會失敗呢？醫師不建議她繼續做代理孕母，但她倒很樂意先休息幾個月，再來重新嘗試。我也不放棄希望，我們決定等到她準備好了再說，到時候再把剩下兩個胚胎解凍，展開移植。

我還記得我在小更衣室接到她的電話時，衣服正穿到一半，我接起電話的時候，深吸一口氣，我們該不會要當爸媽了吧？

但顯然不是。

朋友已經為我們捐贈兩次卵子，我不希望她繼續注射無謂的荷爾蒙，我不想再麻煩她了，這對她並不公平。我特地跑去她家跟她促膝長談，告訴她我決定找「直接的」代孕，再也不用透過診所，更何況我們也負擔不起診所的費用。

我們兩個人都哭了，給彼此一個擁抱，這就是最美好的姐妹情誼，我永遠不會忘記她的大恩大德。所有陪伴我走過這條路的女人，都讓我激動不已，她們是這世界了不起的天使。

只不過我和安德魯又要重新開始，沒有胚胎，沒有支付診所的錢。即使我非常沮喪，我仍相信在世界某一個地方，會有某個特別的人可以幫忙我們。有一天，我會抱著自己的小寶寶，看著寶寶的眼睛，感受我們之間的愛與連結。神呀，求求祢！

重點整理

· 癌症是長期問題，需要嚴格管控，就像糖尿病和人類免疫缺乏病毒（HIV）一樣。

75　Inhibition of glutaminase selectively suppresses the growth of primary acute myeloid leukaemia cells with IDH mutations Emadi, Ashkan et al. Experimental Hematology, Volume 42, Issue 4, 247-251

76　AKT Inhibitors Promote Cell Death in Cervical Cancer through Disruption of mTOR Signaling and Glucose Uptake. PLOS ONE 9（9）：e107846

Chapter15

餓死癌細胞的金三角理論

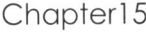

化療破壞了我的免疫系統，就算過了幾年，我仍未恢復正常。二〇〇二年我停用提升免疫力和降血糖的小蘗鹼，轉而服用武靴葉，我大概是忘了服用小蘗鹼的初衷吧！事實上，小蘗鹼是極為有效的抗菌劑，就連軍隊也知道它是抵抗炭疽病的營養品。

二〇〇四年我的血液腫瘤標誌飆升，我再度服用小蘗鹼，只可惜缺乏小蘗鹼的研究，所以我沒有定期服用它，我反而用其他方法提升免疫力，現在回頭看，我覺得很扼腕。

二〇〇七年英國爆發禽流感，造成民眾恐慌和恐懼，我發現希每得定（Cimetidine）會提升免疫力，還可以抗癌。我擔心染上致命的病毒，例如禽流感，而且可能比其他人更嚴重，因為我抗感染的能力比任何人都差，如果老是感染病毒，不出幾個星期絕對會病倒。我戰勝癌症又如何呢？我只是活著，但沒有好好的活著。

找回自體免疫力

我要重新啟動與生俱來的免疫系統，讓免疫系統重新學會對付流感和感冒，祕訣應該是慢慢把免疫力找回來，讓免疫系統重新學會辨識病原體。可是這個方法不管用，我每次感冒還是一樣嚴重，根本沒有找回免疫力。

我發現我的TH2免疫反應（亦即對於過敏原的荷爾蒙反應）居高不下

181

（肯楊檢驗我的 IL-5 發現這個問題），正因為如此，我的 TH1 免疫反應（亦即對於病原體的荷爾蒙反應）才會持續低落。換句話說，我的 TH1 和 TH2 總是一低一高，抗組織胺藥物可以逆轉這個問題，透過抑制 TH2 免疫反應，讓 TH1 免疫反應恢復正常。

研究顯示，希每得定有這個功效，這種藥物由來已久，一九八〇年代經常用來治療胃潰瘍，但現在英國已經買不到了。

幸好其他國家仍然買得到，例如德國和美國，我可以拜託美國的朋友幫忙買，寄到英國給我，但我選擇向加拿大的網路藥局購買。這屬於制酸劑，我擔心長期服用會傷害消化系統，所以只服用三個月，畢竟讓胃部保持酸性，才是消化健全的關鍵。我就是靠這種把戲來恢復身體平衡，真的有效，本來老是遭受病毒攻擊，頓時間恢復原本健康的我。萬歲！尤其是再度服用小檗鹼之後，效果更佳！

我也是在二〇〇七年，為其他癌症病患找藥的時候，意外發現**常見的糖尿病藥物二甲雙胍（metformin）可以阻斷癌細胞吸收葡萄糖。我之後還發現二甲雙胍有其他抗癌功效，例如阻斷類胰島素生長因子（IGF-1）和 mTOR（細胞分裂的必要酵素）**，刺激腸道的好菌，進而提升免疫力，同時阻斷**第二型六碳糖激酶（hexokinase 2，氧化磷酸化路徑的步驟之一）**，**避免血中乳酸轉換回葡萄糖**[77]，**並且提高胰島素的敏感度。**

我決定了，二甲雙胍就是我的「殺手鐧」，這對於我餓死癌細胞的飲食有幫助。我服用二甲雙胍的方式跟糖尿病患不同，畢竟癌症病患的血糖是「正常的」，我心想如果趁血糖升高之前，也就是改成**飯前服用**，豈不是更好嗎[78]？時機點絕對是最重要的，運動的時機也是如此（我認為**飯後十五分鐘運動**，最能夠有效降低胰島素和葡萄糖）。二甲雙胍主要是在腸道起作用，類似小檗鹼，可以調節「微生物群落」，否則高飽和脂肪以及過多單醣都會破壞微生物群落。**二甲雙胍和小檗鹼兩者都會升高腸道有益健康的短鏈脂肪酸，進而緩解發炎，讓腸道屏障毫髮無傷**[79]。

我開始每天服用二甲雙胍和小檗鹼，但我會交替使用，偶爾才兩者並用。事實上，我服用這兩種藥物，應該要準備血糖機檢驗血糖，但我身體沒

有不舒服,也沒有糖尿病,就沒這麼做了。更何況二甲雙胍會「維持血糖正常」,換句話說,並不會導致葡萄糖低於正常值,所以比很多醫師想的更安全,只可惜多年來慘遭姐妹藥苯乙雙胍(Phenformin)拖累而聲名狼籍。

分享資源

現在大家口耳相傳,說我從末期癌症奇蹟生還,說我知道如何緩解無藥可救的病情,朋友或者朋友的朋友,開始介紹病人給我認識。然而,我真的好想把癌症的事情拋諸腦後,但我知道我掌握了寶貴的資訊,可以幫助別人,只好勉為其難接下一些病例,包括腎臟癌、膀胱癌、胰臟癌、大腸直腸癌和乳癌。

我試著保持距離,畢竟為他們找資料,我會想起不堪回首的過去,我想要盡量遠離,所以很少跟病人見面,頂多只會通信。

除了自然和替代療法,我發現很多非處方癌症藥物使用,也可能對癌症病患有幫助。<u>心律錠(Propranolol)屬於乙型交感阻斷劑(β-blocker),可以降低血管內皮生長因子(VEGF),以免這種生長因子刺激血管新生,餵養體內癌細胞。心律錠也會阻斷基質金屬蛋白酶-2和基質金屬蛋白酶-9(MMP-2和MMP-9),以免癌細胞周圍的組織支架崩解,癌細胞便無法轉移,讓身體從促癌環境變成抗癌環境。</u>但是心律錠會跟待匹力達交互作用,兩者都有可能降血壓,然而我發現<u>待匹力達也會阻斷MMP-9和Wnt訊息傳遞路徑,Wnt是癌症常會修改的路徑。蘇林達克(Sulindac)屬於非類固醇消炎藥(NSAID),</u>似乎對大腸直腸癌有效,但是難以取得。

我以前會鼓勵大家自己畫「一件麻煩小事作戰表」,但是事隔多年才發現這個方法不好用,一長串的營養品清單,太令人困惑了。什麼才是真正的「殺手鐧」?哪些才是最有效的藥物和營養品?為什麼?癌症病患一個接著一個離世,大家根本無法從腫瘤科醫師取得這些非處方癌症藥品,可是我身邊仍有成功的案例,有兩位癌症末期病患依然活著,光憑自然療法就撐過十四個年頭,在我寫這本書的時候還活蹦亂跳著。

這些成功案例都跟我見過面，唯有如此，他們才明白為什麼低升糖飲食很重要，為什麼要採行整合療法，以及為什麼要定期服用營養品。要不是這些支持，病患很容易放棄飲食法，乾脆把希望都寄託在腫瘤科醫師身上，但是這麼做對末期癌症必死無疑。

我知道越多，越覺得<u>每一位癌症病患要拒吃壞脂肪、簡單碳水化合物（尤其是葡萄糖）和蛋白質（例如麩醯氨酸），效果最好</u>。

我再怎麼打電話解釋，或者寄送 Pubmed 和 Medline 的論文，幾乎都是在浪費時間。大多數病患仍無法理解調整飲食有多麼重要，為什麼光憑「標準療程」仍遠遠不夠，為什麼還要自己增加武器。

關鍵就在於整合！簡‧普蘭特（Jane Plant）在《你的生命掌握在自己手中》一書，建議大家拒吃肉類和乳製品，但我覺得還不夠。我認為面對醣類千萬不可以手下留情，一定要餓死癌細胞，蜂蜜、香蕉、葡萄或酒類都不可以吃，當斷則斷！

簡‧普蘭特認為披薩和蜂蜜可以吃，但是在我眼裡，這兩種食物都吃不得，我們絕對要降低「升糖負荷」（GL），避免可怕的飯後胰島素飆升。阻斷類胰島素生長因子（IGF-1），只是其中一個角度，如果還可以同時降低葡萄糖和胰島素，少吃飽和脂肪和蛋白質，效果肯定會更好。

我觀察其他病患的行為，發現大家還在吃白馬鈴薯、白飯、香蕉、麵包、蜂蜜、葡萄和果汁。如果沒有藥物從旁協助，如果再不深入了解癌症如何餵飽自己，這些病人根本別想好起來。

每當有放棄的跡象，我就知道要更積極一點，於是我幫助病患設計自己的「一件麻煩小事作戰表」，跟他們面對面坐下來，討論該做出哪些改變，該去看哪些醫師。我變成「引導者」，指引他們走在正確的道路上，找到他們需要的藥物、醫師和營養品。

金三角理論

為了解釋我自己覺得有用的名詞，特別畫了簡單的金三角圖表，列出我

服用的每一種藥物,以及為什麼這些藥物會阻斷癌症所需的養分。依照我的理論,癌症病患必須斷絕金三角的每一角,包括脂肪、蛋白質和簡單碳水化合物,才可以達成最佳的效果。當癌症的抗藥性越強,就會從攝取葡萄糖轉為攝取麩醯氨酸,如果只阻斷其中一條路,癌症反而會改走別條路。

事實上,癌症有很多燃油管路,除了葡萄糖和麩醯氨酸,還有脂肪酸、醋酸鹽(Acetate)、羥基丁酸(hydroxybutyrate,酮)、乳酸,因此我們要知道癌症靠什麼驅動,只不過當時缺乏相關資料,癌症研究並不重視代謝機制,而是把重心放在基因突變上。

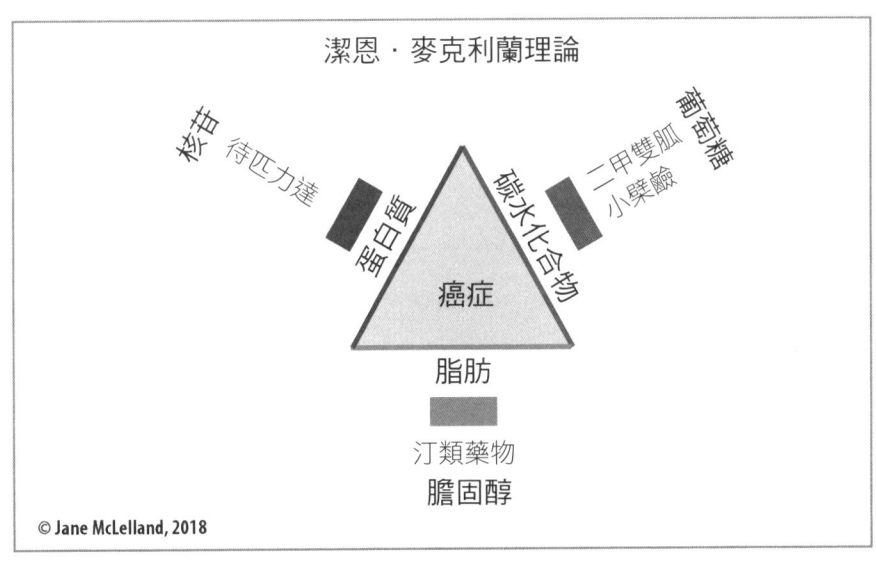

圖 15.1　我的餓死癌細胞金三角理論

這個餓死癌細胞的金三角理論,礙於我十年前的知識有限,只是一張簡單的圖表,卻可以清楚說明我的理論。
- 待匹力達阻斷癌細胞攝取核苷酸和其他蛋白質。
- 二甲雙胍和小檗鹼會阻斷葡萄糖。
- 洛伐他汀會阻斷脂肪(膽固醇)。

等到癌細胞處於飢餓狀態,我再給癌細胞發出一記猛攻,包括注射高

劑量維生素C，呼吸新鮮空氣，服用艾雷克和洛伐他汀的雞尾酒療法。事實上，我為了「餓死」癌細胞所做的事情，絕對比上面列出的更詳細。一直到了最近幾年，才知道我的組合有多棒。

這個簡單的金三角圖表變成我的模板，隨時補上我想阻斷脂肪、葡萄糖和麩醯氨酸代謝機制。當我對癌症燃料管線越來越了解，這張金三角也就變成一張「捷運路線圖」（你待會就看到了），一張全方位的餓死癌細胞作戰圖，可以為各種癌症所用，或者加以改編。

每次遇到剛診斷出癌症的病人，我都會強調多管齊下，千萬不要只依賴標準療法，這並不足以治療如此複雜的疾病。光是一邊做化療，一邊服用少量二甲雙胍也不夠，**千萬不要把任何一種藥物當成萬靈丹，也不要小看癌症的異常代謝路徑。**

只可惜腫瘤科醫師常犯這種錯誤，一次只使用一種藥物，等到失敗了（因為癌細胞突變了），再換成另一種藥物，根本小看了幹細胞，以及幹細胞會隨著代謝機制突變。

我也是經過多年研究後，才發現癌症產生抗藥性的真正原因，癌細胞為了餵飽自己，一直在尋找新的燃料來源。由此可見，研發新的基因藥物，只是在服務藥廠的利益，而非病人的利益。我必須提醒朋友們，治療癌症可不是玩玩的，這個世界很殘酷，關鍵就在於整合療法，尤其是我建議服用的藥物，幾乎沒有毒性，也有多年安全資料背書，癌症治療絕對要採用整合途徑。依照我的理論，我們不僅要餓死癌細胞，還要阻斷其燃料來源，對於癌症，絕不寬貸。

儘管如此，我還是經常看到癌症病人犯相同的錯誤，大家就是不明白，為了讓自己好起來，必須付出多大的心力。甚至有一些人覺得，與其改變飲食習慣或者服用一堆營養品和藥品，還不如直接死掉算了（這種人超多的）。病人想到要吃很多藥，自然會抗拒，有些人是不想冒犯腫瘤科醫師，大多抗拒輔助療法，或覺得飲食療法無用。病人寧願唯唯諾諾，把希望都寄託在「醫療體制」和穿白袍的男女身上。

對於這些冥頑不靈的病人，我只是在浪費生命。我只幫得了那些準備好

的人，他們願意對癌症展開迎頭痛擊，早已看穿現有醫療體制的失敗，也能夠採取更多的必要手段，否則等到癌症惡化了，要做的事情就更多了，而我能夠做的也只有提供建議和支持。

重點整理

- TH2 免疫反應（即對於過敏原的荷爾蒙反應）與 TH1 免疫反應（即對於病原體的荷爾蒙反應）的不平衡狀態（患者通常是 TH1 低、TH2 高），抗組織胺藥物希每得定可以逆轉這個問題，透過抑制 TH2 免疫反應，讓 TH1 免疫反應恢復正常。
- 糖尿病藥物二甲雙胍可以阻斷癌細胞吸收葡萄糖，而且有其他抗癌功效，如阻斷類胰島素生長因子（IGF-1）和 mTOR（細胞分裂的必要酵素），刺激腸道的好菌，進而提升免疫力，同時阻斷第二型六碳糖激酶（氧化磷酸化路徑的步驟之一），避免血中乳酸轉換回葡萄糖，並提高胰島素的敏感度。
- 心律錠屬於乙型交感阻斷劑，可以降低血管內皮生長因子，以免這種生長因子刺激血管新生，餵養體內癌細胞。也會阻斷基質金屬蛋白酶-2 和基質金屬蛋白酶-9（MMP-2 和 MMP-9），以免癌細胞周圍的組織支架崩解，癌細胞便無法轉移，讓身體從促癌環境變成抗癌環境。
- 待匹力達也會阻斷 MMP-9 和 Wnt 訊息傳遞路徑，Wnt 是癌症常會修改的路徑。
- 蘇林達克屬於非類固醇消炎藥，似乎對大腸直腸癌有效，但是難以取得。
- 癌症病患必須斷絕金三角的每一角，包括脂肪、蛋白質和簡單碳水化合物，才可以達成最佳的效果。
- 千萬不要把任何一種藥物當成萬靈丹，也不要小看癌症的異常代謝路徑。

77 Madiraju AK, Erion DM, Rahimi Y, Zhang XM, Braddock DT, Albright RA, Prigaro BJ, Wood JL, Bhanot S, MacDonald MJ, Jurczak MJ, Camporez JP, Lee HY, Cline GW, Samuel VT, Kibbey RG, Shulman GI Metformin suppresses gluconeogenesis by inhibiting mitochondrial glycerophosphate dehydrogenase. Nature. 2014 Jun 26; 510（7506）: 542-6.

78 Naguib A. et al, 'Mitochondrial complex I inhibitors expose a vulnerability for selective killing of Pten-null cells' Cell Reports, April 3, 2018.

79 Xu Zhang, Yufeng Zhao, Jia Xu, Zhengsheng Xue, Menghui Zhang et al. Modulation of gut microbiota by berberine and metformin during the treatment of high-fat diet- induced obesity in rats. Scientific Reports Sept 23 2015

Chapter 16

整個癌症治療典範都錯了！

二〇一二年某一天，我朋友路易絲打電話來。

「瑞秋剛從杜拜打電話給我。」她的聲音在顫抖，「她說她的三陰性乳癌擴散了，你可以幫她嗎？」

瑞秋是我們在格恩西島的共同朋友，她兩個小孩還不滿五歲，我聽了好難過。三陰性乳癌是乳癌中預後最差的，對於荷爾蒙療法或賀癌平（herceptin）都沒有反應，治療也很辛苦，必須結合手術、放療和化療。如果沒有在第一時間擺脫它，就會快速惡化，一旦復發了，只能存活幾個月。

受驚嚇的醫師

我那個星期就直接找瑞秋聊一聊，她淚流滿面。

「腫瘤科醫師就說，每個人終有一死，他說得倒輕鬆。」她一邊啜泣，「可是我只有四十歲，孩子也還小，這時候罹患癌症並不平常吧？我不想死，我還想看到孩子長大成家，老天對我真不公平！」

她的醫師說出這種殘酷的話，令我倒吸一口氣，這已經不是第一次了，我很納悶腫瘤科醫師為什麼喜歡跟病人說命不久長。他們手上握有這麼大的權力，握有生殺大權，一邊是緩和醫療，另一邊則是過度醫療，給予大量的化療和免疫藥物。

幾個月前，瑞秋在縱膈（肺片之間的間隔）發現遠端轉移，但醫師只告

訴她預後。腫瘤科醫師為了保護病患和家屬，總覺得話不要說得太早。我可以理解他們為什麼不敢說真相，但這麼做其實很殘忍，如果病患一直到死前都矇在鼓裡，根本沒時間了解診斷結果，做治療規劃，找治療方法。如果到了最後階段再來找替代療法，只有心碎的份啊！這種事情我看多了。

腫瘤科醫師覺得死亡無可避免，無法阻止，十分棘手，他們的工作只是用安寧療法緩解衝擊，然後讓家屬收拾殘局。他們的工作是冷眼旁觀，怪不得腫瘤科只會吸引最冷冰冰的人。

病人通常會拿到一張紙，寫著神祕的符碼，例如 T3N2M1，醫師似乎期待病人離開之後，會自己跟 Google 大神問意思。這串符碼很會誤導人，讓病人誤以為自己只是第三期，但其實 M1 意味著遠端轉移，也就是第四期。病人懷抱著錯誤的安全感，隨著時間一分一秒過去，迎接他們的就是殘酷的現實，就算他們尋求替代療法，成功的機會將會更渺茫。

「我建議你回英國尋求第二意見。」我跟瑞秋說。

於是，她跟英國一流的腫瘤科學家賈斯汀・史德賓（Justin Stebbing）約了門診。她到了倫敦，她、我和路易絲三個人圍坐在我家廚房的大桌子，一整個下午都在討論我為她找的資料。我為她繪製「一件麻煩小事作戰圖」，列出二甲雙胍、洛伐他汀和艾雷克三種藥物，並透過理論來說服她。

我建議她看史德賓教授的門診時，順便把這張圖帶去，但是她不太情願，癌症診斷讓她不知所措。

她有一堆問題要發問，例如她可不可以服用二甲雙胍和洛伐他汀，她的腫瘤是不是發炎導致的，她可不可以服用非類固醇消炎藥，路易絲陪她一起去。我已經費盡口舌跟她解釋過了，為什麼發炎會導致癌症。

當時我還找不到充足的資料，證明待匹力達可以治療三陰性乳癌[80]，但我希望史德賓教授會考慮她已經第四期「末期」，網開一面讓她試試看這三種藥物。**病人應該有權尋求救命的療法**，這樣才合乎人道吧？

瑞秋看診的時候，忘了問非處方癌症藥物使用。路易絲跟我回報當時的情況，瑞秋跟史德賓教授講話時，完全用絲巾遮住臉，大概想遮掩她的淚流滿面吧。我堅持下次陪她一起去，她答應了。

CHAPTER 16　整個癌症治療典範都錯了！

　　一個月後，我跟著路易絲和瑞秋，一起走進史德賓教授的診療室，三個人浩浩蕩蕩，絕對是一幅奇怪的景象。在這段前奏之後，我向史德賓教授解釋，我是陪瑞秋來做一些決定的。我徵求瑞秋的同意後，站起來把一張 A3「一件麻煩小事作戰圖」攤在桌上。史德賓教授驚訝不已，眼睛瞪得大大的！我可以想見，這位教授從來沒遇過這種事，這位大膽的女人是何方人物？

　　這張作戰圖列出很多建議，從高劑量維生素 C、立體定位放射治療（Stereotactic Radiotherapy）、光動力療法（Sono Photo Dynamic Therapy）、高強度聚焦超音波（High-intensity focused ultrasound, HIFU），甚至是比較傳統的 PARP 抑制劑（教授自己也研究過），裡面也列了營養品、飲食法和排毒建議，當然還有二甲雙胍、洛伐他汀以及非類固醇消炎藥（例如艾雷克）。

　　我完全無視他驚訝的反應，自顧自的站起來，快速介紹二甲雙胍和汀類藥物的潛在優點。他有沒有開過這些藥呢？瑞秋的腫瘤有沒有 COX-2 表現呢？他對於非類固醇消炎藥有什麼看法呢？

　　等到他從驚嚇中醒來，我們開始針對輔助療法展開漫長的討論。

　　他對於注射高劑量維生素 C 沒有把握，但仍同意讓她試試看，除此之外還有光動力療法。他經過深思熟慮後，沒有直接反駁我，只是說他無法開這些藥。

　　「這不是癌症標準療法，由於缺乏隨機臨床試驗，我不想開這些藥。」他說。

　　我早料到會這樣，隨即為瑞秋預約肯楊醫師的門診，他可能會願意開一些藥。

　　瑞秋的縱膈長了大腫瘤，我和史德賓教授都知道光憑標準療法，並無法長久控制病情，頂多只能活幾個月，但我們刻意不在瑞秋面前說。

　　一個小時後，肯楊醫師做完檢查，瑞秋的肺功能還正常，尚未遭受化療重創。如果她願意接受光動力療法，前景值得期待，可是瑞秋不這麼想，她不信任替代療法，想繼續做傳統療法，但她同意服用二甲雙胍，於是我說服了肯楊醫師，開藥給她服用。

　　我陪瑞秋去看了幾次史德賓教授的門診，史德賓教授還給我電子郵件信

箱,一起討論療法。最後瑞秋終於願意嘗試其他療法,例如立體定位放射治療。雖然她肺葉之間長了大腫瘤,但依然多活了二十二個月,跟小孩度過寶貴的時光。

她過世的時候,我覺得自己好失敗,做了這些努力,仍無法救活她。我真希望說服她服用所有必吃的藥物,把雞尾酒療法做到最好,同時攻擊數條燃料管線。三陰性乳癌很難治。什麼是三陰性乳癌專屬的燃料管線呢?這是全世界最難治的癌症之一。為了向瑞秋致敬,我把這個癌症當成自己的使命,如果可以找出三陰性乳癌的燃料管線,知道該如何防堵這些路徑,可能會逆轉這個可怕的疾病,將可以造福無數的年輕媽媽。

抓狂的醫師

幾個月後,有人請我幫忙一位罹患惡性黑色素瘤的女性,於是我見了貝絲和她兩位二十幾歲的兒子。我們圍坐在我家廚房的大桌子,一起制定治療計畫,我畫了「一件麻煩小事作戰表」,跟他們介紹餓死癌細胞的金三角。我們研究各種她想要嘗試的自然療法,以及一些老藥。每個人都很滿意貝絲選擇的治療路徑,最重要的是,這是她自己做的決定。她希望我可以陪她去看英國皇家馬斯登醫院(Royal Marsden Hospital)的門診,這可是英國最知名的治癌醫院。

聖赫利爾醫院(St. Helier Hospital)的貝蒂‧羅德茲醫師(Betty Rhodes)在一九八〇年代研究黑色素瘤病患,我從這份研究得知待匹力達對貝絲有幫助。我甚至從《刺胳針》找來最初的論文,但是要在傳統療法的堡壘之下,說服腫瘤科醫師開立非處方癌症藥物,絕對格外困難,但我們仍願意試試看。

我還加了汀類藥物和非類固醇消炎藥(NSAID),有論文證實對黑色素瘤有效,只可惜當時找不到關於二甲雙胍的證據,所以先暫定三種藥物:待匹力達、汀類藥物和非類固醇消炎藥。我隔週跟貝絲約在醫院見面。

我走進皇家馬斯登醫院的候診室,眼前淨是不發一語面容憂傷的病患和

家屬,沒有位子可以坐。貝絲跟我打招呼,她兒子無法到場,換成她兄弟姊妹陪同。她兄弟姊妹露出狐疑的神情,似乎不太想看到我。

當我們進入診療室,醫師很「老派」,我有點失望,大夥坐下來,他就開始打量我們。

貝絲受到新治療計畫的鼓舞,更有自信控制病情了,於是脫口而出她從飲食限制糖分攝取,現在感覺好多了。只可惜她這番話為這次看診定了調,這位醫師最不想討論的就是飲食。

「我已經說過了,改變飲食是在浪費時間。」他說話的口氣,好像在罵一個不聽話的小孩,「沒有任何證據顯示飲食法對抗癌有效,你現在明明就該好好放鬆,吃你最想吃的東西。」他再補充一句。

難不成她要不管死活,繼續大吃巧克力嗎?怪不得這裡有「皇家馬斯酒吧」之稱。

「如果她想試試看光動力療法,你有什麼看法?」我問她,可是話語一出,我就開始後悔了,我聽得出他原本平靜的語調丕變,從寬容變得急躁。

他冷冷的盯著我,然後說:「這也缺乏證據。」最後下了結論,「那是在浪費錢[81]。」

如果連這個都談不成,開立非處方癌症藥物就更不可能了。為了貝絲,我必須幫忙爭取其他辦法,如果她只靠標準療法,終究會失敗的。

「好,先別說這個了。」我想揶揄他,「我也研究一些可能有幫助的非處方癌症藥物。」我忐忑不安的說。「《刺胳針》有一篇論文證明抗血小板藥物待匹力達會阻止癌細胞轉移,可以避免一些末期病患的惡化。」

我把論文遞給他,他默默接過去,專心的看著,我繼續說我的。

「待匹力達也有抗病毒的效果,這篇文章推測黑色素瘤跟病毒有關。」

「這不是科學證據!這又不是隨機臨床試驗,只是在一九八五年調查一些病人的報告!」他哼了一聲,猛然把論文推給我。貝絲瞄了我一眼,眨個眼,動一下眼珠,彷彿在對我說:「我們早料到會這樣。」

「這是老藥沒錯,大家有沒有可能忽略它的療效呢?」我接著說,老藥不一定無效,難不成披頭四在一九七〇年單飛後,從此就是一群垃圾嗎?

193

「汀類藥物呢？」我問他,再拿出一篇論文,但隨即發現我其實正在節節敗退。

「什麼時候做的研究？」他問。

「嗯……二○○五年,刊登在《黑色素瘤研究期刊》。」我說。

「現在是二○一三年！如果汀類藥物真的有用,大家怎麼還不用？」

「所以你覺得沒有用？你要不要看一下論文？」我小小聲說。他顯然沒意願,馬上轉向貝絲。

「我要跟你單獨談一談。」

哎呀！真不順,我知道會有一些阻礙,但最後的情況比我和貝絲預料的更糟。

他站起來開門,請我和貝斯的兄弟姊妹出去。我們魚貫而出,這位醫師瞪了我一眼,我看一看貝絲,她的狀態還好,醫師隨即在我面前甩上門。

我聽到他對貝絲發火,我的心情糟透了！我本來想幫忙她,卻害她陷於我倆的戰火之中,我也很難過醫師不看證據就直接否定,這樣病人還有什麼選擇呢？

接下來的發展出乎我意料。我一走到迴廊,貝絲的兄弟姊妹就圍上來,戴夫的個頭比我高,把我逼到牆邊。

他們對我大吼大叫,戴夫的手指還戳我的胸口。

「你以為你是誰？你是醫師嗎？你竟敢給腫瘤科醫師意見！你根本無權干預貝絲的治療！」

我站在那裡,試著穩住呼吸。「我……我只是想幫她。」我有點結巴。

我從沒遇過這種事,好想趕快逃開。現在跟他們說什麼都沒有用,他們絕對沒有心情聽,我掙脫他們,奪門而出。

「你敢再連絡她試試看！」我衝出去的時候,聽到她姊姊在我背後說。

罹癌這件事,對全家人來說是難以理解的可怕經驗,我知道他們在為她著想,我也盡量告訴自己,他們是在保護貝絲,但這些言語和肢體暴力還是嚇傻了我。

我安全離開醫院後,傳一封簡訊給貝絲,騙她家裡臨時有事。她大概

也猜得出來她兄弟姊妹對我不敬,但我從未說出實情,否則她和她兒子知道了,絕對會很愧疚,她已經自顧不暇了。

幫助情勢危急的病人是一回事,面對保護欲太重的憤怒家屬又是另一回事!我發誓,我再也不要陪別人去看診了,這會傷害我的健康!但是,癌症病人該怎麼取得這些藥物呢?這似乎是不可能的任務。腫瘤科醫師被僵化的教條困住了,就連幫一幫垂死的病人開個低劑量的阿斯匹靈也不願意!

後來我建議她去看佳利寶醫師,但她也沒提起待匹力達或其他藥物,我猜是皇家馬斯登醫院那位醫師讓她打消念頭。

為什麼醫師要如此針鋒相對和抓狂呢?為什麼醫師不讓貝絲嘗試各種救命方法呢?難道是我質疑他的權威,讓他感到威脅嗎?這種醫療根本不把病人擺在第一位!

我得知她在六個月後離開人世,感到十分灰心。

治療不是在玩遊戲

我覺得我又失敗了。我忍不住去想,如果她採行雞尾酒療法,搞不好會成功控制病情。腫瘤科醫師到底何時要覺醒?他們看不見自己的僵化和死板嗎?他們抗拒每一個建議,彷彿每一個建議都沒有好論據,這些人怎會如此傲慢?腫瘤科到底有什麼問題?怎麼會讓腫瘤科醫師變成專業殺人機器,拒絕讓病人自救?「要不聽我的,要不就走人!我會決定你的死法。」腫瘤科是在亂搞,但最後的輸家是病人。

一旦你診斷出第四期癌症,你只剩下幾種核准藥物可以用,但這些藥物從未治癒任何末期病人,新藥和藥物試驗被媒體過度炒作,以致民眾期待太高。製藥產業刻意矇騙醫療界,還有脆弱的病人,讓大家誤以為答案就在現代醫學和專利藥,誤以為新藥永遠比老藥好,但是查一查統計數據,你會發現很遺憾,事實並非如此。

英國國民保健署預算吃緊,只會給末期病人幾種首選治療方案,高劑量化療永遠是首選,因為最便宜,但也最無效。反正病人死了,就可以省很多

錢了！對於國民保健署來說，如果你快點死掉，絕對比你苟延殘喘更省錢，否則會耗費很多護理資源和昂貴藥材，還不如趁你體力不好的時候給予致命一擊。高劑量化療的副作用會擊垮免疫系統，一次摧毀和降低你的復原機會，畢竟免疫力才是長期存活的關鍵。

如果你克服萬難，從高劑量化療倖存下來，可見你「值得」接受更好的療法。國民保健署會為你保留更新穎的免疫療法，但卻是你意想不到的高價，可是到了這個階段再採用免疫療法，效果會大打折扣，因為你的免疫系統已經被化療摧毀殆盡，怪不得英國癌症病患的存活率是全歐洲最低。

如果在英國國民保健署的體制下，癌症末期病患只使用傳統療法的話，根本是在玩蛇梯棋遊戲，就算撐過化療，一旦癌症復發（一定會復發，化療並無法殺死癌症幹細胞），他們會再提供你救生索，例如標靶藥物等救生梯，讓你往上爬，如果你有幸抓住樓梯，也會因為先前的治療而疲憊不堪。如果你夠幸運，這種新藥會有一陣子的療效，但只是短期療效，以標靶藥物進行治療，平均只有二到三個月壽命。

該死的！你又會碰到蛇，再度往下滑。如果你還有好運，他們會再用另一線治療「救你一次」，可能是更新穎的免疫療法藥物。你會超感謝神奇的現代藥物，再度燃起希望。但是希望越大，失望就越大，希望只有粉碎的份，然後再也沒有梯子可以往上爬，只有無盡的蛇。

整個癌症治療典範都錯了！

癌症分成兩種細胞，一是幹細胞，二是快速分裂細胞，腫瘤科醫師只打擊快速分裂細胞，卻對幹細胞沒輒，但癌症幹細胞才是癌症擴散的原因，位於每顆腫瘤的核心。

這是傳統療法打不到的地方，化療、放療和標靶新藥都只是短期有效，卻會任由幹細胞重新生長，變得更有抗藥性。

現在明明是二十一世紀，卻還在玩中古世紀的殘酷遊戲擂臺。如果醫療界願意考慮雞尾酒療法，不只是狂打基因和快速分裂細胞，而是開始認真攻擊幹細胞，情況絕對會有所不同。

我們病人必須看清藥廠卑鄙的把戲，我們珍惜自己的生命，但我們的身

CHAPTER 16　整個癌症治療典範都錯了！

體卻被當成實驗室的白老鼠。腫瘤科醫師何時才願意在傳統療法之外，加開非處方癌症藥物呢？不可以再拖了！皇家馬斯登醫院的醫師都說了，現在是二〇一三年了，醫師到底何時才要覺醒呢？

重點整理

- 病人應該有權尋求救命的療法。
- 癌症分成兩種細胞，一是幹細胞，二是快速分裂細胞，腫瘤科醫師只打擊快速分裂細胞，卻對幹細胞沒轍，但癌症幹細胞才是癌症擴散的原因，位於每顆腫瘤的核心。

80　我發現一篇文章，二〇一三年一月刊登在《臨床實驗轉移期刊》。義大利拿坡里的研究團隊發現到，待匹力達可以防止老鼠身上的三陰性乳癌惡化。
81　我讀過一篇報導，指出光動力療法對第三期和第四期黑色素瘤有幫助。https://www.ncbi.nlm.nih.gov/pubmed/22653896

197

Chapter17

癌症整合療法的一大步

二〇一五年二月,我啜飲早晨必喝的茶(當然是綠茶),並且安靜閱讀著報紙。我注意到《每日電訊報》的一篇報導[82],內容是探討癌症和非處方癌症藥物使用,我不禁坐直身體,終於等到這一刻了!

心理學教授班恩・威廉斯(Ben Williams)早在二十年前就診斷出無藥可救的腦腫瘤,所有傳統療法都做了,包括手術、化療和放療,後來加上他研究過的藥物,成功治癒了癌症。除了我,其他人也用老藥的雞尾酒療法治癒了!萬歲!

他在化療期間服用維拉帕米(Verapamil),這是一種鈣離子管道阻斷劑。他也有一段時間服用了異維A酸(Accutane),這是平常治療粉刺的抗生素,屬於維生素A的衍生物(可以阻斷甲羥戊酸途徑,而我是服用汀類藥物),他必須穿越國境到墨西哥取得這種藥物。他也服用了泰莫西芬(Tamoxifen),這除了會阻斷雌激素,也會抑制類胰島素生長因子(IGF-1,而我是每天服用二甲雙胍,同時有抗癌和抗老化的效果)。

一家新診所

我繼續讀下去,差點要跌下椅子。現在倫敦哈利街竟然開了一家診所,正在研究我服用的藥物,包括二甲雙胍、汀類藥物和其他兩種藥。我的天啊!這家新診所叫做 Care Oncology Clinic,試圖以這些藥物輔助傳統療法,

跟我一直以來的建議不謀而合。至於另外兩種藥物，我從來沒在腫瘤科看過或聽過，分別是去氧羥四環素（Doxycycline，屬於抗生素）和甲苯咪唑（Mebendazole，屬於抗寄生蟲藥）。他們似乎沒想過待匹力達，但已經考慮在未來納入非類固醇消炎藥到部分療程，搞不好會有待匹力達喔！

更棒的是，Care Oncology Clinic 的首席腫瘤科醫師正是賈斯汀‧史德賓教授（就是那位瑞秋的癌症主治醫師啊）。我看了那篇報導，才知道哈利街那間新診所是在他監督之下創立的，現在他們開立的非處方癌症藥物，正好是我當年建議瑞秋服用的！

我突然有一種飄飄然的感覺，一陣雞皮疙瘩，這感覺真是棒極了，我的腿和腳感到刺痛，熱扎的感受橫掃全身，直達到我的背部和手臂。

有人說，人生有兩個最棒的時刻，第一個是出生，第二個是知道你為何出生，我現在就是如此啊！

我讀完那篇報導後，知道終於有人破解了癌症密碼。我一直都這樣相信著，果不其然，解答正是運用整合療法來餓死癌症，我必須跟這些人見面，我想知道他們選擇哪些藥物，以及為什麼這些藥物有效。

去氧羥四環素屬於抗生素，甲苯咪唑是驅蟲藥，通常用來治療蟯蟲感染的孩童。我一直在想，癌症有沒有可能只是各種微生物共同感染的結果，而非「隨機基因突變」所致。

這些藥物除了有抗菌效果，當然還有其他療效。該不會是微生物影響粒線體？去氧羥四環素會改善粒線體和代謝，所以才會有效？畢竟粒線體在遠古時代曾經是細菌。既然病毒會致癌，如果說其他微生物（例如細菌、酵母菌和寄生蟲）也可能影響癌症，應該不為過吧？微生物應該要負一點責任吧？我們有沒有可能改變人體微生物叢，亦即癌症周圍的環境或體質呢？

這篇論文列出「老藥新用治癌症計畫」（ReDo）研究過的藥物，其中包括希每得定，我看上它會刺激免疫和抗癌，曾經在幾年前服用幾個月。但我沒看到待匹力達，沒關係，反正 Care Oncology Clinic 用了其他藥物，我的喜悅和興奮之情難以言喻！

我站起來在廚房瘋狂的跳來跳去，忍不住喜極而泣，情緒一發不可收

拾。我知道這會改變一切，好開心癌症治療終於邁出一大步，我總算可以向那些無視於我、自大傲慢的腫瘤科醫師，比出勝利的手勢！這些試驗證明我是對的，我就知道！以後再有癌症病患找我幫忙，我會介紹他們去 Care Oncology Clinic 看診，有了這間診所，我再也不用獨力對抗醫療體制，不用再忍受被甩門、被譏諷、被嘲笑、被看扁、被人用手指戳胸口。我先前說的那些話，我被譏笑的癌症觀點，確確實實是對的。

為什麼一個卑微的物理治療師可以從癌症末期倖存下來，卻有很多卓越的科學家撐不過去？在醫療界眼中，我只是自然緩解罷了，單純是醫學界的異類。如今我終於有自己的軍隊，可以對抗那些根深柢固的教條，而且是在倫敦市中心，真不敢置信！

我越想越無奈，看來真的要寫書了，但寫書會勾起好多痛苦的回憶，可是我不寫書的話，這間診所恐怕要孤軍奮戰了。我很清楚《國家癌症法一九三九》，癌症診所不可以打廣告，只有靠病患宣傳，而我就是他們第一位病人。

我不希望癌症占滿我的人生，所以一直想埋藏這段回憶，一來是我想要遺忘，二來是不想讓別人知道我的過往，但我的故事必須公諸於世，讓癌症病人知道我有切身之痛，我也曾經悲傷過、傷心過、絕望過，但千萬不要放棄希望，永遠都有值得努力的空間。我必須詳細訴說我的病、我的關係、我的掙扎，我再也無法戴著面具了，真該死。

但是這一次，我不是為了我自己，我是為了深受可怕癌症所苦的媽媽們、爸爸們、兒女們，爭取更完善的治療，這些人因為標準療法的療效不足而失望透頂。<u>病人值得更好的治療，可是他們病得太重了，無法為自己奮戰，或者不知道藥廠正在虧待他們。我相信透過正確的雞尾酒療法，可以一次囊括治癒癌症所需的藥物！</u>

那家新診所是誰創立的？他們有什麼期待呢？誰是幕後金主呢？絕對不可能是大藥廠，因為這些便宜藥物早已過了專利權限，根本無利可圖。我怎麼也想不通，但我還是很興奮，這家診所會顛覆整個醫療體制！只不過很難跟大藥廠抗衡。

CHAPTER 17　癌症整合療法的一大步

恐怖潔恩的一封信

　　如果這家診所真如我所願大放異彩，絕對會顛覆大藥廠。我知道新診所可能會面對哪些阻力和阻礙，絕對會需要幫忙，我馬上打電話給路易絲，一起約在咖啡廳吃午餐。

　　「太棒了！」她看到新聞報導就脫口而出，「史德賓未免變太多了！幾年前他不願意開給瑞秋吃的藥，現在竟然願意開了！」

　　「平心而論，瑞秋沒有糖尿病，史德賓不願意開二甲雙胍，也算是情有可原，更何況汀類藥物是在降血脂，也不是一般癌症用藥，他肯定有自己的苦衷。腫瘤科醫師被嚴格的規定綁手綁腳，很難開立這些藥物。從很多層面來看，即使現在有更扎實的研究，但比起我十七年前剛找到這些藥物時，現在開藥的難度會更高。」

　　服務生遞上一杯綠茶，但我更想換成慶祝的紅酒杯。「醫師要跳脫英國國家健康與照顧卓越研究院（NICE）所設定的選項，絕非易事，他們必須很勇敢，不怕病人或家屬回來控告他們，現代人動不動就要上法院啊！」

　　「也是啦！但他看到病人快死了，如果有藥可治，總該試試看吧？」

　　「是啊，但繁文縟節很煩人的。」

　　「你該不會又要用茶包，做那件奇怪的事情吧？」

　　她看著我從茶包擠幾滴綠茶到手心，然後塗在臉上。「效果加倍！抗老又美顏！」

　　她笑了。「好啦，你真的有凍齡。」

　　我為了自家的保養品系列，拚命研究保濕乳和抗老成分，結果發現跟營養保健品有很多重疊。綠茶是內服和外用的常勝軍，我才不在乎咖啡廳其他人怎麼想。人過了四十歲有一個好處，就是不太在意別人怎麼看自己。

　　「我記得很清楚，當你攤開瑞秋的『一件麻煩小事作戰表』，他還請你坐下來。」她從菜單探出頭來，「你嚇到他了啦！」

　　我笑著說：「恐怖潔恩！」

　　可能吧！大多數病人和家屬都太害怕了，總是照著腫瘤科醫師的話去

做。如果醫師說跳樓會治癒癌症，大家應該會馬上跳，以致部分腫瘤科醫師抱持不健康的觀念，以為自己握有至高無上的權力，一副傲慢和高高在上的樣子。史德賓教授不是這樣的人，他會給病人手機號碼，願意提供病人日以繼夜的幫助，他是病人眼中的英雄。他應該很少在診療室看到我這種人，態度堅決、要求一堆、有明確的目標。

我不是要跟醫師正面衝突，我只是想讓瑞秋服用更多藥物，加強標準療法的療效[83]。我跟路易絲聊著聊著，不禁開始盤算我該做的事情。

「今天要寫信給史德賓教授。」我說，「我可以想見這家診所提供的療法，可能會面臨大藥廠和很多腫瘤科醫師的抗拒。」

「史德賓這麼做是在冒險，我私底下寄給他很多封信，我們在瑞秋治療期間一起討論過很多你不知道的事情，不僅僅是這些藥物而已，他應該快被我煩死了！」

「有可能喔！快點寫信給他吧，我支持你。」她笑了。

那天稍晚，我寄出一封信：

親愛的史德賓教授：
我相信你還記得，幾年前，我陪著瑞秋一起去看診，要求你開立二甲雙胍、洛伐他汀和艾雷克！真抱歉！這些年來，我除了沮喪還是沮喪，可是我現在無比的開心，終於有人也認為癌症是全身性疾病，而非局部器官的問題。
當我發現有一間癌症診所願意開立便宜的老藥，我真的好開心，其中有很多藥物，我自己在一九九九年用來戰勝癌症，同時搭配飲食療法和排毒。你可能已經忘了，或者我根本沒跟你提過，我在十六年前罹患末期卵巢癌，已經擴散到肺部。我遊說了幾位整全療法醫師，才得以服用待匹力達和後來的二甲雙胍。我至今還在服用二甲雙胍，後來有一段時間開始服用希每得定，但我必須慚愧的說，我是跟加拿大網路藥局購買的。至於洛伐他汀和艾雷克是我腫瘤科醫師（現已退休）做過足夠的研究，決定連續三個月開立高劑量給我

服用。她當時剛好在研究汀類藥物，我把自己做的研究分享給她，她喜出望外！我知道你是世界疫苗大會主席，不知道你有沒有在美國《科學家雜誌》看過關於益生菌和疫苗的文章？

這不是新聞，而且還是跟流感有關，但我想說的是，腸道和免疫系統密切相關。如果疫苗要發揮最佳效果，病人應該提早服用益生菌數週。同樣的，癌症病人注射高劑量維生素 C，也是為癌症疫苗打基礎。你是不是也在研究 2- 甲氧基雌二醇（2-methoxyestradiol；2-ME）？我相信你已經知道令人期待的維生素 D 研究吧？蘇林達克和洛伐他汀對大腸直腸癌有效，健擇（gemcitabine）和薑黃素對胰臟癌有效，低劑量納曲酮（naltrexone）和硫辛酸（Alpha-lipoic acid）也有幫助，我可以講個三天三夜……我想去你的診所義務幫忙，有沒有什麼我可以做的？總之，很開心看到你開了這家診所，我會把病人介紹到你那裡！我正在寫我的回憶錄，我認真想過了，決定到你那邊做一些有意義的事情。

祝順好

潔恩‧麥克利蘭

我按下傳送鍵，不知道史德賓教授和診所會怎麼回覆我。

重點整理

- 病人值得更好的治療，可是他們病得太重了，無法為自己奮戰，或者不知道藥廠正在虧待他們。相信透過正確的雞尾酒療法，可以一次囊括治癒癌症所需的藥物！

---

82 http://www.telegraph.co.uk/lifestyle/wellbeing/healthadvice/11424747/The-professor-who-cured-his-cancer-with-a-cocktail-of-everyday-pills-and-20-years-on-remains-disease-free.html

83 面對你的醫師，正面衝突不是最好的態度！不然呢？拿出證據來，沒錯！找到更多證據，盡量認識你自己的療法。

Chapter18
老藥新用的療癒契機

　　我不管怎麼看，都覺得 Care Oncology Clinic 是一間想幹大事的診所，我必須出手相助。如果他們成功了，不僅會威脅到大藥廠，也會威脅到主要癌症機構，例如英國癌症研究基金會（CRUK）。CRUK 便是靠癌症無藥可救來壯大自己，提供藥廠無止盡的實驗白老鼠，以申請新專利。CRUK 的使命顯然不是找癌症解藥，而是讓更多病患接受臨床試驗，「防止更多病人死亡」（但是要服用一堆昂貴的藥物）。

　　藥廠推出新藥，無非希望有三十年獲利期，病人會一再服藥，而不是服用一次就治癒。一旦藥物過了專利權限，只會害他們賺得更少。

　　誰是在這間診所背後勇於挑戰現狀的人呢？我做了一點背景調查，發現這間診所歸於 Seek 生技公司所有，旗下有一批聰明的科學家，他們正在重新研發二甲雙胍和其他老藥（例如布洛芬），一來加強藥效，二來降低副作用，真是天才！

　　他們不打算靠診所賺大錢，診所只是研究雞尾酒療法的地方，實際確認代謝療法的成效，並且鼓勵醫師做他們投身醫界該做的事情。

　　他們想改善病人的生活，讓病人恢復健康，所以不會用更多毒藥毒害他們，以免悲慘度過餘生。

　　我在隔天就收到了 Care Oncology Clinic 的古格里・斯托洛夫（Gregory Stoloff）的回信。他們似乎也很高興可以跟我搭上線，古格里和羅賓・班尼斯特博士想要盡快見到我，互相交換意見。

天啊！我太驚喜了，這些年來我一直挑戰腫瘤科醫師的治療方式，默默靠自己的力量發動小戰爭，一再支持老藥新用，卻一再失敗。現在這些專家要聽我的意見，要跟我交流？我提出的那些觀念，很多醫師聽都沒聽過，我每次跟腫瘤科醫師說話，都好像在對牛彈琴。

同路人

當我見到古格里和羅賓，沒想到他們竟是熱情投入的人。我們有好多共識，令我感動得想哭，我們殊途同歸，正朝著相同的方向邁進！即使醫界對他們的雞尾酒療法不屑一顧，但我覺得他們的方法毫無爭議性，跟我的治療方法不謀而合，**一是老藥新用，二是對各種代謝路徑發動攻擊。給癌細胞製造壓力，餓死它，弱化它，然後啟動細胞凋亡。**

古格里曾經參與大藥廠的併購案，親眼見證老藥被束之高閣。我沒時間詢問古格里的背景，但經過我的調查，他本來念醫學，後來轉到金融，他一直可以用宏觀的角度發現醫療產業的大問題，後來創立自己的藥廠，但依然出淤泥而不染。他有別以往的橫向解決方法，正好符合醫療界所需，但不見容於大企業稱霸的世界。依照大藥廠的既得利益，高價和高利潤永遠凌駕於人的性命之上，但古格里不是這樣的人。

這次會面令我激動不已，我為了自己、朋友和家人，付出這麼多心力和時間，終於獲得認可，這對我而言意義重大，絕對不是他們能夠理解的。他們想必也不明白我在這段過程中遇到多少阻礙，即使遭到拒絕和嘲笑，仍堅持下去。有幾度我明明可以為朋友爭取到更多老藥新用，延長他們的壽命，卻差了臨門一腳。

老藥只要使用正確，用對時機，找到合適的組合和劑量，我相信有很大潛力可以拯救性命。 我經常看到病人太晚做治療，無論這些療法多麼的有效，一旦器官受到其他療法和癌症的重創太深，絕對不會有任何成效的。我和 Care Oncology Clinic 有著共同的目標，希望有朝一日，就連罹患末期癌症也可以長期不復發。

我不能說我治癒了，我只是很多年沒復發，但我也不敢說我治癒了，頂多說我的病情控制下來了。「治癒」一詞是一頂高帽子，令人不太自在，不過我健康的時間越久，當然會更有信心說我治癒了。我說化療害我治療過度，他們完全同意。我好想捏捏我自己，確認我不是在做夢。他們打算說服腫瘤科醫師接受低劑量化療，讓病人恢復正常生活。

我見了他們兩位，突然有一股前所未有的熱情動力，我知道我會不惜一切努力，讓主流醫師接受這種療法，否則病人受太多苦了。

我該怎麼為他們宣傳呢？我開始在一些臉書社群跟大家分享，我成功用老藥治癒癌症，有一間新診所可以提供類似的雞尾酒療法，只可惜大家的反應沒有預期熱烈。無論藥物的毒性有多低，病人對於服藥這件事總是拿不定主意，大多數人仍偏好自然療法，所以病人也應該被教育。現在該是我「出面」，公開承認我曾經生過病，並且成立一個私密臉書社團，專門分享有抗癌效果的非處方癌症藥物。

好療法為什麼醫師不用？

Care Oncology Clinic 不可以直接打廣告。《國家癌症法一九三九》這套過時的法律，嚴禁癌症療法打廣告，這我可以理解。優點是防止貪心的業務販售無用的解藥，缺點是妨礙民眾尋找有效幫助。這條法律對於大藥廠也是緊箍咒，看來我要謹慎一點，等到有人主動詢問，再來提起診所的名稱。

診所需要病人上門，但現在雞尾酒療法仍未有統計資料背書，再這樣下去，診所恐怕有關門的風險，至今仍未脫離險境。未來幾年，他們大約希望招募五千位病患參與研究，所以我有使命為他們宣傳，只不過我一直想著《國家癌症法一九三九》，這整個過程比我想像更難，我朋友和醫師的抗拒，遠超乎我的想像。

幾個星期前，我朋友提到她父親癌末，我便建議她去那間診所就醫。「帶他去看看吧！」我說完，以為她會跟我一樣熱血沸騰，我向她解釋雞尾酒療法，以及這個療法如何餓死癌細胞，但是她的反應出乎我意料。

Chapter 18 老藥新用的療癒契機

「我不信！如果真的這麼好，為什麼腫瘤科醫師不跟我爸說？」她露出一臉不相信的表情。

我早該料到會有這種反應，她的問題再正常不過了，也是大家經常想問的。大家都是外行，醫師說什麼就做什麼，卻還是被醫療體制辜負了，頓時會發現這個體制有缺陷。但仍有很多人深信不疑，自以為已經窮盡所有的方法來拯救自己所愛的人，但真的是這樣嗎？

雖然病患家屬立意良善，但是滿容易抗拒傳統以外的治療途徑，不知不覺就成了病患求生的最大絆腳石。如果病患不徹底採用正統療法，家屬就覺得風險太大，搞不好還覺得輔助療法會加速死亡。免疫療法新藥和新疫苗看似很吸引人，但切忌把雞蛋放在同一個籃子，有時候服用餓死癌細胞的藥物，反而會打擊敵人，減少抗藥性。為你的抗癌大軍增添武器，其實會提高傳統藥物的抗癌效果，當你要<u>對付「疾病之王」，**整合療法一直是王道，癌症絕非打不死的敵人**</u>。

大藥廠之所以在腫瘤科呼風喚雨，是因為大家對未知充滿恐懼，以及對這個體制深信不疑。每當病患踏上另類療法之路，便會引發激烈的爭論、沮喪和焦慮，甚至導致家庭革命，但這分明是全家人最應該共體時艱的時刻，於是病患在多方角力之下，很容易為了息事寧人，繼續照著腫瘤科醫師的意思治療。

就連我自己的家醫科醫師，也阻止我服用多種老藥。當我提到要去癌症診所當志工，他的回應是：「這不是你應該去的地方」。我帶了《獨立報》關於班尼斯特博士的報導，文中介紹這家診所以及他老婆如何用雞尾酒療法縮小腫瘤。我想在附近的小診所張貼 Care Oncology Clinic 的訊息，服務臺的小姐看了，覺得這篇報導很棒，尤其是她知道我的親身經歷。「你當然可以張貼。」她說。但我張貼之前，還是想先拿給我的醫師看過。

他看了看報導，快速掃過，隨即打發我。「看起來很棒，但是缺乏科學支持，有什麼證據嗎？」

什麼！有很多科學證據支持啊！我聽到他這麼說，簡直不敢相信我的耳朵！這篇報導有充足的科學證據，更何況活生生的證據就坐在他眼前，即使

診斷為癌末，至今仍好好活著，呼吸著，他大概是為我看診太多年了，早忘了我罹患末期癌症。

「研究結果遲早會刊登在同行評審的醫學期刊上，例如《英國醫學期刊》。你明明知道我服用了汀類藥物、艾雷克和其他藥物，我當時徵求腫瘤科醫師後，就是請你開立汀類藥物給我服用。你也親眼看到了，我吃了有效，我的血液腫瘤標誌在那段期間暴跌。」

「真的這麼好嗎？那就加到水裡喝啊！」這是醫師常有的下意識反應。沒錯，數年前汀類藥物剛上市的時候，大家都在炒作它的奇蹟效果，卻也引發激烈辯論。洛伐他汀是第一個問世的汀類藥物，我本身服用過，藥效比後來的汀類藥物弱，但是副作用比較少。從此以後，汀類藥物的藥效越來越強，但也更容易引發副作用。至於降血脂藥該不該拿來預防心臟病，也開始有意見相仿的研究出現，只不過大家持續忽略汀類藥物的抗發炎效果。

以前心臟病都是服用待匹力達居多，但自從汀類藥物出現了，醫師就不再開立待匹力達，也沒有人想過兩種藥一起服用，但其實這兩種藥物並用會引發協同效果，互相加強藥效[84]，但說到治療癌症，汀類藥物的效果很明顯。有很多研究探討辛伐他汀（Simvastatin）、立普妥（Atorvastatin）和洛伐他汀（脂溶性汀類藥物），幾乎對每一種癌症都有效。

「每一位服用二甲雙胍的病人，都有正面的進步。」我反駁他，「現代人吃太多碳水化合物，但人體不適合這種飲食，西式飲食是在傷害我們的代謝機制，按時服用二甲雙胍，可以預防很多健康問題，大幅減輕你的工作負擔啊！」

如果他想要科學，我就用科學轟炸他。我開始講到二甲雙胍和 mTOR 路徑，汀類藥物以及葡萄糖載體蛋白（Glut）受體和甲羥戊酸途徑。我發現他沒有認真聽，他一直盯著新聞報導，眼神呆滯，他先假裝對我的話感興趣，但是沒多久就笑著說：「問題來了！」

他發現什麼了？「他們就是想要賺錢啊！」他突然大叫。

「什麼？」

一整年只要花一千二百五十英鎊，包括四次看診和全年藥物，平均下來

大約每個月一百英鎊,這還包括藥錢喔!一般癌症治療每年動輒十萬英鎊,哈利街診所這樣收費應該不貴吧?不然要怎麼支付人事費和經常性開支?喝西北風嗎?不然病人怎麼取得這些藥物?國民保健署又不提供。

「好吧,祝他們好運,但我打賭這種療法沒效。」他補了一句。

真的嗎?我在心裡想,「你要賭多少?一百萬?」

我為了讓他遵守諾言,打賭一個小金額意思一下,但他堅持不讓我張貼報導。我走出診間,跟服務臺聊到醫師的反應,那位小姐拿起報導再讀一次。「我可以影印一份嗎?」她問。「沒問題,直接送你!」我回答。

病人真正需要的醫療

醫師有他的道理。對於任何癌症病患來說,去腫瘤科診所做志工,有可能會傷害心理健康,就連健康的人都可能無法承受。失落、悲痛和創傷的情緒,一直在我的身體和心理留下傷疤,但還好這些年來,我找到力量和勇氣去擱置個人感受,幫助很多親朋好友走出罹癌之痛,很多人在我的幫助下,活過預期壽命。

大多數癌症診所都令人沮喪,讓我內心充滿恐懼,病人一邊在切割、燒灼和毒害癌細胞,一邊卻在狂嗑披薩、薯片和冰淇淋,吃瑪芬配可樂。可是我在 Care Oncology Clinic,再也不用對抗過時的體制。如果有病人徵求我的建議,我可以直接畫「一件麻煩小事作戰表」,釐清什麼正在驅動他們的癌症(是葡萄糖呢?還是麩醯氨酸、脂肪和酮類呢?),運用我的「捷運路線圖」(後面會介紹)來提供病人治療選項,建議他們去 Care Oncology Clinic 看醫師。我終於可以舒舒服服坐下來,鬆一口氣了!哎呀!我再也不用跟心胸狹隘又傲慢的腫瘤科醫師針鋒相對了。

接下來幾個月,我幫忙在《星期日泰晤士報》和《每日郵報》刊登兩篇新聞報導,親自到癌症代謝研討會發言,拜訪艾登・艾菲耶(Adam Afriyie)議員數次[85],並且跟英國前副首相會面,幫忙推動專利到期藥物的修法,雖然我的進展緩慢,但總算有一些成績了。

我跟史德賓教授之間建立的關係，在腫瘤科難得一見。以其他醫學領域來說，比方神經醫學好了，神經科醫師會跟跨領域團隊合作，包括物理治療師、職能治療師和整個護理部門，反觀腫瘤科嚴重缺乏整合的團隊。我認為**腫瘤科應該納入輔助療法和功能醫療的從業人員，以及營養師、人生管理教練、牙醫師和物理治療師**，而非只有腫瘤科醫師、外科醫師、放射科醫師和腫瘤科專任護理師。

我和史德賓教授曾經聯手想出整合治療策略，引導瑞秋選擇治療方針，這是一個講究合作的專門小組，瑞秋除了傳統療法之外，還服用了二甲雙胍，接受了光動力療法，注射了高劑量維生素C，接受了立體定位放射治療（電腦刀），另外還服用營養品和調整飲食。當我做了這些努力，我得到的是鼓勵和祝福，而非嘲笑和譏諷，有一種耳目一新的感覺。我們共同的努力，確實讓瑞秋活得比其他人想像更久的時間。

史德賓教授真的很有愛心，所以他會跟 Care Oncology Clinic 組成團隊，我一點也不意外。

史德賓的同事在網頁稱讚他：「史德賓教授是抗癌的重要人物，努力不懈，充滿創意，永遠保持開放心胸，接納創新的理念，他秉持知識面的勇氣和耐力，對敵人發動攻擊。他勇於冒險，我們就需要他這樣的人。」

沒錯，我們真的需要。

我覺得這間診所的特殊之處，不只是整理這些藥物的資訊（光是這一點就很棒了！），也勇於提供病人其他營養品和療法。病人去看診時，無論是提出高劑量維生素C注射、高壓氧治療、維生素D、苦杏仁苷、大麻籽油或任何非處方癌症藥物使用，**醫師都會放在心上**。更棒的是，醫師不會無動於衷，也沒有說謊和欺瞞。這些資料會形成大熔爐，終有一天，每一種癌症真正的解藥都會浮上檯面。

這些雞尾酒療法藥物很便宜，再搭配適宜的傳統療法和營養建議，可以省下超乎我想像的錢？這也會幫國民保健署省錢吧？目前癌症病人每週大多要花費五千英鎊治療，但是服用二甲雙胍每天只要花五便士！二甲雙胍本身就是神奇藥物，可以逆轉很多老化疾病。這個國家普遍過胖，二甲雙胍可望

改善全民健康，否則過胖很容易有代謝症候群、糖尿病、癌症、心臟病和阿茲海默症。

我希望未來有一天，癌症病患服用非處方癌症藥物，可以成為新常態，天然強效營養品也會在醫學界占有一席之地。我好希望這一天可以快點實現，只不過這必須顛覆醫學思考，不可能在一夕之間發生。

這也必須靠病人發動改革，畢竟醫師受制於規範太深，也受到國民保健署的霸凌，因而戒慎恐懼。如果要說服醫師跟國民健保署分道揚鑣，必須從民眾和病患這邊施壓。

我的天命

最近竟然有人叫我激進分子耶！我嗎？天啊！我想我應該是吧。這是誰也想不到的事情吧？

我目前確實在完成某種使命。我覺得自己有這個天命，無論如何我都會堅持下去，包括盡量讓更多人認識雞尾酒療法，把訊息傳出去，我再也不想守株待兔，但我接下來該做些什麼呢？

我應該要反抗貪腐的大藥廠，但我光是鄙夷他們應該還不夠吧？對他們最好的懲罰，應該是斷絕他們的黑心錢，讓他們默默的死掉，等到他們全部倒下了，再補上一記猛踢。我們病人應該展開集體訴訟，控告大藥廠害大家無辜受害。

再不然，我可能要持續宣傳這些便宜的老藥，讓更多病人加入我們的行列，我的臉書社團提供病患知識、力量、希望和團結。如果病人敢仿效天安門廣場阻擋坦克車的那個人，勇敢面對他們的腫瘤科醫師，我相信眾志成城，絕對會改變醫師的態度。我們絕對要採取行動，這攸關英國的健康（無論是身體或財政）。

重要的是，<u>病患不應該再承受不當醫療，這些都是沒必要的苦難和傷亡</u>，搞得家人情感破裂，醫學進展緩慢，但其實只要引進低成本的藥物和營養品，就可以改變這一切，讓野蠻過時的癌症療法靠邊站。現在社群媒體很

強大，大藥廠再也不可能為所欲為了，知識一旦到手，就不可能忘記。我的臉書社團每一天都在壯大。

我把很多心力投注在教育和培力病患，每天分享最新研究，但我自己的定位有一點尷尬，我剛好介於傳統醫療和輔助療法之間，裡外不是人。這兩個門派壁壘分明，仍隔著一條大鴻溝，彼此針鋒相對。現在替代療法的聲量比較大，很多病人對於傳統療法不太有把握，但有些癌症分明會從化療受惠，卻因為恐懼而不敢做。病人不知所措，一整個很困惑，不知道該往哪裡走。病人稍微提起輔助療法的建議，就讓傳統療法醫師充滿敵意。另一方面，替代療法的死忠支持者，強調什麼東西都要天然的，堅決反對吃藥。「藥物都有副作用」，就是他們的標準回應。

我站在中央，聽雙方互相叫囂，當我想喚起大家對老藥的注意，就會被這些喧鬧聲淹沒。傳統療法醫師大罵整全醫療醫師「江湖術士」，整全醫師也大罵傳統療法醫師「老毒物」。該如何改變這麼根深柢固、武斷、兩極化的看法呢？

我不偏向任何一方，我只想幫助病人解決問題。目前無論是傳統療法或整全療法，都無法提供抗癌的解藥，於是有越來越多病人考慮我的中庸之道，加入我的網路革命。**這種雞尾酒療法將在道德、社會和金融發揮全球影響力，這是一場病患發動的革命**。我們病人比我們想像更有力量，必須設法發揮出來，一開始只有我們自己的聲音，但是漸漸的會有更多病患發聲。大多數病人無心爭辯，只想讓自己好轉。

古格里・斯托洛夫、羅賓・班尼斯特、賈斯汀・史德賓，以及他們醫師、科學家和研究人員組成的團隊，把自己的名聲賭在這些便宜的藥物上，而我也是如此，他們真的是太偉大了。

重點整理

· 雞尾酒療法，一是老藥新用，二是對各種代謝路徑發動攻擊。給癌細胞製造壓力，餓死它，弱化它，然後啟動細胞凋亡。

· 要對付「疾病之王」，整合療法一直是王道，癌症絕非打不死的敵人。

- 腫瘤科應該納入輔助療法和功能醫療的從業人員，以及營養師、人生管理教練、牙醫師和物理治療師，而非只有腫瘤科醫師、外科醫師、放射科醫師和腫瘤科專任護理師。
- 藥物雞尾酒療法將在道德、社會和金融發揮全球影響力，這是一場病患發動的革命。

84　Kim, Hyung-Hwan et al. 'Additive Effects of Statin and Dipyridamole on Cerebral Blood Flow and Stroke Protection.' Journal of cerebral blood flow and metabolism: official journal of the International Society of Cerebral Blood Flow and Metabolism 28.7（2008）: 1285-1293. PMC. Web. 25 Jan. 2018.

85　我們主要聊到專利到期法案（Off-Patent Bill）和尚奇法案（Saatchi Bill），目前這兩個法案已經合併為醫療創新法案（Medical Innovations Bill）。

Chapter19
倖存者最棒的禮物

二〇一五年三月,我坐在位於卡納比街(Carnaby Street)的攝影棚。倫敦這一區,有一堆穿著文青的推銷員(但如果換到其他區域,你可能會以為他們是流浪漢),但他們的行銷話術有一點難懂。我環顧四周,打量在場其他滿懷希望的家長,以及他們天賦異稟的孩子們。我倒很好奇,有多少人跟我一樣深受不孕所苦,有多少人離過婚或分居,正在照顧繼子和繼女?現在的家庭很複雜,我和安德魯排除萬難,終於當了父母親。

我們有十年的時間,一再的失敗,一再的心碎,最後才成為父母親,為兩個可愛的兒子感到驕傲。現在大家不會覺得代孕很奇怪或不尋常,但是我不想跟很多人說。在傑米的學校,只有幾個同學的媽媽知道這件事。

戲精傑米

傑米正好試鏡完,神采奕奕。

「情況怎麼樣?」我問。

我不可以跟他進去試鏡,完全不知道有哪些考題。

「我說我昨天晚上吃了超值肯德基桶,這是我吃過最美味的一餐!」

其他家長聽到了,開始逗他說錯商品名,我則在內心喊冤,我買超值桶給他吃,是為了肯德基試鏡「做功課」。他從未吃過一口速食,這對於八歲小孩很不容易,所以會好奇他吃到的反應。

二〇〇六年肯德基上法庭，因為產品摻了氫化脂肪。我花這麼多時間教育他多吃健康食物，但只是淺嚐加了化學添加物、打荷爾蒙和抗生素長大的雞肉，他就無可自拔的愛上了。真糟糕！

我腦海突然閃過傑米的未來。我想像他跟一堆失業演員合租雅房，垃圾桶有一堆油膩膩的紙盒，流理臺有成堆沒洗的盤子。

「親愛的，你好棒！我們再看看有沒有入選。」我一邊說著，一邊催促他趕快離開。如果他入選了，我原則上會回絕，但就怕惹怒經紀人。他只是來練習試鏡，我一點也不希望他拿到這份工作。真希望他們會因為他說錯商品名而取消他的資格，現在還有哪個八歲小孩會說錯他們的商品名呢？

傑米早在一年前就開始演戲。我知道你們正在想什麼。不！我跟大家保證，我絕對不是那種強勢的母親。說真的，他是天生的戲精，我應該做的似乎就是鼓勵他完成天命。每個星期五晚上，他都會表演魔術秀給我們看，他弟弟山姆就做他稱職的助理。再不然，他們會一起表演歌舞劇或喜劇。他已經演出好幾部電視廣告，還有幾部短片，也會在ＢＢＣ電視臺《呼叫助產士》擔綱有臺詞的角色，另外有一部電影正在等待對方回覆。

傑米可以站在一堆人面前侃侃而談，什麼主題都難不倒他，完全不會怯場。我沒想到他超會背臺詞，平常一副吊兒郎當的模樣，但只要一聽到「開麥拉！」整個人就切換模式，把所有臺詞倒背如流，就連倫敦土話口音也輕鬆駕馭，但他從小說著字不正腔不圓的南倫敦口音，突然要改成土話口音並不容易。

我向來害怕在很多人面前出洋相，從少女時代就超級害羞，但現在的我開始無所顧忌。當你戰勝癌症，你會覺得很多事情變簡單了，但如果要我說自己的罹癌經過，我還是會很緊張。

現在這種機會越來越多了，我希望我會更加習慣，反正再怎麼糟糕，也不會比《龍穴》的拍攝經驗更差了。更何況對於現在的我，這也是有益的訓練，幫助我找到自己的定位。我說話的場合，可能會面對不友善的對待，無論藥物有多麼安全，很多人都覺得吃藥不好。

我們試鏡完畢，看一看手錶，要趕回家哄山姆睡覺了。大約在傑米三歲

半的時候，同一位完美的代理孕母產下山姆，集眾多優點於一身。山姆愛好體育活動，對戲劇毫無興趣，如果家裡有兩個演員要應付，我想到就頭痛，還好這兩兄弟天差地遠！

我們搭公車回家，傑米在露天座位寫功課。除非快遲到了，否則不搭地鐵，我無法忍受過度擁擠的人群，以及各種難聞的氣味。我們一起搭車時，傑米經常問起他的身世，尤其是經過切爾西和西敏醫院（Chelsea and Westminster Hospital）時，他就是在那裡出生的，帶給我們無比的喜悅。

傑米的出生故事

他本來只會問「寶寶怎麼來的」，後來他的問題越來越深入，但總會打探一些有趣的問題。

「泰貝莎生下我，你有沒有馬上帶我回家？」我看得出面前這個人假裝在看書，但是頭故意偏向我。我不介意告訴傑米他是怎麼出生的，我還要跟他說，他的「孕媽咪」泰貝莎是一個很棒的人。

對面坐了一位金髮女孩，她跟傑米對上眼，傑米厚臉皮的對女孩甜甜一笑。真會撩妹啊！他現在長大了，以前人家對他笑，他就朝人吐舌頭。還記得他兩歲的時候，曾經在車廂跑來跑去，指著每個乘客說：「他有小雞雞，她沒有小雞雞，他有小雞雞……」我整張臉紅通通的，試著阻止他，否則太丟臉了！可是很好玩，他的字典沒有「丟臉」這兩個字。

「生小孩會不會痛？」他問。他剛在電視上看過，我正好在幫他準備《呼叫助產士》的角色，對這個問題倒是輕鬆以對。我談到每個女人生小孩的過程不同，經皮神經電刺激舒宮儀（TEN）可以讓生產過程輕鬆一點。我說話的時候，面前那個人一直沒翻頁。

我很樂意跟孩子說明代孕的事情，傑米超愛聽他出生的故事。我們一路趕到醫院，連闖好幾個紅燈，否則他差點在後座出生了。他出生之後，我初次抱著他，感到無比的喜悅，我和安德魯等待這一刻很久了。「哈囉，傑米！」我把他抱在懷裡，看著他閃亮亮的藍色眼睛，跟我像極了！他的小臉

Chapter 19　倖存者最棒的禮物

擠成一團,彷彿聽得懂我的話,對我眨眨眼,「喔!我在醫院呀,你一定是我媽媽。嗨!媽咪。」如果早知道他是戲精,我就明白他只是在吸引我的注意。這一切,我永生難忘。

我並沒有提到細節,例如護理師不明白代孕的意思,我有幾次出席醫院產前課程,只因為我沒有孕肚,大家都露出懷疑的眼神。現在回想起來,我應該找泰貝莎一起去參加,而不是我自己一個人去,可惜她住得很遠,交通不太方便。

當我們抵達醫院,泰貝莎的子宮頸已經開到十公分,宮縮逐漸加劇,我開始慌了。我們事先打過電話,跟醫院知會這是代孕,後來才知道醫院只遇過一次代孕,當時是一對同性戀伴侶。醫院就以為我們是男同志以及一位代理孕母,因此安排男同志助產士來迎接我們。他起初笑臉盈盈,但後來發現我們是異性戀伴侶,態度整個丕變,隨即露出不支持的態度。為什麼男同志可以找代理孕母,女性就不可以找別人幫忙生孩子?我們要求更換助產士,他卻忽視我們的請求。我敢打賭他結束之後,一定把我們描述得很恐怖,讓其他護理師對我們心生反感。

泰貝莎轉往待產室,醫院說待產室太小了,不可能讓所有人進去,安德魯只好在外面等,露出失望的神情。「太擠了。」雖然醫院這麼說,但我和安德魯都不想錯過兒子的出生。我和泰貝莎都堅持讓安德魯參加,所以我們不服從醫院的指示,三個人一起進去待產室,結果發現空間明明就夠大。

傑米本來不想出來,但經過產科醫師的勸說,傑米就出生了!我的世界頓時改變了。一個男寶寶,他是我的兒子,我的傑米,我突然間母愛滿溢。

泰貝莎躺著那裡,面帶微笑,鬆了一口氣,最後關頭真是累死她了。

「他好完美。」我說,把傑米抱給她,「該怎麼感謝你呢?我現在好開心喔!」

「他現在完全屬於你了!」她笑著,「簡單的部分我做完了,困難的部分交給你!」

「你是如假包換的天使。」我親吻她,讓安德魯也抱一抱傑米。他體驗過當爸爸的驕傲時刻,但依然開心到了極點。

PART 1　我如何發現癌症代謝療法

我在工作人員臉上看不到歡欣喜悅，這跟我想像的完全不同。他們似乎不知道該作何反應，該不會是我偷了孩子吧？他們該為我開心呢？還是為泰貝莎悲哀呢？我只聽到一片靜默，只看到冷冰冰的凝視。我不在乎，反正我跟孩子正置身天堂。

他們的敵意還不只這樣。我沮喪的是，我們回到病房後，還要繼續面對這些。整個氣氛充滿非難和評斷，護理師不看我一眼，彷彿我並不存在。我遭到冷落、忽視和閒言閒語，反正就是無禮的對待，我不管怎麼做都不對。我缺乏女性生殖荷爾蒙，我就不會顧小孩？育兒的能力不都來自荷爾蒙嗎？當然不是這樣的。

泰貝莎當過新生兒產科護理師，她看到醫護人員的態度也覺得吃驚。護理師來找我們，但是不看著我說話，一股腦兒跟泰貝莎解說育兒、哺乳、換尿布和洗澡，把我當空氣。泰貝莎禮貌的提醒護理師，說她不是孩子的媽，請護理師直接跟我說。

我希望傑米慢一點洗澡，醫護人員當然不願意。我想拿掉手術帽，跟傑米肌膚相貼，他們也不同意。心想，這女人好大的膽子啊！

助產士看我跟兒子培養關係，馬上丟下一句話：「孩子會冷，他要穿衣服。」我聽他在胡扯！整間病房熱烘烘的，媽媽都快熱昏了，大家都在抱怨。後來我勉為其難把兒子的衣服穿好，一整套連身短褲，另一位助產士又說了：「孩子會太熱。」我真是無奈！

傑米拖了一段時間才出生，必須待在醫院一個晚上，仔細觀察肺部。

「你必須回家，讓生母和孩子留在醫院。」護理師無禮的說。什麼！難道要讓泰貝莎和我兒子培養感情嗎？泰貝莎可以做最好的醫療決策嗎？就連泰貝莎本人也覺得這個安排很奇怪。

「門都沒有。我不要自己回家，我要在這裡過夜！」我說，「如果臨時出意外，我要留在這裡做醫療決策。」

事情不太順利，護理師不讓我留在病房，顯然沒有多的床，但是我數一數，至少有八個空病床以及五間單人房。他們今天需要幾床呢？我溜到一間單人房，看看有沒有可能過夜，但是他們不答應。我回到原來的病房，求他

們讓我留下來。泰貝莎也開口了,說她可以回家,讓我睡她的床,但醫院不允許。「不符合醫院規定。」反正他們給不出好理由。

我苦苦辯解,他們就是不明白我為什麼非要跟傑米在一起。我說,把這段時間留給泰貝莎和傑米是不公平的,這分明是我和他培養感情的時間。我沒想到他們竟然找來病床經理,試圖說服我。一個霸道的大塊頭女人直接回絕我,說沒有空房可以給我用,要我立刻回家。

我發現醫院並沒有很多準媽媽待產。我決定等到護理師晚上七點交班,病房經理下班回家為止,然後厚著臉皮搬到一間單人房,默默把傑米帶進來。我沒有回家,這就是最後的安排,搞不好醫院會叫警察來。

沒有人質疑我,於是我坐在病床上,把美麗的寶寶擁入懷裡。「哈囉,傑米。」我跟他打招呼,他用藍色的眼珠子望著我。「哈囉,媽咪。」他皺巴巴的小臉蛋正在對我說。天啊,真令人開心,這是世界上最美好的感覺。那些無禮的護理人員見鬼去吧!我懷裡的寶寶就是我的全世界,誰都別想毀了我人生最美好的時刻!

後來,傑米在我的大腿上睡著了,一位年長的小夜班護理師來看我,跟我解釋為什麼其他護理師會不友善,原來他們都以為我強迫泰貝莎交出寶寶,以致泰貝莎憂心如焚。然而事實上,泰貝莎超開心的,她終於功成身退,一切非常順利。在我們努力這麼久之後,她終於為我們生下健康的寶貝兒子,她覺得很開心。

「我聽到他們在員工休息室說的話,他們就是無知,沒有半個人看過代孕。我覺得你們的故事很感人,不要把他們的話放在心上,以免壞了心情。」我試了,但他們已經破壞原本美好的體驗。我告訴自己,只要再忍一個晚上,未來有一輩子快樂的夜晚等著我。

那一天晚上,我捨不得閉上眼睛睡覺,我每分每秒都想看我的寶貝,他安安靜靜的躺在我懷裡。這個小生命讓我充滿驚奇,他是如此的依賴我。我當媽媽了,哇! 隔天早上,病床經理怒氣沖沖強行進入我的房間,對我破口大罵,但我一點也不在意。她想要生氣是她的事情,說真的,我也不能怎麼樣,就把她的話當成耳邊風。

「醫院政策絕不會允許你們分開媽媽和寶寶吧？」我說，「我要寫信給醫院經理，說出你們對我的態度太差，現在我把病床還給你們，我們片刻也不想多待。」

我打電話給安德魯，提醒他裝上嬰兒安全座椅。我要立刻回家，我們打包好行李就出院了。泰貝莎也一起離開，我們四個人終於揮別那個緊張的氛圍，一邊走出醫院，一邊嘲笑醫護人員的態度，以及那位怒髮衝冠的病床經理。人生絕對要幽默以對，我好開心終於可以帶著寶貝兒子回家了。小寶寶，我的小寶寶！

最棒的禮物

至於山姆出生的時候，同樣是善良的泰貝莎天使幫忙。三年後，我們不想再重複悲傷的生育經驗，於是換到金士頓醫院（Kingston Hospital）。我們學到了教訓，體會到醫護人員需要被教育，因此給醫院一份「指南」，列出我們所期待的處置方式。

我們也說得很清楚，如果山姆不能馬上返家，泰貝莎會先回家休息，由我待在醫院陪伴山姆。

山姆出生時，陪產的醫護人員態度完全不一樣，山姆的助產士一如我的期待，展現出喜悅和高興之情。

山姆的出生順利多了，醫護人員甚至讓我親自接生他，這是超特別的經驗。山姆也是一個完美的孩子，我們的家庭終於完整了，這就是我夢寐以求的家，我原本還以為這輩子都不可能實現了。

我覺得自己好幸福，好幸運！我好愛好愛他們兩兄弟。

為了組成家庭，我們耗費好久的時間，這是一段痛苦、艱難又燒錢的過程。自從我們放棄卵子捐贈，再度聯繫了COTS，詢問他們有沒有代理孕母願意出借子宮和卵子，幾個月後，我們認識泰貝莎，我馬上就認定她了。她是一個溫暖的人，有著開放的心胸，只要有正當理由，她就願意代孕。泰貝莎本人是助產士，育有一子，她曾經有朋友死於癌症，所以想幫忙我們。她

說她每天被嬰兒圍繞著，應該會容易懷孕，我本來還不相信，但是我跟她認識越深，就跟她建立越深厚的姐妹情誼，她果然是一個無私的大好人。

從此以後，我每個星期親自送綜合維生素、葉酸和益生菌去她家，為她按摩和做反射療法，我希望她感受到自己是特別的。我們試了兩年，經歷三次懷孕失敗，最後才懷了健康的寶寶。每一次失敗，我都以為泰貝莎要放棄了，以為她快要受夠了，但每次她都堅決的說，她會繼續試下去。她就跟我一樣，不會輕言放棄，我欣賞那樣的女性。

我們試鏡完回到家，山姆本來在床上打瞌睡，一聽到開門的聲音，就馬上跳起來衝下樓，歡迎他的哥哥傑米，給他一個擁抱。他真的很愛傑米，這是很健康和美妙的兄弟情誼。山姆第一個抱的人不是我，我還有點吃味呢！

接下來，我要哄山姆睡覺了，我窩在他的床，一邊哼搖籃曲，一邊按摩他的背。傑米五歲時，叫我別唱搖籃曲了，我並不怪他，因為我老是唱同一首歌，更何況我沒什麼歌唱技巧。傑米說，他不是小寶寶了，拜託我別再唱搖籃曲，真是令人傷心，我好怕山姆也會這麼說。當他們越來越獨立，我這個當媽的，可以做的事情就越少。

每次給他們晚安吻，我都會在內心默默道聲感謝。要不是泰貝莎，我們的人生也不會有大改變，她徹底改變了我們的世界！每次我帶孩子去公園玩，或者在家耍廢，在船上耍笨，或者他們給我的擁抱，都會讓我幸福滿溢。這兩兄弟有最寬大的心胸，最可愛的本性，真的很特別。他們的出生絕非一帆風順，卻是我們心目中最棒的禮物。

Chapter20
未來呢？

「現在人類的侷限不是在科學；人類的侷限是無法善用現有的資訊和療法。很悲哀，很多生命都不是被癌症害死的，反之，罪魁禍首是全國傾力抗癌的官僚體制、審查委員會、美國食品藥物管理局（FDA），以及不願支持病人或害怕冒險的醫師。」
文森德維他博士（Vincent DeVita），前美國國家癌症研究所主管，癌症期刊總編輯，《癌症之死》作者

現在大家越來越清楚了，基因只是癌症的一部分原因，就連DNA先驅詹姆斯・沃森（James Watson）、法蘭西斯・克里克（Francis Crick）和羅莎琳・富蘭克林（Rosalind Franklin）也難掩失望之情，深感遺傳學在抗癌方面使不上力。

一開始，詹姆斯・沃森對癌症基因體圖譜計畫（Cancer Genome Atlas）滿懷期待，試圖繪製人類所有的基因體密碼，但後來發現定序DNA並無法提供解答，一直到最近沃森才大為振奮，發現基因轉譯碼Stat3會指使基因，可能跟大多數甚至所有癌症有關。重要的是，現在科學家認為Stat3是粒線體「呼吸作用」的主要調節因子，這根本是在支持代謝理論，而非從基因或「體細胞」出發的腫瘤形成理論（探討癌症的起源）。

研究證實，Stat3轉譯因子先發生改變（發炎所致），而後導致突變，促使癌細胞吸收更多營養，讓癌細胞增生得更快。最新研究證據顯示，糖尿病

CHAPTER 20　未來呢？

藥物二甲雙胍會阻斷這種失靈的路徑，就連詹姆斯・沃森也認為每天服用二甲雙胍可以預防癌症，癌症病患卻遲遲無法享受如此簡單的療法，令他大為失望。他最近說：「癌症『登月』任務最哀怨的地方，莫過於一直是同一批人聚在一起組成委員會，流傳著同樣的舊思維，全都是廢話……」

正是如此。

儘管如此，他依然期待未來五年，有八成癌症都可以治療，我也懷抱著相同的期待，但前提是我要革命成功。

<u>我相信幾乎所有末期癌症，都可以從無藥可救逆轉為可治療，除非器官已經傷得太重，否則只要有適當的藥物組合，在適當的時機，依照正確的順序給藥，絕對有逆轉的機會。</u>癌症病患太常死於過度化療，或者現代有毒療法的副作用，我自己就有切身之痛，我因為治療癌症，差一點就罹患致命的白血病。

我們必須擁抱更全方位的療法，結合低毒性藥物和自然療法，達到「溫和的」緩解，讓病人逐漸好轉，卻不會在治療過程中死亡。

現在病人接受強力而痛苦的治療，包括過度的化療、放療和手術，但我堅決認為，只要善用手邊的藥物，絕對可以治癒癌症。

我相信癌症的解答早已存在，有很多解方都埋藏在舊科學期刊，等待我們去挖掘出來。這段過程中，勢必像拼圖一樣，必須拼湊舊資料和新資訊，把那些代謝療法（包括天然營養品和藥物）納入餓死癌細胞雞尾酒療法。難道我已經找到解藥了嗎？

223

潔恩的登月行動

現在的癌症療法只打擊基因，隱含了深度缺陷，抗癌的解答應該是同時治療基因、代謝和細胞信號改變吧？

我的「登月任務」如下：

- 餓死癌細胞（我的捷運路線圖）。
- 阻止異常細胞信息傳遞（刺蝟信號通路、Wnt 傳遞路徑、Notch 傳遞路徑、PPAR-γ、發炎）。
- 防止癌細胞擴散（阻斷生長因子和基質金屬蛋白酶）。
- 消滅癌細胞（透過低劑量化療和放療，以溫和自然的方式啟動細胞凋亡，例如凋亡級聯反應和氧化）。
- 復原！你一定要排毒，修復免疫系統，以及從粒線體損傷復原。

依照這個順序，「規律的觸發」細胞凋亡，安全的清除死亡細胞，以免毒素累積。

美國賓州大學艾布拉姆森癌症中心（Abramson Cancer Center）負責人鄧智文博士（Chi Van Dang），也發現癌細胞貪得無厭，所以要先斷絕其燃料來源，更何況癌細胞對特定營養素「上癮」，一旦燃料不足，癌細胞便會「凋亡」。當癌症缺乏長期的糧食供應，便無以為繼。

由此可見，服用一些便宜的老藥，同時調整生活習慣，採行餓死癌細胞飲食，確實有可能控制癌症，甚至治癒癌症，而且副作用很小。想像未來有一天，就算你診斷出第一期或第二期癌症，只要自行到藥局拿處方藥，接受飲食和生活習慣建議，這是多麼簡單和方便的事情啊！

至於後期癌症，可能要有更多配套措施，例如長期管控飲食和生活習慣，以及持續服用部分藥物。癌症病人有沒有可能永遠緩和病情，就像現在控制人類免疫缺陷病毒（HIV）一樣簡單呢？

我想像未來有一天，腫瘤科醫師和病人會跟其他醫療專家合作，為每一位病患量身打造個別的飲食法和運動處方，畢竟每一種癌症的背後，有不同的代謝途徑和基因突變在驅動，不可能有一體適用的建議。如果你的癌症偏

CHAPTER 20　未來呢？

好麩醯氨酸（例如 MYC 基因過度表現），恐怕要實行更嚴格的純素飲食，拒吃蛋白質；黑色素瘤、攝護腺癌和 BRAF 基因變異相關癌症，可能會仰賴脂肪和麩醯氨酸，就應該避免生酮飲食。

我試了很多年，已經不奢望改變醫師的態度。雖然病人體內仍有癌細胞在肆虐，反而更願意加入我的革命行列，同時採行傳統療法和輔助療法，正是這些人跟我站在同一陣線，一邊服用老藥，一邊實行其他餓死癌細胞的自然療法。

久而久之，有更多病患看到成果，神奇控制了癌症，口碑自然會傳開，眼看著其他病患成功治癒，想必會有更多病患採行雞尾酒療法。反觀腫瘤科醫師除非親眼見證成效，否則會持續忽略代謝療法，以免開立不一樣的藥物，遭到上級規訓。

現在大家診斷出癌症，不知道要控制腫瘤異常的細胞信息傳遞，也不知道要關注癌細胞特殊的營養需求，以及壓力對癌症的影響，還有盡快壓制體內發炎情況。每次大家發現罹癌，通常沒做什麼事情就回家了，沒拿藥也沒有立即治療，只有在心中想像各種可怕的情境。

這是可以理解的，既然無事可做，當然會忍不住想像體內的團塊持續長大。為什麼醫師不開一些藥呢？難道問題已經嚴重到了極點，做任何事情都徒勞無功嗎？可是在這個節骨眼，診斷出癌症的當下，才是控制癌細胞生長的大好機會，這時候開一些簡單的消炎藥，或者其他餓死癌細胞的藥物，立刻去諮詢功能醫學醫師和營養師，都會大幅提高低迷的生存數據。

現在腫瘤科的作法終於改變了，早該這樣了，否則有好多病人白白丟了性命和受苦。大家一直想不通，為什麼醫師要堅持可怕的破壞性療法，誤信新藥的行銷話術和錯誤承諾呢？

二〇〇三年以後，我總算看到令人期待的新可能性，否則我一直愛莫能助，明知道註定會命喪黃泉，仍眼睜睜看著親朋好友採用失敗的有毒療法。我獨自提倡老藥雞尾酒療法，一路上走得好孤單，再看著那些號稱「會扭轉情勢」的標靶新藥以失敗告終。那段灰暗的日子，醫師開藥就像「打地鼠」一樣，一味的追逐基因突變，而我呢？只能等待科學給我平反。現在終於有

更多論文探討老藥新用，證實其抗癌效用，只可惜缺乏隨機臨床試驗，以致醫師持續忽視這些藥物。

雞尾酒療法的藥物過了專利權限，毒性低，卻有神奇療效，但<u>病人仍要搭配全方位療法。如果只是服藥，沒有控制免疫系統、飲食、腸道健康、生活習慣和壓力，便不可能達到最佳效果。</u>一個整合性療程，最好要有腫瘤科醫師的協助，他會引導你選擇適合的正統療法和輔助療法，畢竟腫瘤科醫師最了解癌症的代謝機制。代謝療法將是未來癌症治療的主軸，反觀高劑量化療終會沒落。一系列雞尾酒療法，搭配低劑量化療才是王道。

一起來「除新布舊」吧！

「老藥新用」的研究仍在萌芽階段，大家都覺得是實驗性質，但明明有療效。病人難道還要等個十年或十五年，隨機臨床試驗出來之後再服用嗎？醫師難道還要繼續聽命行事，忽視這些藥物的效用嗎？

就連《英國醫學期刊》也在二〇一五年十月刊登回溯性研究，指出最近核准的三十六種免疫療法新藥，僅五種會大幅提升整體生存情況[86]。既然如此，當初這些藥物怎麼會通過審查呢？新藥上市的賭注很大，藥廠想必會不惜挺而走險，釋出誤導人的資料，只為了通過審核。

如果要讓醫師和民眾相信這些老藥是抗癌關鍵，可能還滿困難的，因為這些藥物太平凡也太便宜，大家早就習以為常。這些藥物也沒有閃亮亮誘人的新包裝，更沒有大張旗鼓辦活動來發表最新突破，也沒有藥廠支付腫瘤科醫師去充滿異國風情的地點參加年會，畢竟每天服藥只花不到五便士，根本沒有行銷預算可言。

<u>醫師和病患都以為治療方法越新穎，藥物價格越高昂，效果就越好，但實情並非如此，新的不一定好，年紀和經驗往往比年輕和美貌更重要。</u>套句大藥廠的話，這些藥物確實會扭轉情勢。

現在有其他病患實行非處方癌症藥物使用和其他代謝療法的故事[87]。當更多病患透過老藥雞尾酒療法和其他餓死癌細胞療法，成功控制住病情，神

CHAPTER 20　未來呢？

奇緩解癌症，久而久之，口碑絕對會傳開來。我知道我已經造福許多人，但還有值得努力的空間。

早些年，代謝療法在大家眼中屬於實驗性質，成功率大有可為。後來 Care Oncology Clinic 刊出成效，終於有目共睹，只不過腫瘤科醫師看到這些結果仍視而不見，更糟糕的是繼續嘲笑和抗拒，這是在製造病人和醫師的難題，一來妨礙病人取得需要的藥物，二來妨礙腫瘤科醫師進步，更何況這種態度也無法喚起大家對這些代謝藥物的重視。所以，來「除新布舊」吧！

很多加入我臉書社團的病人，都診斷出末期癌症，醫師大多宣判他們無法再接受傳統療法，既然沒什麼好失去的，只要有效就是賺到。這些勇敢的少數人開始在二〇一五年服用老藥，就算當初預後不佳，仍有不少人存活至今，於是一個接著一個，有越來越多人追蹤我的社團，讓我的社團快速壯大，完全都是靠口耳相傳，我親眼見證我的臉友（他們就像我的家人一樣）神奇緩解病情。有一些病患罹患無藥可救的腦腫瘤，只剩下幾個星期可活，特地安排孩子在家自學，爭取跟孩子共處的每分每秒，也開始把動產轉贈親朋好友，準備自己的身後事，後來卻突然驚覺，老天似乎把壽命歸還他們了！無論是腦腫瘤或肺轉移，全部都消失了……哇！

社群媒體在病患之間形成一股反抗戰鬥精神，病患再也不會甘於白白受苦。你不用幫忙宣傳，反之你只要改變自己的腫瘤科醫師，或者主動參加 Care Oncology Clinic 所做的研究，讓世人看到這些藥物的價值，雖然改變很慢，但絕對會發生的。萬歲！

為了回歸「常態」，讓人生計畫回到正軌，我走過了漫漫長路，有時候障礙似乎高到難以跨越。如果我覺得太困難了，我會專注於眼前這一步，一步一腳印，雖然速度很慢，但只要邁出一步，就會更靠近山巔。

我站在這裡，回頭望我走過的每一條險路，陽光從雲層中穿透出來，這片景色美得令人屏息。

登錄臉書：二〇一六年四月

今天是特別的一天。多年前，醫師說我這輩子不可能有孩子，但就

在十年前,多虧善良的天使幫忙,我們顛覆了這個陰鬱的預言,大夥穿越車陣,一路從我們完美代理孕母位於肯特郡的家,開上 A2 道路直衝切爾西和威斯敏斯特醫院。有一對準父母靠在車窗,朝著悠閒的路人大喊「讓一讓」,就這樣油門踩到底,連闖好幾個紅燈,硬闖公車專用道,及時趕到醫院生產。傑米差點就要在後座出生了!我們辦到了,一個美妙的嬰兒誕生了,不斷帶給我們喜悅、驚奇和歡樂,我好開心!三年後,我們很幸運,多了一個兒子,完美的山姆!兩兄弟都好可愛,幽默風趣又天賦異稟。

為了慶祝傑米的生日,我跟他一起度過特別的週末,只有我們倆一起參加巴黎文化之旅。我們會看到什麼文化呢?羅浮宮?奧賽美術館?都不是!我們去夜遊,穿過噴泉,滾過艾菲爾鐵塔旁邊的草皮,在巴黎凱旋門附近的通風網柵跳上跳下,欣賞街頭藝人表演,給人畫卡通肖像(:-o!),在巴黎市區來個腳踏車壯遊,到龐畢度中心外面追逐泡泡!這幾天最有藝術氣息的行程,大概就是巴黎大堂(Les Halles)的樂高展吧……

我可愛的兒子,十歲生日快樂!多麼美妙的週末啊!我等不及要跟山姆再去玩一次了。我好愛你們。

媽咪這個字,依然讓我樂不可支,雖然癌症是我自己戰勝的,但我美妙的人生,是泰貝莎給我的,我永遠都欠你一份人情。

重點整理

· 研究證實,Stat3 轉譯因子先發生改變(發炎所致),而後導致突變,促使癌細胞吸收更多營養,讓癌細胞增生得更快。
· 幾乎所有末期癌症,都可以從無藥可救逆轉為可治療,除非器官已經傷得太重,否則只要有適當的藥物組合,在適當的時機,依照正確的順序給藥,絕對有逆轉的機會。
· 抗癌的積極行動:

> 1 餓死癌細胞。
> 2 阻止異常細胞信息傳遞（刺蝟信號通路、Wnt 傳遞路徑、Notch 傳遞路徑、PPAR-γ、發炎等）。
> 3 防止癌細胞擴散（阻斷生長因子和基質金屬蛋白酶）。
> 4 消滅癌細胞（透過低劑量化療和放療，以溫和自然的方式啟動細胞凋亡，例如凋亡級聯反應和氧化）。
> 5 復原！一定要排毒，修復免疫系統，以及從粒線體損傷復原。
> · 每位病患都應該量身打造個別的飲食法和運動處方，畢竟每一種癌症的背後，有不同的代謝途徑和基因突變在驅動，不可能有一體適用的建議。
> · 醫師和病患都以為治療方法越新穎，藥物價格越高昂，效果就越好，但實情並非如此，新的不一定好，年紀和經驗往往比年輕和美貌更重要。

86　Doshi Peter, Jefferson Tom. The evidence base for new drugs BMJ 2015; 350: h952
87　我會在我的網站刊登病患從癌症倖存下來的故事。www.howtostarvecancer.com

PART

2

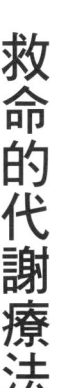

救命的代謝療法

Chapter21
餓死癌細胞的雞尾酒療法

　　這部分探討我至今覺得最有效但毒性最低的藥物，可以餓死和消滅癌細胞。這是一個快速發展的科學領域，我的網站會持續透過電子郵件跟大家更新資訊。

潔恩的「皮卡迪利圓環」比喻

　　十五年前，只有少數研究人員知道癌症幹細胞。幹細胞位於癌症的核心，正是癌症產生抗藥性和發生轉移的原因。大家當然也不知道癌症幹細胞有多麼「代謝靈活」，能夠在各種燃料來源之間切換，透過改變路徑來維持燃料供應穩定。要不是雞尾酒療法阻斷每一條管線，癌症絕對會產生「抗藥性」。千萬不要以為抗藥性只是「遺傳適應」，快點忘記這個錯誤的觀念，把「代謝適應」的概念植入腦中！很多人因此顛覆想像，大開眼界，驚覺這數十年來的癌症療法都錯了，我們不應該只治療基因，反之要治療伴隨而來的代謝改變。

　　我為了向癌症病患解釋，特別想出比較好懂的「皮卡迪利圓環」比喻。

　　下頁是皮卡迪利圓環的夜晚空拍圖，這個區域有行人、公車、計程車和汽車，真是有活力的地方！我在倫敦住了快二十年，至今依然覺得它很有趣，有酒吧、餐廳、戲院、電影院、俱樂部、藝廊，應有盡有。

CHAPTER 21　餓死癌細胞的雞尾酒療法

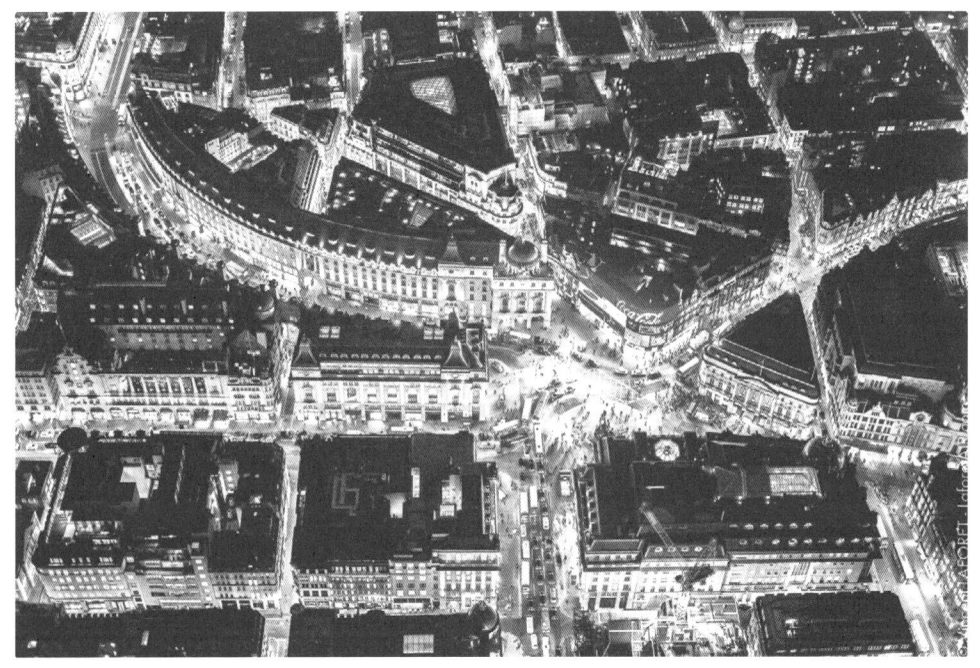

圖 21-1　夜晚的皮卡迪利圓環

從空中俯視，你會看到行人朝著四面八方走去，車輛在攝政街（Regent Street）、沙夫茨伯里大街（Shaftesbury Avenue）和皮卡迪利聖雅各教堂之間穿梭。

癌細胞的行為也有點類似，現在大家公認癌細胞有特殊的生物電阻抗特徵，有自己的離子通道（例如鈣離子通道）。很多癌症也有共同的遺傳變異，例如 p53 腫瘤抑制基因。這些四通八達的交通流量，以及行人多變的路徑，都象徵著遺傳變異，有很多方向可以走，隨時會改變移動方向。腫瘤有高達兩千種突變方式，可以逃過基因療法。

大家往往看不見檯面下，也就是癌症的核心。在皮卡迪利圓環底下，有地鐵或捷運系統，這就是固定的路線，好比癌症幹細胞的燃料管線。如果你要去皮卡迪利圓環，突然有一條管線堵住了，地底下肯定還有別條管線去得了。狡詐的癌細胞懂得改變路徑，尋求其他燃料來源。

233

地下燃料管線不像遺傳變異會無限突變，如此一來，癌細胞就不容易改變路徑，我們就更有機會阻斷癌細胞生長。

癌症的弱點就在幹細胞，只可惜被主流醫學所忽視，主流醫學只治療快速分裂細胞。

癌症很複雜，如果要跟沒有醫學背景的病人解釋清楚，真的很困難，這時候「一件麻煩小事作戰表」和「餓死癌細胞金三角」就派上用場了，但仍無法一次說明多條代謝路徑，以及為什麼要實行雞尾酒療法。我知道怎麼餓死癌細胞，逆轉癌細胞特殊的代謝機制，我的方法就是阻斷「餓死癌細胞金三角」的每個邊。這種組合也會造福其他人，我相信，我的雞尾酒療法加上Care Oncology Clinic 的雞尾酒療法，應該會幫助不少癌症病患阻斷一堆代謝路徑。

有些癌症較為凶猛，行為模式較為特殊，病人可能要服用更多藥物和營養品，於是我去研究其他癌症的燃料管線，例如三陰性乳癌和胰臟癌，然後搜尋其他非處方癌症藥物，添加到我自己畫的「餓死癌細胞金三角」。

我埋頭苦思，費盡思量，泡澡沉思，翻閱無數研究論文，終於得出全方位的治療法。我基於癌症代謝首席研究者的研究成果，例如湯瑪斯‧賽佛瑞（Thomas Seyfried）、Care Oncology Clinic、洛朗‧許瓦茲（Laurent Schwartz）、格里高利‧李金斯（Gregory Riggins）、麥克‧李桑提（Michael Lisanti）、喬治‧余（George Yu）、麥可‧瑞斯基（Michael Retsky）、潘‧潘奇亞卡（Pan Pantziarka）、艾哈邁德‧艾瑟卡（AhmedAlsekka）和艾巴杜‧斯洛庫姆（Abdul Slocum）等人，搜羅完整的雞尾酒療法藥物。當你加入越多藥物，每種藥物服用的劑量就越低，讓藥物各自瞄準不同的路徑。理論上，你施打的化療和放療劑量也會大幅降低。

我發現的癌症共同特徵

我發現當一般細胞轉為癌細胞，必定會有下列五種異常變化。

CHAPTER 21　餓死癌細胞的雞尾酒療法

下列是細胞癌化的步驟或「共同特徵」：

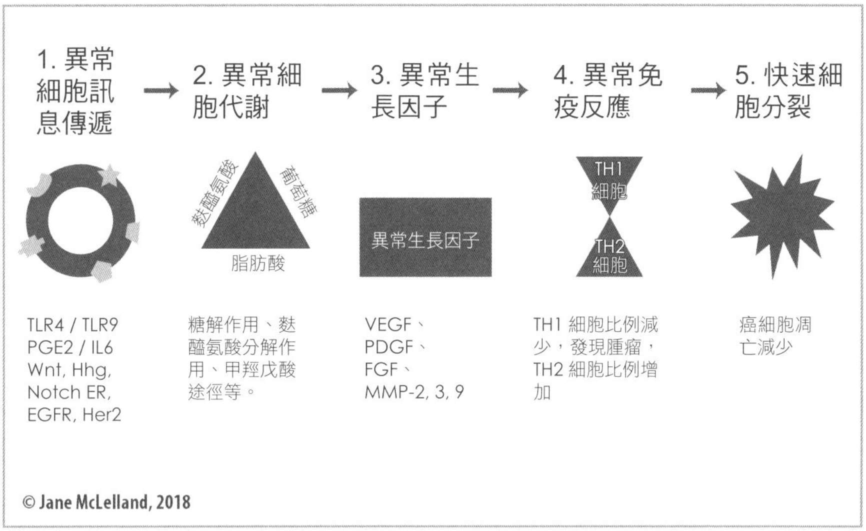

```
1. 異常細胞訊息傳遞 → 2. 異常細胞代謝 → 3. 異常生長因子 → 4. 異常免疫反應 → 5. 快速細胞分裂

TLR4 / TLR9          糖解作用、麩      VEGF、           TH1 細胞比例減     癌細胞凋
PGE2 / IL6           醯氨酸分解作      PDGF、           少,發現腫瘤,      亡減少
Wnt、Hhg,            用、甲羥戊酸      FGF、            TH2 細胞比例增
Notch ER,            途徑等。          MMP-2, 3, 9      加
EGFR, Her2

© Jane McLelland, 2018
```

圖 21-2　我發現的癌症共同特徵

我認為我自己整理的五大特徵，比起二〇〇〇年哈納漢（Hanahan）和溫伯格（Weinberg）[88] 提出的十大特徵更清楚明白。他們提到了「細胞生長訊息持續活化、逃避抑制生長蛋白作用、癌細胞能夠永遠複製、誘發血管新生、啟動入侵和轉移」，他們本來以為這些特徵跟基因體不穩定和組織發炎有關，一直到二〇一一年才恍然大悟[89]，這些牽涉到能量代謝重組（瓦爾堡早在一九二四年就發現了）和逃避免疫系統追殺。哎唷！真丟臉啊！

每一個共同特徵都需要治療，但我翻閱無數論文後，我知道唯有瞄準代謝機制和餓死癌細胞，才可以永久緩解病情。

異常細胞訊息傳遞

有些訊息是「因」，有些訊息是「果」，圖中的符號僅代表接收這些信號的細胞膜受體，僅供舉例之用。

235

近期證據顯示，癌症的主因有幾個，一是長期接觸促發炎細胞激素（例如內臟脂肪或長期感染所釋放的細胞激素 IL-6，以及長期接觸致癌物），或者長期刺激類鐸受體（Toll Like Receptors），或者刺激到生長因子和荷爾蒙，例如類胰島素生長因子（IGF-1）和胰島素。

類鐸受體（TLR-1~9）自古以來就存在於人體，可以偵測病原模式，其中 TLR-4~9 會在癌症中活化[90]。至於 IGF-1 和胰島素的訊息傳遞，會因為營養充足而刺激生長，所以併入下一個章節，屬於異常代謝的範圍。癌症是這些因子綜合作用的結果，目前仍未有明確的研究證實。

如何治療異常細胞訊息傳遞

每一個癌症都不一樣，你必須自己上網做功課，詢問你的腫瘤科醫師，確認你的癌症有沒有下列「表現」，再來決定你該服用什麼藥物：

刺蝟信號傳遞路徑（Hedgehog Signaling）

大多數癌症都有這種訊息傳遞，以小檗鹼、二甲雙胍、驅蟲藥甲苯咪唑（Mebendazole）等藥物治療格外有效[91]。

Wnt／β-連環蛋白訊息傳遞路徑

Wnt 訊息傳遞路徑受制於 miR-34a 抑癌基因，miR-34a 屬於表基因調控的小分子核糖核酸（microRNA），具有抗病毒活性，所以大多跟病毒驅動的癌症有關[92]。一旦 Wnt 訊息傳遞路徑反常，皰疹病毒（例如巨細胞病毒、EB 病毒、HPV）就有可能入侵和惡化，進而操控 Wnt 訊息傳遞途徑，幫助病毒在體內傳播，逃過宿主免疫系統的辨識，在體內潛伏很長一段時間。Wnt 訊息傳遞路徑似乎是骨轉移的幕後黑手，因為會干預成骨細胞和破骨細胞的正常活動。此外，Wnt 也會影響 c-MYC 基因和細胞週期素 D1。很多癌症和約三分之一的乳癌，都有週期素 D1 基因表現增加和蛋白質過度表現。

Wnt 訊息傳遞路徑所驅動的癌症,還有大腸直腸癌、卵巢癌和腎臟癌、子宮頸癌、肝細胞癌和肉瘤。

治療:服用阿斯匹靈和待匹力達,有助於阻斷異常細胞訊息傳遞,這兩種藥物都對於骨重塑有益[93][94],並且有抗病毒效果。此外,耐克螺(niclosamide)、非類固醇消炎藥(NSAID)和維生素 D_3 也可以改善這種異常訊息傳遞路徑。

Notch 訊息傳遞路徑

我的癌症從未驗出這種異常訊息傳遞路徑,但是最近研究發現 Notch 也跟子宮頸癌有關係。為了阻斷這條路徑,你可能需要服用天然類黃酮木犀草素(Luteolin)[95]。我每天喝的芹菜蔬果汁就富含這種成分,只是當時並不知情,但我現在貪圖方便,都直接服用營養品而已。

木犀草素也會抑制第二型固醇調節元件結合蛋白(SREBP-2),待會再來解釋。蘿蔔硫素(sulforaphane)和槲皮素(Quercetin)也可以打擊這種異常訊息傳遞路徑。

Notch 訊號傳遞路徑關乎纖維母細胞(fibroblast)和 c-MYC 基因周圍的變化,無論是纖維母細胞或是 c-MYC 基因,都會讓癌症變得更凶猛。

Notch 訊號傳遞路徑所驅動的癌症(例如胃癌、頭頸癌、子宮頸鱗狀細胞癌、部分乳癌、大腸癌、白血病、膠質細胞瘤、神經管胚細胞瘤)都可服用耐克螺,這是很古老的抗寄生蟲藥物,研究證實耐克螺會打擊好幾個訊息傳遞路徑,包括 Notch、氧化磷酸化(OXPHOS)、NF-κB 路徑、Wnt／β-連環蛋白路徑、活性氧化物質(ROS)、mTOR 和 Stat3[96]。

治療:木犀草素、蘿蔔硫素、槲皮素、耐克螺在治療癌症時,都可以打擊多重路徑,但如果你服用的是蘿蔔硫素和木犀草素,一旦你有意觸發治療期的「封殺階段」(kill phase),記得要暫時停藥。

TLR-4 訊息傳遞路徑

這種類鐸受體(Toll Like Receptor,TLR)在癌症扮演的角色,直到最

近才受到研究人員關注,但其實普遍存在於頭頸癌、食道癌、胃癌、大腸直腸癌、肝癌、胰臟癌、皮膚癌、乳癌、卵巢癌、子宮頸癌和乳癌。

治療:小檗鹼[97]。低劑量納曲酮(LDN)。

TLR-9 訊息傳遞路徑

這跟致癌病毒有關[98]。

治療:低劑量納曲酮。倫敦聖喬治醫院腫瘤科醫師安格斯·達格利許教授(Angus Dalgleish),發現服用低劑量納曲酮之後,部分有 TLR-9 表現的末期癌症竟神奇消失了,後來他進一步深入研究,同時申請專利,把低劑量納曲酮轉為癌症治療用途[99]。我早在二〇〇一年就知道這種藥物,但直到最近才決定服用,沒想到我的淋巴水腫因而改善了,真開心。氯奎寧(Chloroquine,羥氯奎寧或硫酸奎寧)屬於抗瘧疾藥物,也可以治療 TLR-9 訊息傳遞路徑,遏止巨胞飲作用(Macropinocytosis)(參見下一章)。

整合素(Integrins)

整合素蛋白分子位於細胞表面,遍布於磷脂質細胞膜,功能有點像魔鬼氈,可以吸附健康細胞來形成身體組織器官。有缺陷的 p53 信號傳遞路徑會導致整合素退回細胞內部,傳送到細胞表面的錯誤部位,以致癌細胞逃跑到血液中[100]。目前仍缺乏相關治療證據,但我假設待匹力達可能有些效果,因為待匹力達會吸引蛋白質,可能防止整合素退回細胞內部,如此一來,整合素就會乖乖待在細胞表面,發揮類似魔鬼氈的功能。

雌激素受體

這些受體都位於細胞內部,在乳癌、卵巢癌和子宮內膜癌患者身上,都有過度表現的情況發生。雖然其他癌症沒那麼明顯,但癌細胞也可能對雌激素有陽性反應,例如胃癌和非小細胞肺癌(NSCLC),甚至包括大腸癌和肝癌。芥蘭素(Indole-3-carbinol,I3C or DIM)[101]和褪黑激素[102]都有助於阻斷雌激素受體,二甲雙胍也有類似效果[103]。澳洲阿得萊德(Adelaide)有一份

研究指出,有雙重陽性反應的癌症(例如對雌激素和黃體素都有陽性反應的癌症),比起只對雌激素有陽性反應的癌症,進展情況更好。如果讓雙重陽性反應的病人服用黃體素,可以放緩腫瘤生長速度[104]。

表皮生長因子受體(EGFR)

我並不清楚我的癌症有沒有活性 EGFR 表現,但就算真的有,我服用小檗鹼、EGCG(綠茶)和薑黃素都是天然的拮抗劑,所以我早就顧到這一塊了。這些天然營養品比起吉非替尼(Gefitinib)、厄洛替尼(Erlotinib)和拉帕替尼(Lapatinib),副作用沒有那麼強。氯奎寧(Chloroquine)可以防止 EGFR 和 HER2 標靶治療產生抗藥性(參見巨胞飲作用),也對許多凶猛的癌症有效。

介白素 1 和介白素 6(攝護腺素 E2,PGE2)

這些促發炎細胞激素會釋放環氧合酶(COX),這是一種會刺激癌症生長的酵素,但還好服用非類固醇消炎藥(NSAID)即可中和。

治療:阿斯匹靈或者更強效的消炎藥。我起初是服用阿斯匹靈,後來有三個月轉而服用艾雷克,但我從來不把阿斯匹靈和艾雷克一起吃,我怕會抵銷阿斯匹靈的抗血小板作用,大幅提升胃出血風險。現在我為了預防,仍持續每天服用七十五毫克阿斯匹靈,至於比較強效的 NSAID,只會偶爾服用,而且一定會隨餐服用。

PPAR-γ

這種受體位於細胞核,主要控制脂肪酸儲存和葡萄糖代謝,一旦 Wnt 訊息傳遞路徑失調了,PPAR-γ 就有可能減弱,大多數癌症都有這種情況。PPAR-γ 也會控制發炎和胰島素,所以是調節癌症等代謝失調症的大功臣。一些糖尿病藥物(胰島素增敏劑)都是在打擊 PPAR-γ,以降低胰島素抗性和提升胰島素敏感度,只可惜有強烈的副作用。事實上,汀類藥物[105]、小檗鹼[106]和其他天然萃取物和厚朴酚(Honokiol),都可以活化 PPAR-γ,布洛

芬也有部分的活化作用。這些藥物在活化 PPAR-γ 的時候，有點類似 OK 繃的功能，但問題的癥結點還是腸道細菌低落（尤其是雙叉桿菌），以及魚油（Omega-3）、維生素 A 和 D 以及 Omega-7 攝取不足。

當你知道哪些異常細胞訊息途徑跟你的癌症有關係，你就會找到治療的關鍵，知道該如何餓死癌細胞了。

88　D. Hanahan, R.A. Weinberg; The hallmarks of cancer Cell, 100（2000）, pp. 57-70

89　Hanahan D, Weinberg RA. Hallmarks of cancer: the next generation. Cell 144（5）, 646- 674（2011）.

90　Sato, Y., Goto, Y., Narita, N. et al. Cancer Microenvironment（2009）2（Suppl 1）: 205. https://doi.org/10.1007/s12307-009-0022-y

91　Larsen AR, Bai R-Y, Chung JH, et al. Repurposing the antihelmintic mebendazole as a hedgehog inhibitor. Molecular cancer therapeutics. 2015;14（1）: 3-13. doi: 10.1158/1535-7163.MCT-14-0755-T.

92　Smith JL, Jeng S, McWeeney SK, Hirsch AJ. A MicroRNA Screen Identifies the Wnt Signaling Pathway as a Regulator of the Interferon Response during Flavivirus Infection. Diamond MS, ed. Journal of Virology. 2017;91（8）: e02388-16. doi: 10.1128/JVI.02388-16.

93　Kok-Yong Chin, 'A Review on the Relationship between Aspirin and Bone Health', Journal of Osteoporosis, vol. 2017, Article ID 3710959, 8 pages, 2017. doi: 10.1155/2017/3710959

94　Mediero A, Wilder T, Perez-Aso M, Cronstein BN. Direct or indirect stimulation of adenosine A2A receptors enhances bone regeneration as well as bone morphogenetic protein-2. The FASEB Journal. 2015;29（4）: 1577-1590. doi: 10.1096/fj.14-265066.

95　Zang M, Hu L, Fan Z, et al. Luteolin suppresses gastric cancer progression by reversing epithelial-mesenchymal transition via suppression of the Notch signaling pathway. Journal of Translational Medicine. 2017;15: 52. doi: 10.1186/s12967-017-1151-6.

96　Pan J-X, Ding K, Wang C-Y. Niclosamide, an old antihelminthic agent, demonstrates antitumor activity by blocking multiple signaling pathways of cancer stem cells. Chinese Journal of Cancer. 2012;31（4）: 178-184. doi: 10.5732/cjc.011.10290.

97　Chu et al. Role of berberine in anti-bacterial as a high-affinity LPS antagonist binding to TLR4/MD-2 receptor BMC Complementary and Alternative Medicine 2014, 14: 89

98 Martínez-Campos C, Burguete-García AI, Madrid-Marina V（February 2017）. 'Role of TLR9 in Oncogenic Virus-Produced Cancer'. Viral Immunology. doi: 10.1089/ vim.2016.0103. PMID 28151089.
99 https://www.cancerdefeated.com/cheap-off-patent-drugfound-to-be-a-cancer-game- changer/3963/
100 Vousden, K. et al Mutant p53 regulates invasion via integrins and EGFR NCRI Cancer Conference5 October 2009
101 Aggarwal BB1, Ichikawa H. Molecular targets and anticancer potential of indole-3- carbinol and its derivatives. Cell Cycle. 2005 Sep;4（9）: 1201-15. Epub 2005 Sep 6.
102 del Río B1, García Pedrero JM, Martínez-Campa C, Zuazua P, Lazo PS, Ramos S Melatonin, an Endogenous-specific Inhibitor of Estrogen Receptor α via Calmodulin J Biol Chem. 2004 Sep 10;279（37）: 38294-302. Epub 2004 Jun 30
103 KIM J, LEE J, JANG SY, KIM C, CHOI Y, KIM A. Anticancer effect of metformin on estrogen receptor-positive and tamoxifen-resistant breast cancer cell lines. Oncology Reports. 2016;35（5）: 2553-2560. doi: 10.3892/or.2016.4675.
104 Wayne D. Tilley Jason S. Carroll et al Progesterone receptor modulates ERα action in breast cancer Nature volume 523, pages 313-317（16 July 2015）DOI: 10.1038/ nature14583
105 Grip, O., Janciauskiene, S. & Lindgren, S. Atorvastatin activates PPAR-y and attenuates the inflammatory response in human monocytes Inflamm Res（2002）51: 58. https:// doi.org/10.1007/BF02684000
106 Chen, F.L., Yang, Z.H., Liu, Y. et al. Berberine inhibits the expression of TNFα, MCP-1, and IL-6 in AcLDL-stimulated macrophages through PPARγ pathway. Endocr（2008）33: 331. https://doi.org/10.1007/s12020-008-9089-3

Chapter22
斷絕癌細胞的營養來源

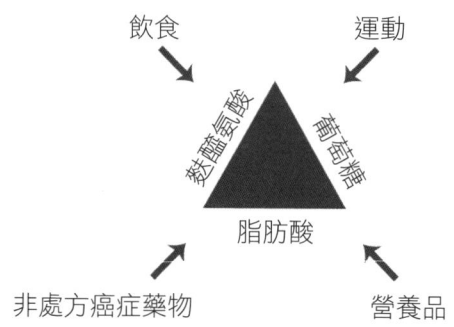

© Jane McLelland, 2018

圖 22-1　我餓死癌細胞療法的四大支柱

治療異常細胞代謝

　　如果只要服用一些藥物和營養品，就可以阻止異常代謝機制，完全不需要做運動和調整飲食，那該有多好？但是我這幾年觀察下來，這是不可能的事情，這麼做也是不明智的。抗癌成效最好的那些人，也會從飲食斬斷癌細胞的燃料來源（以葡萄糖居多）。我始終相信，**餓死癌細胞是治療癌症最重要的一步，唯有餓死癌細胞，它才會變得脆弱，然後一舉殲滅。**

CHAPTER 22　斷絕癌細胞的營養來源

雖然這是激進的抗癌新法，但現在研究證據越來越多了，都在支持我的抗癌觀念。間歇斷食確實有效果，但我不是要餓死身體，而是要打擊腫瘤，所以服用二甲雙胍等藥物，來降低體內的葡萄糖，同時服用汀類藥物來降血脂。我經常聽人說：「我血脂正常，不需要服用汀類藥物。」但這麼說就錯了，理由錯了！有很多證據顯示，汀類藥物可以餓死癌細胞。如果你有懷疑，不妨 Google 一下你的癌症，例如「黑色素瘤＋汀類藥物＋ Pubmed」。

為什麼會有異常的代謝機制呢？（有很多科學名詞喔！如果你不太擅長，就先略過這個部分吧！）

這些異常細胞訊息，尤其是 IL6（發炎）和 TLR（病原）訊號傳遞途徑，長期下來會活化小分子核糖核酸（microRNA），進而觸發 Stat3 編碼轉錄因子，microRNA 專門從細胞膜傳遞表觀遺傳資訊到細胞。Stat3 屬於「轉錄因子」，由於會跟細胞的基因對話，所以會改變基因表現（例如 RAS 和 AKT 的過度表現）。一旦這些基因升高（只是「過度表現」而已，還不到突變），就會觸發乙醯輔酶 A（Acetyl-CoA）過度分泌。乙醯輔酶 A 是很重要的癥結點，不僅會影響「子」細胞新生，也會調節基因表現。乙醯輔酶 A 也是脂肪酸、固醇、氨基酸和核苷酸的基本成分，更是「子」細胞生成的必要元素。癌細胞會在腫瘤原發處善用現有的燃料，來維持自我生長，形成其專門的代謝機制。

一旦乙醯輔酶 A 分泌過多，恐怕會導致 DNA 組織蛋白「乙醯化」（組織蛋白是 DNA 周圍的支架），進而改變 DNA 的極性。乙醯化之後，電位會由正轉中，組織蛋白再也不會受到對極吸引，以致 DNA 雙鏈分離或「鬆開」，讓致癌物和病毒得以進入 DNA，或者重新活化，最後的結果便是基因突變（換句話說，致癌物會火上加油）。

捷運路線圖

我花了很多時間做研究，才知道要鎖定哪些療法和管線，現在你可以坐

享其成,直接參考這張捷運路線圖。無論你的癌症處於哪個階段,都會找到適合你服用的藥物、營養品和療法,餓死癌細胞。我的捷運路線圖專門打擊有代謝彈性的癌症幹細胞,每一種癌症都有幹細胞,幹細胞會改變營養供給路徑,其中有些路徑特別容易阻斷。

皮卡迪利圓環分成地面上和地底下,腫瘤也有兩套系統,每一個系統都有不同的運作方式,分別代表兩種不同的癌細胞:一是快速分裂細胞,二是癌症幹細胞。兩者天差地遠,所以需要截然不同的治療方法。

「捷運路線圖」不僅幫助我釐清癌細胞的糧食來源,也有助於其他病患了解病情。我一點一滴慢慢研究,後來補上很多燃料管線,總算搞清楚癌症如何調整代謝機制。我看穿錯綜複雜的癌症,揭開其神祕面紗,再也不認為癌症無藥可救。我相信,我該做的只有用適當的雞尾酒療法,來攻擊幹細胞和快速分裂細胞,每一種癌症的情況都不同,取決於癌細胞如何「專業化」其代謝機制。

癌症會因應腫瘤原發位置現有的燃料,調整自己的覓食方式[107],如果想要餓死和戰勝癌細胞,絕對要搞清楚癌細胞使用何種燃料。你必須找出癌症的「代謝表現型」(metabolic phenotype),這可能要求助 PubMed 論文以及腫瘤科醫師。不妨搜尋關鍵字,打出每一條燃料管線(例如 HER2 乳癌＋氯奎寧或巨胞飲作用),大約花你半小時,你會搜尋到氯奎寧對 HER2 乳癌有效,這種癌症會透過巨胞飲作用來撿食細胞外的蛋白質和脂肪[108]。

可是,這有兩個問題:

1. 研究人員只知道個別癌症的代謝表現型,還沒有全部的資料,但這樣就足以掌握主要的燃料管線,並且確認葡萄糖、麩醯氨酸或脂肪會不會助長特定癌症。
2. 當你知道要阻斷哪些燃料管線,該如何取得你需要的藥物呢?

腫瘤科或家醫科醫師都不願意開藥給我,難不成癌症病患要仿效一九八〇年代的 HIV 病患組成「買藥俱樂部」嗎?雖然醫療體制不贊同這種行為,但是為什麼病人不可以試著拯救自己的性命呢?如果病人知道有很多努力空間,為什麼要乖乖回家等死呢?我的捷運路線圖會教大家餓死癌細胞。金三

角有三個邊，分別代表葡萄糖代謝路徑、麩醯氨酸代謝路徑或脂肪酸代謝路徑。注意，部分藥物會橫跨兩個側邊，同時打擊多個代謝路徑。

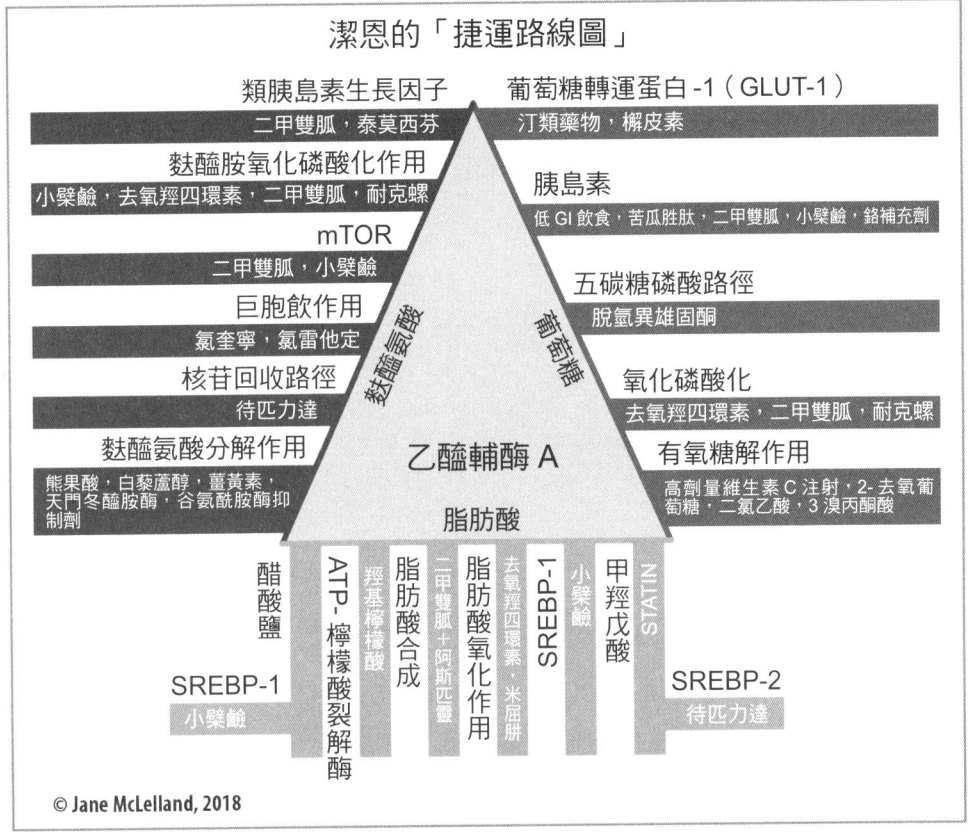

圖 22-2　我的幹細胞「捷運路線圖」

癌細胞代謝路徑

葡萄糖代謝路徑

　　Glut-1 ＝葡萄糖轉運蛋白 -1；胰島素；P P Pathway ＝五碳糖磷酸路徑；

OXPHOS ＝氧化磷酸化；有氧糖解作用。

麩醯氨酸／氨基酸代謝路徑

IGF-1 ＝類胰島素生長因子；Gln OXPHOS ＝麩醯胺氧化磷酸化作用；mTOR ＝哺乳動物雷帕黴素靶點；巨胞飲作用（自體吞噬）；核苷回收路徑（自體吞噬）；麩醯氨酸分解作用；醋酸鹽路徑。

氨基酸路徑

SREBP-1 ＝固醇調節元件結合蛋白 -1；SREBP-2 ＝固醇調節元件結合蛋白 -2；ACLY ＝ ATP- 檸檬酸裂解酶；F.A.S. ＝脂肪酸合成作用；F.A.O. ＝脂肪酸氧化作用；甲羥戊酸途徑。

治療

MET ＝二甲雙胍；TAM ＝泰莫西芬；BERB ＝小檗鹼；DOXY ＝去氧羥四環素；NICL ＝耐克螺；CHLQ ＝氯奎寧；LRTD ＝氯雷他定；DPM ＝待匹力達；EGCG ＝表沒食子兒茶素沒食子酸酯；URS ＝熊果酸；CUR ＝薑黃素；RES ＝白藜蘆醇；L-ASP ＝天門冬醯胺酶；BPTES ＝谷氨酰胺酶抑制劑 bis-2-（5-phenylacetamido- 1,2,4-thiadiazol-2-yl）ethyl sulphide；MIL ＝米屈肼；IVC ＝高劑量維生素 C 注射；2DG ＝ 2- 去氧葡萄糖；DCA ＝二氯乙酸；3BP ＝ 3 溴丙酮酸；Low GI ＝低 GI 飲食法；CHR ＝鉻補充劑；QUERC ＝櫟皮素。

你可能覺得這些專有名詞太複雜了，但就算你不明白每一條路徑及其運作機制，也沒有什麼大不了的，事實上，就連腫瘤科醫師也搞不太清楚。你只要知道，為了餓死癌細胞和消滅癌症幹細胞，你必須先阻斷這些管線，而且你只要使用低毒性藥物和營養品就行了，完全不會要了你的命！

我上面的捷運路線圖，列出癌症幹細胞餵飽自己的主要路徑。癌症會自行調整代謝機制，比有氧糖解作用複雜多了！一九二四年瓦爾堡博士提出的理論只說對一半。我把這些路徑分開呈現，但其實這些路徑會互相干擾。當你防堵某一條路徑，絕對不會只阻斷單一營養素，以甲羥戊酸途徑為例，這不只阻斷膽固醇，也會阻斷蛋白質異戊烯化。簡單來說，這張圖只是方便大家查詢，哪一種代謝表現型該服用哪些藥物和營養品。

我挑選的藥物和天然營養品，幾乎都有「多效性」。換句話說，同時會打擊多個目標，所以你會很意外竟然只有這幾種藥物。

細胞代謝作用要不是分解作用，如糖解作用、麩醯氨酸分解作用（異化反應），不然就是重建作用（合成代謝），來製造新的細胞元素。

該如何下手？

瓦爾堡效應（糖解作用）和反瓦爾堡效應（氧化磷酸化）

癌細胞大多有一個共通性，那就是有氧糖解作用會增加。經過葡萄糖正子掃描檢查，高達八、九成腫瘤都有這種跡象，可見有氧糖解作用是癌細胞的首要目標，但仍有一些癌症的糖解作用極低[109]，例如攝護腺癌只會在後期出現瓦爾堡效應，亦即基因突變發生得差不多的時候，因此攝護腺癌仰賴的是脂質合成作用（吸收脂肪）和麩醯氨酸分解作用（吸收麩醯氨酸）。

有些癌症會在粒線體升高氧化磷酸化作用（OXPHOS），而非一開始就在細胞液升高糖解作用，如特定的黑色素瘤[110]。很多癌症會隨著病情惡化，粒線體數量大幅暴增，這時候光憑自由基和糖解作用抑制劑已無力回天[111]。這就是為什麼必須釐清你癌症的燃料來源，把它當成頭號敵人。一旦打錯燃料路徑，反而會讓癌細胞更有抗藥性，以致病情惡化。一般而言，大多數癌症都會先仰賴糖解作用，然後隨著病情發展，轉向脂質合成作用和麩醯氨酸分解作用。至於更凶猛的癌症，例如卵巢癌，會提早轉為脂質合成作用和麩

醯氨酸分解作用,所以會如此凶猛,而越是凶猛的癌症,病人就有越多路徑要防堵。

有氧糖解作用,亦即瓦爾堡效應,正是重要的開關。本來身體會在粒線體有效率的製造三磷酸腺苷(ATP),但後來不知怎麼的,就算有充足的氧氣,仍堅持在細胞質無效率的進行發酵作用(你們總算明白了吧?雖然是厭氧環境,仍稱為有氧糖解作用,有時候挺令人費解的)。癌症這種不尋常的代謝特徵,書本一直有記載,也是大家最熟知的異常代謝路徑,因此糖解作用是很多癌症病患的頭號公敵。

糖解作用包含好幾個步驟,每一個步驟都是你用藥物或天然營養品來進行阻斷的大好機會。糖解作用的副產物會用在脂質合成作用,來滿足癌細胞對於能量和巨分子物質(核苷酸、細胞膜、酵素等)與日俱增的需求,好讓癌細胞進一步生長和增殖。因此,只要阻斷糖解作用,就等於開始阻斷脂質合成作用。

大家全力阻斷糖解作用,通常是為了排除其他路徑。服用二氯乙酸(DCA)、2- 去氧葡萄糖(2-deoxyglucose)、3 溴丙酮酸(3BP)和實行生酮飲食,病情會有顯著的改善,但這個方法可能太極端,無法同時打擊其他路徑。自然療法醫師納夏・溫特博士(Nasha Winters),專攻癌症代謝機制,親眼看到病患最後遭到反彈效應。

這是很可能發生的,畢竟癌細胞會學習撿食細胞外的營養素,並且善用麩醯氨酸分解作用,以致癌細胞變得比之前更凶猛。緩和病情是好事,但如何長治久安又是另一回事,在我看來,只鎖定糖解作用絕非長久之計。

我一直深信不要過度極端,以緩慢而安全的方式縮小腫瘤和阻斷代謝,才是更好的方法。

乳酸是糖解作用的副產物,也會淪為「反瓦爾堡效應」的燃料,導致氧化磷酸化(OXPHOS)持續高漲。乳酸不僅是癌細胞的副產物,癌細胞周圍結締組織的纖維母細胞也會分泌。纖維母細胞受到附近癌細胞的指使,開始去破壞粒線體,也會從糖發酵作用(糖解作用)獲取能量,而糖解作用的產物正是乳酸。腫瘤微環境中的乳酸含量增加,便會跑回癌細胞內部,轉為

丙酮酸鹽（pyruvate）。丙酮酸鹽再進入癌細胞粒線體的克氏循環（氧化磷酸化），這就是所謂的「反瓦爾堡效應」。癌症病患體內的粒線體大多會活化，反而不像大家想的會因為癌細胞而「關閉」。當癌症發展到末期，根本沒必要恢復粒線體，以免病情更加惡化。

這時候該做的是阻斷癌細胞每一條燃料管線，就算粒線體可能會受損也無妨，反正粒線體會持續增加，而且超時工作，以維持癌細胞的燃料供應。

有沒有什麼好方法可以治這些超級活躍的粒線體呢？我後來知道一種抗生素極為有效，叫做去氧羥四環素，可以分解這些粒線體，打擊癌細胞中負責供給能量的細胞器[112]。粒線體其實是古代的細菌，早在十億多年前被單細胞生物吞噬，來幫助單細胞生物適應有氧環境，堪稱有史以來最成功的合作關係，我們所有的細胞（紅血球除外）都是這種內共生關係的後代。小檗鹼有抗生素的效果，也可以緩解癌症的氧化磷酸化作用，專治條蟲感染的老藥耐克螺也有效。

大家對於「反瓦爾堡效應」總是懵懵懂懂，完全沒想到糖解代謝作用竟然會移轉，癌細胞懂得自我調適，以適應持續改變的營養條件。癌細胞會善用手邊的資源，就連營養不足的環境，例如胰臟癌，癌細胞也巧妙發展出巨胞飲作用（Macropinocytosis），亦即擾亂細胞膜來吞噬細胞外的蛋白質和脂肪[113]。胰臟癌伴隨而來的環境限制，例如缺氧，也會提高腫瘤的凶猛程度。肉瘤、黑色素瘤、淋巴瘤、間皮細胞和肝細胞癌的行為模式差不多，皆以精氨酸為燃料（屬於氨基酸）。由此可見，有些癌症光是關閉其他代謝路徑還不夠，還要特別阻斷精氨酸。

這些代謝路徑要不是利用氨基酸（屬於蛋白質──例如麩醯氨酸、絲氨酸和精氨酸）餵養癌細胞，就是利用葡萄糖或脂肪酸。如果其中一個代謝路徑消失了（例如實行生酮飲食之後），癌症幹細胞就會轉向其他燃料管線，這透露了一個重要的訊息：我們必須同時打擊好幾條路徑，千萬不可以只瞄準其中一兩條。唯有這麼做，才可以長久緩和病情，避免癌症演變成更凶猛的表現型。

我自己同時打擊好幾個路徑，但我並沒有打擊巨胞飲作用（這只在胰

臟癌、HER2 乳癌、三陰性乳癌等癌症會增強）以及脂肪酸氧化作用（這只在 Myc 基因過度表現的三陰性乳癌、PC3 攝護腺癌、瀰漫性大 B 細胞淋巴瘤、布凱特氏淋巴瘤、多形性膠質母細胞瘤等癌症會增強[114]）。如果你癌症的代謝方式跟我的不同，千萬不要直接複製我的療法。打個比方，如果你的癌症比較凶猛，你就要準備更多武器來餓死它，例如加上抑制麩醯氨酸酶（glutaminase）的藥物。

我在對抗癌症時，同時阻斷或縮減好幾條燃料來源，總算削弱了癌細胞的勢力，促使癌細胞進入正常細胞的自殺作用，亦即「細胞凋亡作用」。一旦癌細胞缺乏糧食，癌症病患只要做一點小改變，就足以殺死手無縛雞之力的癌細胞，例如降低體內的麩胱甘肽（抗氧化物），或者增加體內的自由基（活性氧化物質）。

這種多重打擊法是英國麥克‧李桑提（Michael Lisanti）教授提出的。二〇一七年他在醫學期刊《腫瘤標靶》發表論文，證實連續數週提高去氧羥四環素的劑量，可以阻斷氧化磷酸化（以麩醯氨酸、乳酸或葡萄糖為燃料）和脂肪酸氧化作用。

去氧羥四環素是一種常見的抗生素，只不過癌細胞會產生抗藥性（代謝重組），從氧化磷酸化轉為更偏向糖解的表現型，這時候要接著注射高劑量維生素 C，來阻斷糖解作用步驟六，並且降低體內的麩胱甘肽，一網打盡癌細胞的餘孽。

這種雙管齊下的方法，一次打擊兩種代謝機制，經證實可以消滅好幾種癌細胞[115]。李桑提也發現，如果再多服用小檗鹼，效果更佳，完全在我的意料之中啊！

所有癌症幹細胞都有這種改變代謝機制，以及適應新環境的能力。

當你知道這個現象，也開始去翻閱醫療文獻（這是一定要做的），你就明白癌症幹細胞有多麼輕易切換燃料管線。癌症正因為如此才會產生抗藥性，所以不是「基因」在作祟，基因只是代謝改變後的結果而已，癌症自己會不斷尋找線路，進而躲過治療。

我翻閱醫學研究，下面是我的發現：

- 如果你阻斷 mTOR 路徑，癌細胞會增加「自噬」作用[116]。
- 如果你阻斷（細胞質中的）糖解作用，癌細胞會增加粒線體中的氧化磷酸化作用[117]。
- 如果你用汀類藥物阻斷甲羥戊酸途徑，癌細胞會透過固醇調節元件結合蛋白-2（SREBP-2）強化膽固醇代謝路徑[118]。
- 一些癌症例如肉瘤和淋巴瘤，會以精氨酸作為燃料。如果拿掉精氨酸，癌細胞會走別條路徑（自噬）來取得麩醯氨酸[119]。為了真正餓死癌細胞，必須雙管齊下，一來剝奪精氨酸，二來抑制麩醯氨酸酶。
- 如果你阻斷脂肪酸合成作用，癌細胞會加強酮代謝機制和麩醯氨酸分解作用[120]。
- 如果你阻斷脂肪酸氧化作用，癌細胞會加強有氧糖解作用[121]。
- 如果你阻斷麩醯氨酸分解作用，癌細胞會加強巨胞飲作用[122]。
- 如果你阻斷 ATP-檸檬酸裂解酶（ACLY），癌症幹細胞會加強 SREBP1、SREBP2 和醋酸鹽路徑[123]。

如果你把癌細胞如何改變路徑整理成一張捷運路線圖，你將會發現一個通則：癌細胞總會切換到金三角的另一邊。例如，當癌細胞得不到脂肪，就不可能切換到另一條脂肪代謝機制。

當你知道癌症會改變代謝機制，對於治療會有很大的助益。這就是為什麼要實行全方位雞尾酒療法，同時服用多種藥物和營養品，而非一次只服用一種，以阻斷癌細胞改變路徑的所有機會。如果你只服用一點二甲雙胍是沒有什麼用的！

每一種藥物的用藥時機和劑量都很重要，最好找一位懂你癌症代謝機制、也有這方面經驗的醫師。Care Oncology Clinic 是我的首選，雖然他們無法開立我所建議的所有藥物。但你應該可以找到其他醫師，你大可連絡他們，讓自己服用更多藥物。

我認為每一種癌症至少要防堵下列的路徑：葡萄糖轉運蛋白-1（GLUT-1）、有氧糖解作用（雙管齊下）、降低胰島素、類胰島素生長因子、mTOR、甲羥戊酸途徑、SREBP-2、脂肪酸合成作用、麩醯氨酸分解作用。

斷絕癌細胞的葡萄糖來源

胰島素——這是最危險的荷爾蒙（雌激素才不是最危險的），如果要降低體內的胰島素，必須實行低 GI 飲食，服用二甲雙胍和小檗鹼，在適當的時機做適當的運動，服用鉻補充劑（chromium picolinate）和武靴葉。

葡萄糖轉運蛋白-1（GLUT-1）——（葡萄糖轉運受體）GLUT-1 受體會跑到癌細胞表面（一般只會有 GLUT-4），為癌細胞接收更多葡萄糖，這時候服用汀類藥物和槲皮素會有效[124]。

五碳糖磷酸路徑——可以脫氫異雄固酮（DHEA，不適用荷爾蒙驅動的癌症）[125]。

氧化磷酸化——小檗鹼、去氧羥四環素、二甲雙胍、耐克螺。二甲雙胍會阻止複合體 I 的作用[126]。小檗鹼會導致粒線體分裂和去極化[127]，並且改變粒線體的膜通透性。去氧羥四環素會壓制粒線體的功能[129]。耐克螺會影響粒線體的內膜能力，並且解除氧化磷酸化和電子傳遞的聯繫作用，進而抑制三磷酸腺苷（ATP）分泌。

大家聽到耐克螺會關閉 ATP 過度分泌，心裡總會怕怕的，擔心會立即死亡，但事實上服用抗生素也會有這種情況發生，長年下來並沒有安全疑慮。

有氧糖解作用——可以在下列幾個點阻斷：

注射高劑量維生素 C 會阻斷糖解路徑步驟六，亦即 G6PDH[130]。

短期斷食[131][132]會放緩糖解作用。大家總以為癌症病人斷食「有危險」，但是比這個危險的事情多著呢！末期癌症和每週斷食兩次，哪一個可怕呢？如果不想要全日斷食，不妨每天下午三點後不進食。橄欖油有很多優點，也有熱量，就算「斷食期」也可以食用。

2- 去氧葡萄糖（2-DG）跟葡萄糖有類似的結構，所以會阻止細胞吸收一般葡萄糖分子，就好像在汽車的油箱加水。經過研究證實，這可以跟二甲雙胍產生協同效果，湯瑪斯賽佛瑞（Thomas Seyfried）教授和伊斯坦堡的 ChemoThermia 診所都有在使用[133]。

二氯乙酸（dichloroacetate, DCA），這是丙酮酸脫氫激酶（pyruvate

dehydrogenase kinase，PDK)的抑制劑，可以加強細胞的氧化活性。這是因為 PDK 會活化丙酮酸脫氫酶（pyruvate dehydrogenase，PDH），而 PDH 會幫助葡萄糖在粒線體中氧化。

高劑量恐導致神經病變和發炎，一來丙酮酸鹽會轉換成乙醯輔酶 A（acetyl-CoA），二來會活化粒線體的氧化磷酸化作用，氧化磷酸化最好要避免，尤其是末期癌症會利用粒線體的呼吸作用。

二甲雙胍（Metformin）會阻斷複合體 I 作用[134]，並且抑制第二型六碳糖激酶（Hexokinase 2, HK2）[135]。

3- 溴丙酮酸（3BP）——這是強效的糖解作用抑制劑，但有可能太極端。目前大家對於這項專利有很多爭論，服用 3BP 也不是沒有副作用。我會建議採用更溫和的雞尾酒療法，效果也不打折扣。

記住了，如果只顧著抑制糖解作用（例如生酮飲食），卻沒有同時防堵其他「捷運」路線，癌細胞反而會改走別條路，帶來反彈效果，形成更凶猛的腫瘤表現型。

斷絕癌細胞的脂肪來源

大家治療癌症時，經常會忽視脂肪[136]，總以為脂肪是安全的「巨量」營養素，但其實脂肪也是癌症的燃料來源，尤其是低密度脂蛋白（LDL）。癌症會在癌細胞表面增加 LDL 受體，加強吸收體內流通的 LDL（壞膽固醇）。這時候服用汀類藥物，可以降低體內流通的 LDL，以免被癌細胞吸收。

記住了，最好以越低毒性的藥物，防堵越多的路徑，不要隨便用化療或標靶藥物等毒藥。

凡是癌細胞都會增加脂肪代謝作用，來製造更多細胞膜，例如透過脂肪酸合成作用（SREBP-1 和脂肪酸合成）以及膽固醇路徑（甲羥戊酸途徑和 SREBP-2）。只要阻斷這些路徑，癌細胞就很難製造細胞膜，便可以有效抑制癌細胞生長。

SREBP-1（固醇調節元件結合蛋白-1）脂質合成作用的主要調節器——小檗鹼[137]。

SREBP-2（固醇調節元件結合蛋白-2）另一條膽固醇代謝路徑——待匹力達[138]木犀草素。

ACLY（ATP-檸檬酸裂解酶）——藤黃果（Garcinia Cambogia）的羥基檸檬酸成分，對於阻斷這個路徑特別有效[139]。

F.A.S.（脂肪酸合成）[140]——小檗鹼／二甲雙胍＋阿斯匹靈[141]。

小檗鹼或二甲雙胍都會降低體內可用的葡萄糖。

阿斯匹靈（乙醯水楊酸）的「乙醯基」成分，可以跟絲氨酸結合。

癌症大多有脂肪酸合酶（Fatty acid synthase）增加的情況，這跟乳癌、攝護腺癌和肺癌的遠端轉移有關。這就是為什麼服用阿斯匹靈會降低復發率。服用低劑量阿斯匹靈，再搭配二甲雙胍或小檗鹼，可以防止癌細胞吸收葡萄糖和絲氨酸，進而大幅提高生存率。阿斯匹靈不應該跟強效的非類固醇消炎藥（NSAID）一起服用，以免腸胃出問題的機率大增。乳癌 HER1/HER2 酪胺酸激酶受體（tyrosine kinases receptor）之所以會活化，正是因為脂肪酸合成路徑過度活化的緣故[142]。

甲羥戊酸途徑——親脂性汀類藥物—洛伐他汀（lovastatin）、立普妥（atorva-statin）和辛伐他汀（Simvastatin）都會防止身體分泌膽固醇，以免癌細胞生成新細胞壁。至於親水性汀類藥物，恐導致癌症病情惡化，因為這些汀類藥物只鎖定肝臟，以致身體其他部位加強甲羥戊酸途徑，例如普伐他汀（Pravastatin，親水性）確實會導致肺癌惡化[143]，反觀辛伐他汀（親脂性）卻對病情有益[144]。

脂肪酸氧化作用——當癌症產生抗藥性，大多會加強脂肪酸氧化作用，例如攝護腺癌[145]、MYC基因驅動的三陰性乳癌[146]、黑色素瘤、多形性膠質母細胞瘤，這個作用是癌細胞再生和對化療產生抗藥性的關鍵[147]。

去氧羥四環素[148]會改變脂肪酸氧化作用。

米屈肼（Mildronate）——很多運動員會服用這種藥物來「作弊」，加強身體代謝（瑪麗亞莎拉波娃遭到禁賽，便是因為服用這個禁藥）。對矽谷

來說，這是一種益智藥，可以強化認知能力。米屈肼也是被大家遺忘的脂肪酸氧化抑制劑，只不過仍缺乏證據支持，所以是高度實驗性藥物，就我所知沒什麼副作用。至於毒性較高的乙莫克舍（etomoxir），經證實用在膠質母細胞瘤，可以降低三磷酸腺苷（ATP）、降低麩胱甘肽和增加活性氧化物質，進而導致癌細胞死亡[149]。

斷絕癌細胞的麩醯氨酸和其他氨基酸來源

如果服用「直接的」麩醯氨酸抑制劑，不僅會導致腸黏膜快速壞死，還會有神經系統的問題，所以我們要透過「間接的」方式抑制麩醯氨酸，盡量避免阿西維辛（Acivicin）或DON（6-Diazo-5-oxo-L-norleucine）等強效的麩醯氨酸抑制劑。

每一種癌細胞都需要麩醯氨酸來生長，癌細胞似乎特別容易對麩醯氨酸上癮，尤其是有MYC基因突變的癌症。麩醯氨酸是人類血液中最豐沛的氨基酸，可以透過飲食攝取、從頭合成和肌肉蛋白分解（異化作用）來控制體內的麩醯氨酸含量。麩醯氨酸也是DNA、細胞器、脂肪酸、酵素的必要元素，對於麩胱甘肽生成也不可或缺。

一旦麩醯氨酸進入癌細胞，就會被麩醯氨酸酶分解，然後形成麩氨酸。接下來，麩氨酸要不是轉為麩胱甘肽，就是分解成 α-酮戊二酸，進而加入氧化磷酸化作用的克氏循環。粒線體很快就會把分解後的麩醯氨酸變成乳酸，以支援脂肪酸合成作用，腫瘤同時也會製造麩胱甘肽（主要的抗氧化劑），即可中和過剩的乳酸。

IGF-1（類胰島素生長因子）——癌症病患一定要阻斷IGF-1。如果你有任何疑慮，不妨去研究萊倫氏症候群（Laron Syndrome），這種病症集中在厄瓜多某個地區，患者的肝部有基因缺陷，無法結合IGF-1荷爾蒙，所以身高不超過4呎，但好處是不會罹患癌症、糖尿病和阿茲海默症。為了降低體內的IGF-1，你有下列方法：

服用二甲雙胍[150]
從飲食限制蛋白質和乳製品[515]
服用泰莫西芬和雷洛昔芬（raloxifene）
mTOR（哺乳動物雷帕黴素靶蛋白）

二甲雙胍／小檗鹼：都會提高主要的代謝調節酶，即腺苷單磷酸活化蛋白激酶（AMP-activated protein kinase, AMPK），進而減弱 mTOR 路徑[152]。

AMPK 是抗老化酶素，遍布於體內每個細胞。mTOR 則是在細胞分裂之前，把蛋白質聚集起來的酶素。凡是可以減少細胞分裂次數，對於抗癌和抗老化都有幫助，因此二甲雙胍和小檗鹼都有抗老效果。

絲胺酸──服用阿斯匹靈[153]

部分乳癌會把這種氨基酸當成燃料，更何況絲胺酸結合葡萄糖，還會合成脂肪酸。

核苷回收路徑（自噬）──服用待匹力達

癌細胞會從周圍的微環境抓住核苷（癌細胞難以自己製造）、脂肪酸和其他蛋白質，而非從無到有自行生成。做完化療後，腫瘤微環境會留下很多壞死細胞的碎片，不久癌細胞就學會回收這些碎片，不知不覺就變得更凶猛。如果要提升化療的效果（有細胞毒性），絕對要同時服用待匹力達[154]，大概是因為待匹力達能夠阻止癌細胞回收核苷[155]。

巨胞飲作用（自噬）──氯奎寧或氯雷他定

每當營養不足或營養需求高漲，癌細胞便透過巨胞飲作用來撿食細胞外的營養。巨胞飲作用意指癌細胞「擾亂」細胞膜，並且席捲細胞外液，直接從細胞外部拉進蛋白質和脂肪來餵養自己。抗瘧疾藥氯奎寧和抗組織胺藥物氯雷他定（商品名：佳力天）都可以擾亂溶體的酸鹼值，以免溶體幫忙癌細胞分解細胞外的脂肪和蛋白質[156]。

癌症發展到後期，能夠誘使附近的脂肪細胞釋放體內儲存的脂肪（這就是惡病體質的原因），讓癌細胞表面的溶體吞噬，還好癌細胞的溶體極為脆弱，很容易成為攻擊目標。

癌細胞溶體跟大部分癌症的遠端轉移和惡化有關，包括乳癌、肺癌、腦

癌、頭頸癌、卵巢癌、黑色素瘤、子宮癌、直腸大腸癌、攝護腺癌。溶體也是細胞中酸性最高的部分,當癌症觸發進一步癌變時,細胞器就會變得更加酸性。

由此可見,打擊酸鹼值波動,便是在打擊癌症異常代謝的弱點。氯奎寧或氯雷他定經過研究證實,皆可改變癌症溶體的酸鹼值和功能,有效防止癌症轉移。氯雷他定可以提高非小細胞肺癌(NSCLC)以及對雌激素呈陽性反應的乳癌的生存率,尤其是搭配化療[157],加上鎖定髓源性抑制型細胞,也有刺激免疫系統的效果。然而,氯雷他定無法跨越腦屏障,若是跟腦部有關的癌症,氯雷他定就不是首選藥物。

巨胞飲作用正好發生在麩醯氨酸和膽固醇供不應求的時候,一些強烈依賴RAS基因的癌症[158],例如胰臟癌[159]、黑色素瘤[160]、膀胱癌、大腸癌、白血病以及將近三分之一的肺腺癌,在早期就出現巨胞飲作用。大約三成癌症都有突變成RAS基因的情況。Commisso等人研究顯示,阻斷腫瘤的麩醯氨酸來源,可能會刺激(促進)巨胞飲作用。RAS基因驅動的癌症大多會善用巨胞飲作用,尤其是在病情惡化的時候加強巨胞飲作用。

多形性膠質母細胞瘤(GBM)是最致命的原發腫瘤。湯瑪斯賽佛瑞教授(Thomas Seyfried)和艾哈邁德艾瑟卡(AhmedAlsekka)等人,把硫酸奎寧(chloroquine sulphate)納入餓死癌細胞療法的一部分,成功治療了多形性膠質母細胞瘤[161]。在我看來,許多癌症從診斷之初,就應該開始服用氯奎寧(或者較安全的羥氯奎寧)。

另有研究發現,以氯奎寧阻斷巨胞飲作用,也可以克服對EGFR抑制劑[162](例如得舒緩)和HER2抑制劑[163](賀癌平)的抗藥性,因此有EGFR和HER2表現的癌症都應該把氯奎寧納入治療計畫。

氯奎寧的缺點是會抑制Bcl-xl和caspase 3基因,兩者皆會觸發細胞凋亡。為了安全起見,最好服用一陣子後,再停藥一陣子,「封殺階段」前24小時務必停藥。氯雷他定搭配汀類藥物一起服用,恐怕會提高肌肉酸痛的機率。如果有需要調整劑量,都必須先問過醫師。

目前還沒有研究探討氯奎寧和待匹力達並用會怎樣,但我猜會有協同效

果。如果真的是這樣,對於 RAS 基因驅動的癌症,例如胰臟癌,可能極為有效,把待匹力達納入雞尾酒療法,經證實會抑制百分之七十至九十肝癌轉移到肺部[164]。

麩醯氨酸分解作用——這個重要的代謝路徑會分解麩醯氨酸。麩醯氨酸屬於氨基酸的一種,可以製成新的蛋白質、酵素和核苷酸。麩醯氨酸分解作用正如糖解作用,也分成好幾個步驟,讓我們個別發出攻擊。凶猛的癌症大多有強烈的麩醯氨酸分解作用,包括三陰性乳癌、胰臟癌、肺癌、淋巴瘤、膠質母細胞瘤,這也是攝護腺癌的特徵之一。遠端轉移癌症比原發癌症凶猛,通常也有麩醯氨酸分解作用。

麩胺酸脫氫酶／酮戊二酸去氫酶——攝取表沒食子兒茶素沒食子酸酯(綠茶)。

麩醯氨酸轉運因子——熊果酸和白藜蘆醇並用,或者熊果酸和薑黃素並用,可以防止癌細胞吸收麩醯氨酸[165]。

麩醯氨酸酶抑制劑——越是難治的癌症,越要多服用一些藥物,尤其是凶猛的癌症,可能要加上麩醯氨酸酶抑制劑。

BPTES——最近才有臨床證據顯示,新版 BPTES 經過乳化作用,更利於人體吸收,進而提高藥效,更重要的是不會影響肝酶的血漿含量,只不過在阻斷麩醯氨酸的同時,卻會刺激糖解作用,所以記得搭配糖解作用和肝醣抑制劑一起服用。BPTES 已經在胰臟癌患者測試過,搭配二甲雙胍服用的話,確實比單獨服用更有效。阻斷的路徑越多,雞尾酒療法就越有效。

L- 天門冬酰胺酶——這種藥物可以治療小兒白血病,教科書說這是抗代謝物的「化療藥」,大錯特錯!事實上,這是代謝酶,不僅會阻斷氨基酸天門冬醯胺,也會阻斷麩醯氨酸。現在醫學界已經認為小兒急性淋巴性白血病可以完全治癒。如果你需要餓死癌細胞的科學證據,證據就在這裡!

我們一直對事實視而不見!一九五〇年代急性淋巴性白血病的治癒率只有百分之五,現在醫師開始採用多模態化療法,其中包含 L- 天門冬酰胺酶,治癒率才提高到九成,在這大約六十年間,大家「重新發現」L- 天門冬酰胺酶,開始治療其他麩醯氨酸驅動的癌症,例如三陰性乳癌和胰臟癌。L- 天門

冬酰胺酶甚至有改過配方，降低了毒性（否則高劑量的副作用有肝炎、胰臟炎、凝血病變和神經毒性），新版 L- 天門冬酰胺酶會包在紅血球內，以免發生過敏反應，也不會被酵素分解，可以延長藥效。

從飲食減少攝取天門冬醯胺——如果你罹患凶猛的癌症，最好拒吃任何有天門冬醯胺成分的食物。很多食物都有這個成分，包括蘆筍、牛肉、家禽、馬鈴薯。蘆筍的穀胱甘肽含量也很高，絕對要避開這種看似無害的蔬菜。不吃這些食物，經證實可以降低癌症轉移的機率[166]。

---

107 柯克綜合癌症研究所（Koch Institute for Integrative Cancer Research）助理教授麥特凡德海登（Matt Vander Heiden）正在研究這個理論，雖然難以提出證據，但他認為有很多資料支持這個假說（他透過私人電子郵件跟我確認的）。然而，不同的乳癌會以不同的方式代謝營養素，所以還要考慮其他因子，例如病原體的影響。

108 Cufí S, Vazquez-Martin A, Oliveras-Ferraros C, et al. The anti-malarial chloroquine overcomes Primary resistance and restores sensitivity to Trastuzumab in HER2-positive breast cancer. Scientific Reports. 2013;3: 2469. doi: 10.1038/srep02469.

109 Eidelman E, Twum-Ampofo J, Ansari J, Siddiqui MM. The Metabolic Phenotype of Prostate Cancer. Frontiers in Oncology. 2017;7: 131. doi: 10.3389/fonc.2017.00131.

110 Francisca Vazquez et al, PGC1α Expression Defines a Subset of Human Melanoma Tumors with Increased Mitochondrial Capacity and Resistance to Oxidative Stress Cancer Cell, Volume 23, Issue 3, 18 March 2013, Pages 287-301

111 Maiuri, Maria Chiara et al. Essential Role for Oxidative Phosphorylation in Cancer Progression. Cell Metabolism, Volume 21, Issue 1, 11-12

112 Fares M, Abedi-Valugerdi M, Hassan M, Potacova Z. DNA damage, lysosomal degradation and Bcl-xL deamidation in doxycycline and minocycline-induced cell death. Biochem Biophys Res Commun 463, 268-274（2015）.

113 Kamphorst JJ, Nofal M, Commisso C, et al. Human pancreatic cancer tumors are nutrient poor and tumor cells actively scavenge extracellular protein. Cancer research. 2015;75（3）: 544-553. doi: 10.1158/0008-5472.CAN-14-2211.

114 Camarda R, Zhou Z, Kohnz RA, et al. Inhibition of fatty acid oxidation as a therapy for MYC-overexpressing triple-negative breast cancer. Nature medicine. 2016;22（4）: 427- 432. doi: 10.1038/nm.4055.

115 Ernestina Marianna De Francesco, Gloria Bonuccelli, Marcello Maggiolini, Federica Sotgia, and Michael P. Lisanti; Vitamin C and Doxycycline: A synthetic lethal combination therapy targeting metabolic flexibility in cancer stem cells （CSCs）Oncotarget. 2017 Sep 15; 8（40）: 67269-67286.

116 Cancers (Basel). 2018 Jan 12;10 (1). pii: E18. doi: 10.3390/cancers10010018. mTOR Pathways in Cancer and Autophagy. Paquette M1,2, El-Houjeiri L3,4, Pause A5,6.
117 Energy metabolism of cancer: Glycolysis versus oxidative phosphorylation (Review) J Zheng – Oncology letters, 2012
118 Pandyra A, Penn LZ. Targeting tumor cell metabolism via the mevalonate pathway: Two hits are better than one. Molecular & Cellular Oncology. 2014;1 (4): e969133. doi: 10.4161/23723548.2014.969133.
119 Arginine Deprivation Inhibits the Warburg Effect and Upregulates Glutamine Anaplerosis and Serine Biosynthesis in ASS1-Deficient Cancers. Cell Reports 2017. https://www.sciencedaily.com/releases/2017/01/170124140803.htm
120 Juri G Gelovani et al. Metabolic shifts induced by Fatty Acid Synthase Inhibitor Orlistat in NSCLC Mol Imaging Biol. 2013 Apr; 15 (2): 136-147. Using orlistat, a diet pill, to block FASN will mess up your metabolism! This is a pretty blunt tool in my opinion.
121 Qu Q, Zeng F, Liu X, Wang QJ, Deng F. Fatty acid oxidation and carnitine palmitoyltransferase I: emerging therapeutic targets in cancer. Cell Death & Disease. 2016;7 (5): e2226-. doi: 10.1038/cddis.2016.132.
122 Recouvreux MV, Commisso C. Macropinocytosis: A Metabolic Adaptation to Nutrient Stress in Cancer. Frontiers in Endocrinology. 2017;8: 261. doi: 10.3389/fendo.2017.00261.
123 Nousheen Zaidi, Ines Royaux, Johannes V. Swinnen and Karine Smans ATP Citrate Lyase Knockdown Induces Growth Arrest and Apoptosis through Different Cell- and Environment-Dependent Mechanisms. Mol Cancer Ther September 1 2012 (11) (9) 1925-1935; DOI: 10.1158/1535-7163.MCT-12-0095
124 Ana Filipa Brito et al. New Approach for Treatment of Primary Liver Tumors: The Role of Quercetin, Nutrition and Cancer Volume 68, 2016
125 Antonina I. Frolova, Kathleen O'Neill, Kelle H. Moley; Dehydroepiandrosterone Inhibits Glucose Flux Through the Pentose Phosphate Pathway in Human and Mouse Endometrial Stromal Cells, Preventing Decidualization and Implantation, Molecular Endocrinology, Volume 25, Issue 8, 1 August 2011, Pages 1444-1455, https://doi. org/10.1210/me.2011-0026
126 Owen MR, Doran E, Halestrap AP Evidence that metformin exerts its anti-diabetic effects through inhibition of complex 1 of the mitochondrial respiratory chain. Biochem J. 2000 Jun 15; 348 Pt 3 ( ): 607-14.
127 Pereira GC et al.Mitochondrially targeted effects of berberine on K1735-M2 mouse melanoma cells: Comparison with direct effects on isolated mitochondrial fractions
128 Cláudia V. Pereira Nuno G. Machado Paulo J. Oliveira. Mechanisms of Berberine – Induced Mitochondrial Dysfunction: Interaction with the Adenine Nucleotide Translocator Toxicological Sciences, Volume 105, Issue 2, 1 October 2008, Pages 408-41

129 Lamb, R. et al. Antibiotics that target mitochondria effectively eradicate cancer stem cells, across multiple tumor types: treating cancer like an infectious disease. Oncotarget 6, 4569-4584（2015）.

130 Jihye Yun, Lewis C. Cantley et al Vitamin C selectively kills KRAS and BRAF mutant colorectal cancer cells by targeting GAPDH Science. 2016 Dec 11.

131 Marini C, Bianchi G, Buschiazzo A, et al. Divergent targets of glycolysis and oxidative phosphorylation result in additive effects of metformin and starvation in colon and breast cancer. Scientific Reports. 2016;6: 19569. doi: 10.1038/srep19569.

132 Raffaghello L, Lee C, Safdie FM, Wei M, Madia F, Bianchi G, Longo VD Starvation- dependent differential stress resistance protects normal but not cancer cells against high-dose chemotherapy. Proc Natl Acad Sci USA. 2008 Jun 17; 105（24）: 8215-20.

133 Ben Sahra I, Laurent K, Giuliano S, Larbret F, Ponzio G, Gounon P, Le Marchand-Brustel Y, Giorgetti-Peraldi S, Cormont M, Bertolotto C, et al Targeting cancer cell metabolism: the combination of metformin and 2-deoxyglucose induces p53-dependent apoptosis in prostate cancer cells. Cancer Res. 2010 Mar 15; 70（6）: 2465-75. Epub 2010 Mar 9

134 Viollet B, Guigas B, Sanz Garcia N, Leclerc J, Foretz M, Andreelli F. Cellular and molecular mechanisms of metformin: an overview. Clinical Science（London, England : 1979）. 2012;122（6）:253-270. doi:10.1042/CS20110386.

135 Marini C, Salani B, Massollo M, et al. Direct inhibition of hexokinase activity by metformin at least partially impairs glucose metabolism and tumor growth in experimental breast cancer. Cell Cycle. 2013;12（22）: 3490-3499. doi: 10.4161/cc.26461.

136 Currie E, Schulze A, Zechner R, Walther TC, Farese RV. Cellular Fatty Acid Metabolism and Cancer. Cell metabolism. 2013;18（2）: 153-161. doi: 10.1016/j.cmet.2013.05.017.

137 Xia X., Yan J., Shen Y. Berberine improves glucose metabolism in diabetic rats by inhibition of hepatic gluconeogenesis（2011）PLoS ONE, 6（2）, art. no. e16556

138 Pandyra, Aleksandra & Z Penn, Linda.（2014）. Targeting tumor cell metabolism via the mevalonate pathway: Two hits are better than one. Molecular & Cellular Oncology. 1. e969133. 10.4161/23723548.2014.969133.

139 ATP-檸檬酸裂解酶是介於葡萄糖代謝和脂肪酸合成／甲羥戊酸途徑的交聯，可以用羥基檸檬酸抑制。Xu-Yu Zu Qing- Hai Zhang, Jiang-Hua Liu et al; ATP Citrate Lyase Inhibitors as Novel Cancer Therapeutic Agents Recent Patents on Anti-Cancer Drug Discovery, 2012, 7, 154-167

140 Menendez JA, Lupu R Fatty acid synthase and the lipogenic phenotype in cancer pathogenesis. Nat Rev Cancer. 2007 Oct; 7（10）: 763-77

141 Ford RJ, Fullerton MD, Pinkosky SL, et al. Metformin and salicylate synergistically activate liver AMPK, inhibit lipogenesis and improve insulin sensitivity. The

Biochemical journal. 2015;468（1）: 125-132. doi: 10.1042/BJ20150125.
142 脂肪酸合酶基因過度表現，會活化人類乳房上皮細胞的 HER1/HER2 酪胺酸激酶受體。[Cell Prolif. 2008]
143 Michael J. Seckl Allan Hackshaw et al. Multicenter, Phase III, Randomized, Double-Blind, Placebo-Controlled Trial of Pravastatin Added to First-Line Standard Chemotherapy in Small-Cell Lung Cancer（LUNGSTAR）Journal of Clinical Oncology 2017 DOI: 10.1200/ JCO.2016.69.7391 Journal of Clinical Oncology 35, no. 14（May 2017）1506-1514.
144 Michael J Seckl A Arcaro et al, Potent inhibition of small-cell lung cancer cell growth by simvastatin reveals selective functions of Ras isoforms in growth factor signalling. Oncogene volume 25, pp 877-887（09 Feb 2006）
145 Liu Y. Fatty acid oxidation is a dominant bioenergetic pathway in prostate cancer（2006）Prostate Cancer and Prostatic Diseases, 9（3）, pp. 230-234.
146 Camarda R, Zhou Z, Kohnz RA, et al. Inhibition of fatty acid oxidation as a therapy for MYC-overexpressing triple-negative breast cancer. Nature medicine. 2016;22（4）: 427- 432. doi: 10.1038/nm.4055.
147 JAK/STAT3-Regulated Fatty Acid β-Oxidation Is Critical for Breast Cancer Stem Cell Self-Renewal and Chemoresistance Wang, Tianyi et al.Cell Metabolism, Volume 27, Issue 1, 136-150.e5
148 De Francesco EM, Maggiolini M, Tanowitz HB, Sotgia F, Lisanti MP. Targeting hypoxic cancer stem cells（CSCs）with Doxycycline: Implications for optimizing anti-angiogenic therapy. Oncotarget. 2017;8（34）: 56126-56142. doi: 10.18632/oncotarget.18445.
149 Lisa S. Pike, Amy L. Smift, Nicole J. Croteau, David A. Ferrick, MinWu Inhibition of fatty acid oxidation by etomoxir impairs NADPH production and increases reactive oxygen species resulting in ATP depletion and cell death in human glioblastoma cells Biochimica et Biophysica Acta（BBA）– Bioenergetics Volume 1807, Issue 6, June 2011, Pages 726-734
150 Sarfstein R, Friedman Y, Attias-Geva Z, Fishman A, Bruchim I, Werner H. Metformin Downregulates the Insulin/IGF-I Signaling Pathway and Inhibits Different Uterine Serous Carcinoma（USC）Cells Proliferation and Migration in p53-Dependent or -Independent Manners. Nadal A, ed. PLoS ONE. 2013;8（4）: e61537. doi: 10.1371/ journal.pone.0061537.
151 Fontana L, Adelaiye RM, Rastelli AL, et al. Dietary protein restriction inhibits tumor growth in human xenograft models of prostate and breast cancer. Oncotarget. 2013;4（12）: 2451-2461.
152 Ming Ming, James Sinnett-Smith,Jia Wang, Heloisa P. Soares, Steven H. Young, Guido Eibl, Enrique Rozengurt Dose-Dependent AMPK-Dependent and Independent Mechanisms of Berberine and Metformin Inhibition of mTORC1, ERK, DNA
153 Tóth, L; Muszbek, L; Komáromi, I（2013）. 'Mechanism of the irreversible inhibition of human cyclooxygenase-1 by aspirin as predicted by QM/MM

calculations'. Journal of Molecular Graphics and Modelling. 40: 99-109. doi: 10.1016/j.jmgm.2012.12.013. PMID 23384979

154　Jean L. Grem and Paul H. Fischer. Augmentation of 5-Fluorouracil Cytotoxicity in Human Colon Cancer Cells by Dipyridamole. Cancer Res July 1 1985（45）（7）2967-2972;

155　Weber G, Lui MS, Natsumeda Y, Faderan MA. Salvage capacity of hepatoma 3924A and action of dipyridamole. Adv Enzyme Regul. 1983;21: 53-69

156　Chloroquine inhibits lysosomal enzyme pinocytosis and enhances lysosomal enzyme secretion by impairing receptor recycling. The Journal of Cell Biology. 1980;85（3）: 839- 852.

157　Ellegaard A-M, Dehlendorff C, Vind AC, et al. Repurposing Cationic Amphiphilic Antihistamines for Cancer Treatment. EBioMedicine. 2016;9:130-139. doi:10.1016/j. ebiom.2016.06.013.）

158　Commisso C, et al. Macropinocytosis of protein is an amino acid supply route in Ras- transformed cells. Nature. 2013;497: 633-637

159　Kamphorst JJ, Nofal M, Commisso C, et al. Human pancreatic cancer tumors are nutrient poor and tumor cells actively scavenge extracellular protein. Cancer research. 2015;75（3）: 544-553. doi: 10.1158/0008-5472.CAN-14-2211.

160　Inhibition of autophagy with chloroquine is effective in melanoma Egger M.E., Huang J.S., Yin W., McMasters K.M., McNally L.R.（2013）Journal of Surgical Research, 184（1）, pp. 274-281.

161　Ahmed M. A. Elsakka, Mohamed Abdel Bary, Eman Abdelzaher, Mostafa Elnaggar, Miriam Kalamian, Purna Mukherjee, Thomas N. Seyfried *Management of Glioblastoma Multiforme in a Patient Treated With Ketogenic Metabolic Therapy and Modified Standard of Care: A 24-Month Follow-Up Front. Nutr., 29 March 2018

162　Zou Y, Ling Y-H, Sironi J, Schwartz EL, Perez-Soler R, Piperdi B. The autophagy inhibitor chloroquine overcomes the innate resistance to erlotinib of non-small cell lung cancer cells with wild-type EGFR. Journal of thoracic oncology : official publication of the International Association for the Study of Lung Cancer. 2013;8（6）: 10.1097/ JTO.0b013e31828c7210. doi: 10.1097/JTO.0b013e31828c7210.

163　L. Masuelli, M. Granato, M. Benvenuto, R. Mattera, R. Bernardini, M. Mattei, G. d'Amati, G. D'Orazi, A. Faggioni, R. Bei, M. Cirone. Chloroquine supplementation increases the cytotoxic effect of curcumin against HER2/neu overexpressing breast cancer cells in vitro and in vivo in nude mice while counteracts it in immune competent mice Oncoimmunology. 2017; 6（11）: e1356151. Published online 2017 Jul 31. doi: 10.1080/2162402X.2017.1356151

164　George N. Tzanakakis M.D. Kailash C. Agarwal Ph.D. Michael P. Vezeridis M.D. Prevention of human pancreatic cancer cell-induced hepatic metastasis in nude mice by dipyridamole and its analog RA-233 Cancer Volume 71, Issue 8 15 April 1993 Pages 2466-2471

165　Stefano Tiziani et al Combinatorial treatment with natural compounds in prostate cancer inhibits prostate tumor growth and leads to key modulations of cancer cell metabolism Precision Oncology volume 1, Article number: 18 (2017)

166 60-Year-Old Drug May Hold Clues To Stopping Spread Of Breast Cancer https://www. forbes.com/sites/victoriaforster/2018/02/07/sixty-year-old-drug-may-hold-the-key- to-stopping-spread-of-breast-cancer/#7355a0d2423e

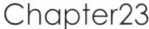

Chapter23
如何避免危險的轉移

　　餓死癌細胞很棒，防止癌細胞轉移就更棒了！因為病人幾乎都不是死於原發腫瘤，而是死於癌細胞擴散。為了防止轉移，可能要多吃一些藥物來抑制生長因子，所幸你現在的雞尾酒療法已經控制一部分了。

生長因子和基質金屬蛋白酶

　　當癌細胞改變代謝機制，可能會影響腫瘤周圍的微環境。快速細胞分裂會製造很多乳酸，這是糖解作用的酸性副產物，對於周圍組織有害，這時候身體出於自保，便會新生血管來排除乳酸，以致血管內皮生長因子（VEGF）大增。新血管增加有一個壞處，那就是會供應腫瘤更多養分，結果導致癌細胞進一步生長的級聯反應（cascade），其餘還有幾個重要的生長因子，包括血小板衍生性生長因子（PDGF）、乙型轉化生長因子（TGF-β）和纖維母細胞生長因子（FGF）。

　　此外，有一種酵素叫做基質金屬蛋白酶（MMP）也會增加，這會分解周圍的基質組織（亦即細胞周圍的支架），讓癌細胞得以脫離並擴散。以前醫學界認為癌症初期不會轉移，但其實遠端轉移也可能發生在癌症初期，亦即擴散到遠方的器官，因此癌症治療除了「餓死」癌細胞，還要阻斷基質金屬蛋白酶和其他生長因子，而且從診斷出來就要開始做。

阻斷異常生長因子的治療

為了讓大家明白阻斷生長因子的重要性，尤其是基質金屬蛋白酶，我特別向癌症病人說了「倫敦大火」理論。

第一期癌症類似屋子著火，但是等到癌症末期，就像倫敦大火一樣。大火會吞噬眼前的一切，想擋也擋不住。就算灑了好幾桶泰晤士河的河水，也不足以撲滅一六六六年夏日的烈火。最後真正有效的方法是摧毀火勢蔓延途中的房屋，炸出一大片區域，構築「防火屏障」，以免火勢延燒一棟又一棟房屋，順便阻絕火焰的燃料。

我們阻止癌症擴散，同樣也要構築「防火屏障」，遠端轉移（誘發二次癌症）占了癌症死亡八成以上。

癌細胞為了生長，會傳訊息給周圍（微環境）來改變三大結構：

結締組織中的纖維母細胞。纖維母細胞會吃掉自己的粒線體（粒線體自噬），轉而利用糖解作用（瓦爾堡效應）來製造乳酸。癌症遠端轉移後，代謝機制會跟原發腫瘤不同，大概是因為癌細胞更懂得運用乳酸和酮類吧。

免疫細胞（巨噬細胞）。免疫細胞會變成「腫瘤相關巨噬細胞」（TAM）。

血管（血管新生）。缺氧會觸發稱為缺氧誘導因子（HIF）的蛋白質，刺激分泌血管內皮生長因子（VEGF），以致血管不斷增生。

基質金屬蛋白酶（MMP）之所以會分解細胞外基質，導致癌症擴散，都是因為纖維母細胞分泌了生長因子。目前腫瘤科並不重視基質金屬蛋白酶，但在數十年前曾經是熱門研究主題，很可能一直研發不出專利藥物，大藥廠只好嘗試新方法，例如瞄準血管內皮生長因子（VEGF，促使癌症新生血管的生長訊息）。癌思停（Avastin）便是在阻斷 VEGF，自從二〇〇四年上市就號稱會「逆轉情勢」，但不僅藥效未如預期，還有可怕的副作用，但如果結合其他多重療法，效果可能會更好。

我之前服用阿斯匹靈和待匹力達時，並不知道這樣可以同時阻斷三種生長因子，包括 VEGF、血小板衍生生長因子（PDGF）、乙型轉化生長因子

（TGF-β），順便也阻斷了細胞外基質改變。我的雞尾酒療法一次打擊了生長因子和MMP（喔耶！），甲苯咪唑（mebendazole）、心律錠（propranolol）和去氧羥四環素也可以阻斷這些生長因子：

- MMP-2——甲殼低聚糖（Chitooligosaccharides，甲殼素）[167]、甲苯咪唑[168]、心律錠[169]、四氫大麻酚（THC）[170]
- MMP-3——硫酸鹽葡萄糖胺（Glucosamine sulfate）[171]
- MMP-9——待匹力達[172]、去氧羥四環素[173]、心律錠[174]
- VEGF——阿斯匹靈[175]、心律錠
- PDGF——待匹力達[176]
- TGFβ——待匹力達[177]

貝類的外骨骼都含有甲殼素，例如蝦殼（我愛吃蝦，我會故意連蝦殼一起吃），我每天必吃的蕈菇類也富含甲殼素，這應該是蕈菇類可以防癌和治癌的原因吧，可以保護細胞外基質，阻止免疫細胞淪為腫瘤相關巨噬細胞。我曾經服用硫酸鹽葡萄糖胺，但不是為了抗癌，而是要保護我受傷的膝蓋，沒想到誤打誤撞阻止了癌症擴散，怪不得我會這麼「幸運」，只有轉移到肺部，不然我初次診斷出癌症後，飲食並沒有什麼調整。

此外，待匹力達也是強大的 MMP-9 抑制劑，因此會阻止癌細胞擴散到身體其他器官。我現在偶爾會服用心律錠，這是強大的 MMP-2 和 MMP-9 抑制劑，但不宜跟待匹力達一起服用，兩者都會降血壓。心律錠也會影響我的雷諾氏症候群（手指和腳趾循環不良），所以不在冷天氣服用，但還好服用待匹力達和汀類藥物會改善。去氧羥四環素不只會餓死癌細胞，也是強大的 MMP-9 抑制劑。

---

167 甲殼低聚糖（Chitooligosaccharides，簡寫 CHOS）會抑制人類皮膚纖維母細胞的 MMP-2 活性和表現。
168 Pinto, Laine & Soares, Bruno & Pinheiro, João & J Riggins, Gregory & Assumpcao, Paulo & Burbano, Rommel & Carvalho Montenegro, Raquel. (2015). The anthelmintic drug mebendazole inhibits growth, migration and invasion in gastric cancer cell model. Toxicology in vitro: an international journal published in association with BIBRA. 29. 10.1016/j.tiv.2015.08.007.

169 Pantziarka P, Bouche G, Sukhatme V, Meheus L, Rooman I, Sukhatme VP. Repurposing Drugs in Oncology (ReDO) – Propranolol as an anti-cancer agent. ecancermedicalscience. 2016;10: 680. doi: 10.3332/ecancer.2016.680.
170 這就是為什麼大麻可以抗癌。
171 Pohlig F1et al. Glucosamine sulfate suppresses the expression of matrix metalloproteinase-3 in osteosarcoma cells in vitro. BMC Complement Altern Med. 2016 Aug 25;16 (1): 313
172 Massaro M1 et al Dipyridamole decreases inflammatory metalloproteinase-9 expression and release by human monocytes. Thromb Haemost. 2013 Feb;109 (2): 280- 9
173 Zhang C, Gong W, Liu H, Guo Z, Ge S. Inhibition of matrix metalloproteinase-9 with low-dose doxycycline reduces acute lung injury induced by cardiopulmonary bypass. International Journal of Clinical and Experimental Medicine. 2014;7 (12): 4975-4982.
174 Guo K, et al. Norepinephrine-induced invasion by pancreatic cancer cells is inhibited by propranolol. Oncol Rep. 2009;22 (4): 825-30
175 X. Zhang, Z. Wang, Y. Zhang, Q. Jia, L. Wu, and W. Zhang, 'Impact of acetylsalicylic acid on tumor angiogenesis and lymphangiogenesis through inhibition of VEGF signaling in a murine sarcoma model,' Oncology Reports, vol. 29, no. 5, pp. 1907-1913, 2013
176 Takehara K, Igarashi A, Ishibashi Y, Dipyridamole Specifically Decreases Platelet-Derived Growth Factor Release from Platelets Pharmacology 1990;40: 150-156
177 Tun-Jun Tsai et al. Dipyridamole inhibits TGF-β – induced collagen gene expression in human peritoneal mesothelial cells. Kidney International Volume 60, Issue 4, October 2001, Pages 1249-1257

Chapter24
如何重啟免疫系統

　　癌症是白血球（巨噬細胞）異常的結果，以致身體把「自己人」誤認為敵人，於是癌症就失控擴散了。

　　巨噬細胞會變成「腫瘤相關巨噬細胞」（TAM），主要是因為環境缺氧，再加上有異常生長因子「乙型轉化生長因子」（TGF-β）、抑制免疫的促發炎細胞激素（cytokines，IL-1 和 IL-10）、攝護腺素 E2（壞的攝護腺素）以及接觸到 TH2 細胞（體液免疫反應）[178]。

　　這些因子會把一般巨噬細胞轉化成 TAM，正是這些小討厭鬼搞得癌症失去控制，TAM 在基質金屬蛋白酶（MMP）的幫助之下會脫離原發腫瘤，循環全身埋下新腫瘤的種子。

　　只要把生長因子和 MMP 控制下來，發炎情況就會壓制住，缺氧情況也會改善，以免巨噬細胞一直轉化成 TAM。我體內那些頑皮的 TAM，試圖逃過我免疫系統的偵測和消滅行動，隨著血液在全身上下流動，躲在血小板和飽和脂肪裡（這就是為什麼癌症轉移時，最好不要攝取飽和脂肪）。

　　阿斯匹靈和待匹力達都是抗血小板藥物，兩種藥物一起吃會產生協同效果，避免血小板聚集，讓異常巨噬細胞沒有藏身之處。

　　汀類藥物會降低體內的脂肪，以免癌細胞轉移聚集，更有機會一網打盡，小檗鹼也會降低三酸甘油酯。

　　雖然我神奇的雞尾酒法抗癌效果極佳，但我的 TH1 反應（包含自然殺手細胞在內的病原反應）受到壓制，TH2 反應（體液免疫反應）卻居高不下。

換句話說，我體內有少數自然殺手細胞被壓制了，妨礙我發動必要的攻擊。

我到了二〇〇七年才知道怎麼修正這個問題，當時我服用抗組織胺藥物希每得定（cimetidine），逆轉了TH1和TH2免疫反應的失衡情況，我認為這對於我免疫系統的幫助最大，其他「殺手鐧」還包括鯊魚肝油（烷基甘油，Alkylglycerols）、蕈菇（例如香菇、舞菇和雲芝）。

另外我還調整腸道的微生物叢，減少體內的寄生蟲，服用益生菌和益菌生，尤其是雙叉桿菌（Bifidobacteria），我也服用小檗鹼和二甲雙胍來調整腸道菌群。這些都是我在「復原期」提升免疫力的關鍵，當時的我不只遭到癌症重創，也承受各種治療的副作用。

我確信注射高劑量維生素 C 讓我的免疫力大增，另外我在注射樹突細胞疫苗之前，先做過紫外線照血法，也大幅提高疫苗的效用，否則應該沒什麼效果。

當然，這些都只是我的推測。大家總以為疫苗是終極癌症療法，只可惜雷聲大雨點小。事實上，癌症的罪魁禍首是異常細胞訊息傳遞、生長因子和異常代謝機制，如果不阻斷這些東西，再有什麼疫苗也沒用，抗癌成功的機會一樣渺茫。

我從很久以前就一直相信著，打疫苗之前，必須先強化免疫系統。如果我打樹突細胞疫苗前，早知道要服用希美得定，反應想必會更好。未來的疫苗，應該要搭配更整全的療法。

我也基於同樣的原因，開始對免疫療法新藥抱持懷疑。我早在「單株抗體療法」（mab）、「小分子抑制劑」（nib）和 PDL-1 抑制劑發明出來前，就已經成功戰勝末期癌症。在我看來，如果不處理前述那些免疫系統問題，再多的新藥也於是無補，因此我的代謝雞尾酒療法用了很多藥物，也很重視調整腸道，這兩件事都經過證實，可以克服免疫療法藥物的抗藥性，畢竟癌症幹細胞會重組代謝機制，這是問題的癥結，當然也是對症下藥之處。餓死癌細胞才是王道啊！

178 Quatromoni JG, Eruslanov E. Tumor-associated macrophages: function, phenotype, and link to prognosis in human lung cancer. American Journal of Translational Research. 2012;4（4）: 376-389.
179 下列文章都認為，抗癌關鍵在於維持腸道的菌種平衡，雖然很多病人強調吃發酵食物來增加體內的乳桿菌（lactobacilli），但更重要的是提高體內的雙叉桿菌（Bifidobacteria）。IMMUNOTHERAPY. Could microbial therapy boost cancer immunotherapy? [Science. 2015]
Tumour immunology: Intestinal bacteria are in command. [Nat Rev Immunol. 2016] Immunotherapy Not Working? Check Your Microbiota. [Cancer Cell. 2015]

Chapter25
殺死癌細胞

　　現在你已經阻斷了異常細胞訊息傳遞，餓死了癌細胞，阻斷了生長因子，也解決了腸道問題。

　　如果是癌症初期，癌細胞還沒有那麼凶猛，癌細胞應該消滅得差不多了，但這個方法無法立竿見影，可能要花七到八個月，代謝藥物才會見效。可是如果你的癌症比較凶猛，而且是第三期或第四期，病情已經失去控制了，你光是打擊幹細胞還不夠，你還要觸發「細胞凋亡」或癌細胞自殺，以便減少快速分裂細胞。

　　別忘了，腫瘤包含兩套不同的癌細胞：快速分裂細胞和幹細胞，本書主打幹細胞，傳統醫學主打快速分裂細胞。如果你結合兩者，就會有雙重效果（參見接下來的圖表）。

　　快速分裂是癌症惡性轉化的最後階段，這些快速分裂細胞是幹細胞的後代，而非幹細胞本身。

　　有哪些毒性較低的藥物，可以阻止細胞快速分裂呢？

　　我服用的藥物和營養品，大多會同時打擊好幾個目標，也就是「有多效性」。藥物或營養品所打擊的目標越多，或者多效性越強，我覺得越有效，驅蟲藥甲苯咪唑便是一例。

　　甲苯咪唑最大的抗癌效用，在於放慢細胞的快速分裂，甲苯咪唑的毒性低，藥效卻跟化療藥文克斯汀注射液（vincristine）不相上下，因為沒有毒性，很適合兒童使用。甲苯咪唑就如同文克斯汀注射液，可以在細胞分裂

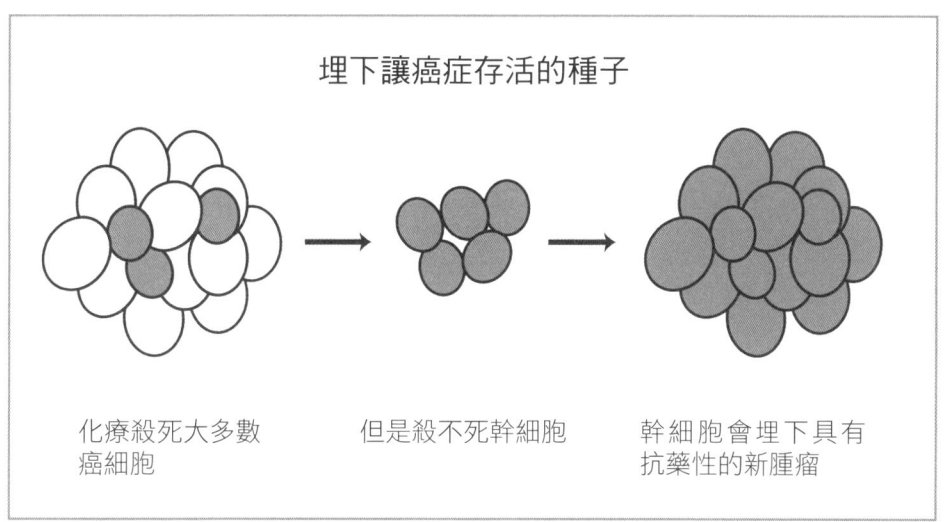

圖 25-1　幹細胞從化療倖存下來

時，有效阻止癌細胞生成微管[180]，但是甲苯咪唑更厲害，還會防止異常細胞訊息傳遞（超音速刺蝟狀訊息傳遞），也會抑制 MMP-2，另有證據顯示，搭配低劑量化療使用的話，會破壞腫瘤相關巨噬細胞（TAM），以免免疫力受到壓制[181]。甲苯咪唑也會活化凋亡級聯反應，加速細胞凋亡，簡直就是神藥！只不過，腸道吸收不易，最好跟脂肪一起服用。此外，黑胡椒的胡椒鹼成分，市面上有做成營養品，也會誘導癌細胞凋亡。

化療藥物以酸性居多，這會刺激腫瘤生長。化療後還會留下很多破裂細胞的小碎片，例如 DNA 碎片，這時候具有代謝彈性的癌症幹細胞，會學習搜刮這些碎片再利用（自噬），為了以智謀取勝，我們必須同時打擊快速分裂細胞和幹細胞。如果你採用高劑量化療，一時之間殺死太多腫瘤，反而為幹細胞製造很多養分。如果可以把兩種癌細胞都控制住，豈不是更好嗎？只可惜我看到太多病人死於過度化療。

下頁這張圖表剛好支持我的雙重策略，證明二甲雙胍（打擊癌症幹細胞）和替莫唑胺（temozolide，這是化療藥，打擊快速分裂細胞）一起使用，比單獨使用化療更有效殺死癌細胞。

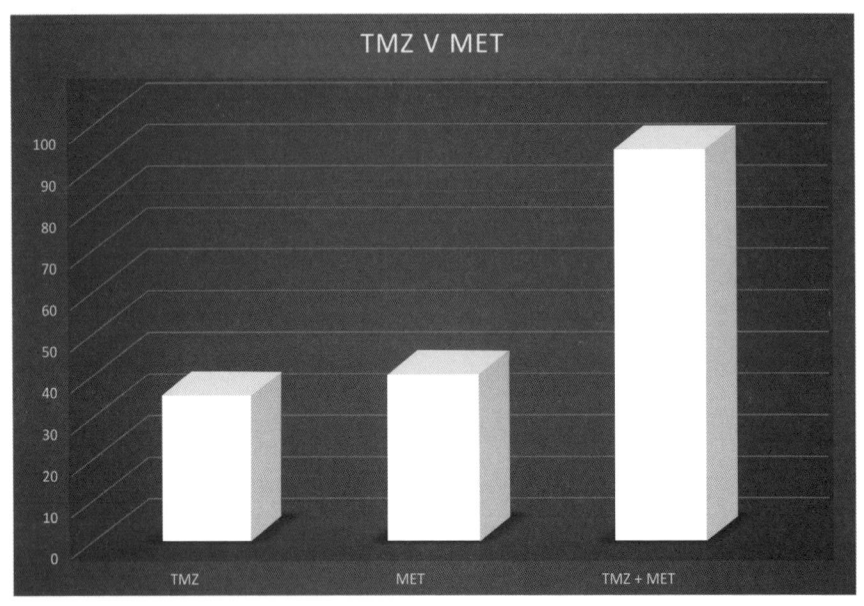

圖 25-2　Care Oncology Clinic 比較替莫唑胺和二甲雙胍對腦癌的藥效

大家注意看了，二甲雙胍殺死癌細胞機率為百分之四十，高於化療藥替莫唑胺百分之三十五，更何況二甲雙胍是便宜的專利到期藥物，副作用也比較小！更重要的是，如果兩者一起使用，殺死癌細胞的機率竟達到百分之九十四，遠遠超過兩者的總和，這是多麼強大的協同效果啊[182]。如果再多吃一種可以跨越腦屏障的低毒性代謝藥物，是不是會多了其他協同效果？誰說腦癌無藥可救呢？

下一張圖表比較另一種腦癌化療藥（這次是必先優注射劑，BCNU），專門打擊快速分裂細胞，跟它比較的是小檗鹼。

這是一九九〇年完成的研究，測試必先優注射劑和小檗鹼的殺死腫瘤效果，同時做了未分離活體（細胞培養和鼠類）和試管中的實驗。光是服用小檗鹼，在膠質瘤細胞培養就有高達百分之九十一殺癌率，相當於二甲雙胍的兩倍以上。百分之九十一！真驚人。小檗鹼有這樣的殺癌率，顯然同時打擊了快速分裂細胞和幹細胞。這張圖表不可以套用到其他癌症，畢竟每一種癌

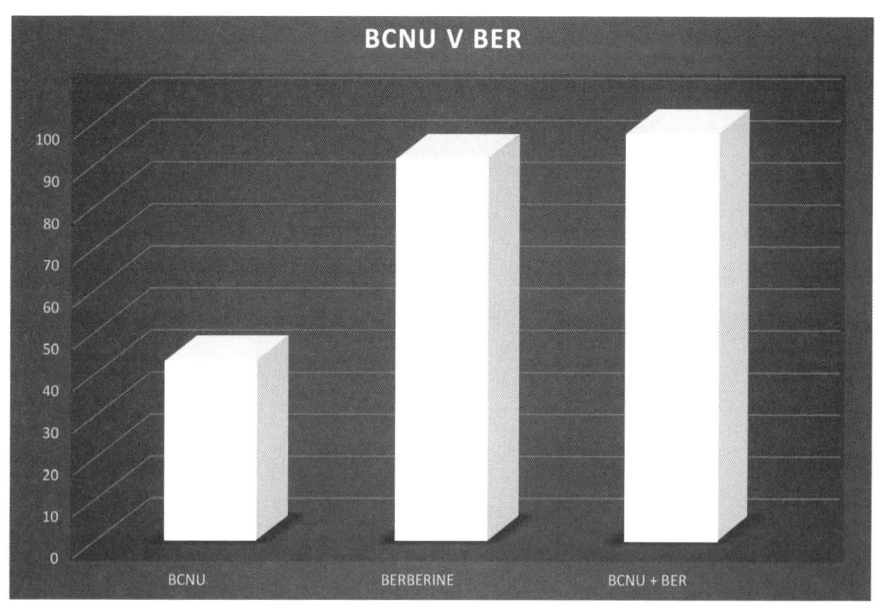

圖 25-3　比較必先優注射劑和小檗鹼對腦癌的療效

症的代謝特徵不同，但真的很厲害，小檗鹼搭配必先優注射劑，竟有高達百分之九十七殺癌率[183]！

小檗鹼和二甲雙胍對幹細胞的打擊方式不同（例如二甲雙胍會降低 IGF-1，這是小檗鹼做不到的，反觀小檗鹼是打擊 SREBP-1）。如果你夠明智，你就知道不能只靠小檗鹼和化療藥。唯有低劑量化療搭配適當的雞尾酒療法，才會降低這些可怕治療的副作用，例如甲苯咪唑可望增強化療的藥效，由於毫無毒性，尤其適合小兒腦癌使用[184]。定期注射高劑量維生素 C，也會有類似化療的效果，還可以穿越腦血屏障。

結合化療藥和非類固醇消炎藥

非類固醇消炎藥（NSAID）是強效抗癌藥。研究人員本來不清楚背後的

原理，只知道比起單用 COX-2 抑制劑的效果更佳。現在大家終於明白了，NSAID 的抗癌效用不是「餓死」癌細胞，而是透過高劑量服用，來觸發癌細胞凋亡反應。阿斯匹靈以外的 NSAID，會阻斷細胞分裂的「S 期」，亦即癌細胞製造新 DNA，複製其遺傳物質的階段。

這是癌細胞對傳統化療藥物最有反應的細胞分裂階段，也是癌細胞對放療最有抗藥性的階段[185]，怪不得 NSAID、化療和放療一起用，會提高抗藥性細胞的敏感度，但目前臨床沒有這種作法，雖然研究證實，放療和高劑量 NSAID 並用不會提高副作用[186]。

愛荷華大學耳鼻喉科道格拉斯・崔斯克教授（Douglas Trask）在《每日科學》報導表示：「歸根究柢，大家在爭論 NSAID 該長期或短期服用。如果要防癌，就是長期使用，如果要治癌，就是短期使用。研究證實服用超過一年，恐有心臟和腎臟問題。就連短期服用 NSAID，似乎也會影響心腎症候群。可是，看在治癌效果好的份上，這些風險根本不算什麼。」

長期服用汀類藥物和待匹力達，有助於緩解心血管的副作用，同時加強藥效。如果這些藥物跟高劑量維生素 C、小檗鹼、甲苯咪唑、阿斯匹靈以外的 NSAID 一起服用（短期或者脈衝式投藥），再搭配化療，有沒有可能降低化療的最大耐受劑量呢？化療當然有效，但如果施打最大耐受劑量，病人會吃不消，尤其是癌症末期病患，高劑量化療不僅毒性高，還會壓制免疫系統，最後會比沒做化療的人更快死亡。我堅持做低劑量化療，同時服用小檗鹼和其他餓死癌細胞的藥物，成功把血液腫瘤標誌降到正常值，但我可是拿出奧斯卡得主的演技，才跟腫瘤科醫師爭取到低劑量化療。化療只要審慎採取低劑量，反而會刺激免疫力，這是很多自然和另類療法支持者不願面對的事實。大家一聽到化療對末期病患無效，不假思索就直接拒絕，但如果腫瘤科醫師接受低劑量化療，千萬不要拒絕。

依照目前的癌症標準療程，大約只有五、六成病患活過五年（跟十年差遠了）。幾十年過去了，這些統計數字依然沒變。很多病人想到要用野蠻的武器，打一場漫長的「戰鬥」或「戰爭」，就覺得晴天霹靂，馬上高舉白旗，還沒開始抵抗就直接戰敗。

CHAPTER 25　殺死癌細胞

　　現在癌症書籍盡量不使用「戰爭」或「戰鬥」一詞。醫師跟癌症病人說話時，也開始忌諱好戰的詞語，怪不得癌症病人在理解這件人生大事時，沒什麼機會看到「戰爭」或「戰鬥」。

　　一堆書籍都強調跟癌症「和平共處」，或者從癌症「學習」。如果你覺得有用，大可這麼做，但光憑這種態度是好不了的，所以我反對這種趨勢，沒錯！你就是要發動戰爭，只是換一種方式。用一點腦筋，偷偷摸摸的以智取勝！我認為要殺死癌細胞並不用委屈自己。

　　我們回顧歷史，古希臘有很多值得學習的地方，不妨參考他們是怎麼打仗的。簡單有效，傷亡小。如果我們照著做，身體就可以避開超高劑量化療，把可怕的破壞性療法丟在歷史的垃圾桶。如此一來，你會更容易跟癌細胞「和平共處」（但其實還在殺它）。

　　我有跟我的癌細胞「和平共處」嗎？我會從癌症學到「教訓」嗎？或者把得癌症看成「禮物」嗎？我恐怕做不到。我試著跟癌症共存，我也努力認識人體，尤其是我自己的身體，以及癌症各個面向，但是要跟癌症做朋友，還要感謝它？不可能！癌症永遠是我的敵人，至於你要怎麼看待癌症，完全取決於你。

　　先別管癌症帶來的心理恐懼，至少在細胞層次就是一場戰鬥，無關乎你要怎麼想。就算你要跟癌症「和平共處」，你也要搞清楚狀況，你體內確實在經歷權力鬥爭，不只是爭奪領土，還在爭奪養分。癌症就像寄生蟲一樣，掠奪你身體的燃料補給，占據你的免疫系統，逐漸壯大自身，直到有一天，完全侵占你的生命系統，就是這麼可怕，但我相信有簡單的方法可以戰勝它，傷害性也比較小。

　　我解釋我自己的戰術之前，先帶你回到古希臘西元前四三一年，斯巴達所控制的皮奧夏地區（Boeotia），當時在底比斯城邦（Thebes）的南方，有一個叫做普拉提亞（Plataea）的城邦。

　　普拉提亞是一個戒備森嚴的小城邦，一直沒有被斯巴達軍隊攻破，從一開始便宣示效忠雅典，向來是南皮奧夏地區的最後要塞，可惜所處位置太容易受擊。普拉提亞城邦知道敵人會發動攻擊，於是修築極為堅固的屏障。即

便位居險要之地，但普拉提亞人相信在遇上麻煩時，老朋友雅典人一定會趕來救援。

　　附近的底比斯城邦落入斯巴達手中，受夠了隔壁討厭的普拉提亞城邦，決定不忍氣吞聲。他們知道普拉提亞城戒備森嚴，有高聳的城牆，充足的武器，強壯的年輕士兵，只好用不一樣的計畫取勝。底比斯人打算來暗的，希望可以耗費較少兵力和減少傷亡。

　　底比斯人聽說，有一些普拉提亞人擔心地處險要，心急如焚。普拉提亞居民都知道底比斯人遲早會發動攻擊，有些人為了避開戰爭的風險，寧願先投降，等待養精蓄銳後，伺機再戰。

　　底比斯人說服一些焦慮的普拉提亞人，誘使他們成為叛徒，幫忙執行底比斯卑鄙的計畫。

　　有一天大約凌晨三點，叛徒打開普拉提亞城的其中一道城門，大約三百位底比斯精銳士兵輕鬆闖入普拉提亞的市場廣場，無預警拿下普拉提亞城。依照底比斯的計畫，這個小部隊先占占領普拉提亞城，直到更大規模的攻擊兵力抵達，宛如特洛伊木馬屠城記。

　　普拉提亞人沒料到會有突襲，立刻舉白旗投降，但是到了晚上，普拉提亞人發現底比斯的士兵很少，於是男人、女人和奴隸團結起來，趁深夜展開反擊。一些底比斯士兵逃走了，一些被殺了。普拉提亞人特地留下一百八十位底比斯人作為人質，重新奪回城邦的掌控權。

　　最後底比斯更大的兵力如期抵達，只可惜最初的計畫失敗了。底比斯人承諾會乖乖撤退，普拉提亞人也同意釋放人質，但就在底比斯軍隊撤離後，普拉提亞人隨即反悔，殺光所有人質。

　　底比斯人當然無法接受，一整個暴怒。底比斯人盛怒之下，用攻城器械和破城槌大力猛攻。普拉提亞人早就料到了，已做好萬全準備，力拚到底，擋住每一道攻擊。

　　底比斯人就這樣打了兩年，依然攻不下普拉提亞城。

　　戰勝之日遙遙無期，卻又不願放棄。斯巴達趕來助陣（兩個城邦是盟友），但建議另一種戰略。

首先,他們在城市周圍修築城牆,以防雅典人來營救普拉提亞人。

接下來,他們在城牆外堆起大土堆,打算從土堆爬到城牆發動攻擊,殊不知他們堆得越高,普拉提亞人就在城內蓋越高的城牆。普拉提亞人嘲笑底比斯人再怎麼努力也沒用,底比斯人和斯巴達人怒火中燒。

後來底比斯人和斯巴達人帶來大攻城錘,依然徒勞無功。普拉提亞人在城牆甩出更大的橫桿,一舉粉碎攻城錘。普拉提亞人再度站上防禦土牆,講一些侮辱人的話,嘲笑底比斯人和斯巴達人。

底比斯人群起激憤,想說跟普拉提亞人拚了,打算生火用濃煙嗆死普拉提亞人。

他們等到風向對了,開始拿一大捆一大捆的稻草,扔到他們先前堆的土堆上,普拉提亞人看到了,就準備一大桶一大桶的水撲滅火勢,雖然普拉提亞城遭到重創,但普拉提亞人仍未投降。

普拉提亞人似乎兵來將擋、水來土淹,底比斯人和斯巴達人也累了,用光了所有最精良的武器,無計可施,但心裡還是很氣普拉提亞人殺光人質,決定無論如何都要打敗普拉提亞人,永不放棄。

手邊沒有精良的武器,只好在外面守株待兔,打算把普拉提亞人餓到投降為止。他們採取圍城的策略,不讓糧食進城,也不讓普拉提亞人出城。

這個策略要很有耐心,底比斯軍隊又在城外駐紮了兩年,逮住任何想逃跑的普拉提亞人。

最後在西元前四二七年,也就是開戰後四年,普拉提亞人虛弱又飢餓,人口大為減少,終於答應投降,但他們要求公平的審判,斯巴達人答應了。

斯巴達人有可能大發慈悲嗎?有可能公平審判嗎?這些人眼睛眨也不眨,殺光了底比斯的人質!當然不可以寬待。

五位斯巴達法官參與審判,只問了一個問題,「你在這場戰爭有幫過斯巴達人及其盟友嗎?」

每一個士兵都回答「沒有」,唯一死刑,倖存的女人眼看男人都死了,內心恐懼不已,全數被轉賣為奴。

普拉提亞城邦曾經那麼強大,那麼堅不可摧,如今卻被夷為平地。

普拉提亞城邦的教訓

1. 削弱敵人的力量

如果在敵人強大的時候發動攻擊，根本是在浪費你的資源和精力，甚至還會在戰鬥中賠了士兵和盟友，造成嚴重的連帶損失。癌症是最難纏的敵人，堅不可摧，而且懂得伺機而動。我們最好要在敵人最脆弱、最沒防禦力的時候開戰。

2. 餓死敵人

這是簡單有效的戰術，至今交戰各方仍會使用。癌細胞需要源源不絕的能源，主要是葡萄糖、蛋白質和脂肪，這樣才可以不斷複製。你不妨想成蓋房子，只有工具和人力，不可能蓋得成房子，你絕對還要磚塊和砂漿。同樣的，癌症也需要蛋白質和脂肪作為生質能，以及葡萄糖作為能量，以便生成新的細胞。如果你只阻斷癌細胞獲取葡萄糖，癌細胞會轉而攝取其他能量，例如麩醯氨酸和脂肪，所以關鍵在於阻斷所有的關鍵燃料管線。

3. 耐心

弱化和餓死敵人的戰術，不可能在一夕之間縮小腫瘤，至少要連續實行好幾個月。一旦癌細胞變虛弱了，反而會提高其他療法的效果，例如化療、放療、高劑量維生素 C 以及 NSAID 和汀類藥物，更重要的是觸發細胞凋亡反應，以更低毒性的治療殲滅癌細胞餘孽。

4. 多管齊下

如果要靠極為嚴格的飲食法餓死癌細胞，大多數病人都做不到，也不

夠實際，所以要結合其他療法，例如低毒性藥物的非處方癌症藥物使用，個人化（而非極端的）飲食法，特定營養品和適時運動，都會一起發揮協同效果。一旦你餓死癌細胞，讓癌細胞變得更脆弱，再以低毒性療法、凋亡級聯反應和低劑量化療來觸發細胞凋亡，絕對會更有效。每隔四到八天打一次低劑量化療，比起每隔二十一天打一次高劑量化療，確實更能夠刺激抑制腫瘤T細胞的免疫力[187]。

超越化療的觸發癌細胞凋亡

這是我餓死和戰勝癌症的方法。細胞凋亡是有計畫的死亡，由細胞主動進行，有別於細胞壞死，癌細胞凋亡主要受制於：

1. 胱天蛋白酶（半胱氨酸依賴性天冬氨酸定向蛋白酶）：這些蛋白酶會完成細胞凋亡的責任，對周圍組織造成最低的影響，多半是在粒線體內部啟動細胞凋亡。
2. Bcl-2/Bax 基因：這兩個基因會調節細胞凋亡，一是正向促進細胞凋亡，二是反向挽救粒線體的代謝功能，以免細胞凋亡。
3. FAS（第一細胞凋亡訊息受體）：是細胞表面的死亡訊息受體，可以完成計畫性的細胞死亡（細胞凋亡），觸發胱天蛋白酶 8。二甲雙胍便是透過這種機制引起細胞凋亡[188]。

胱天蛋白酶促發細胞死亡

如果要促進癌細胞凋亡，活化胱天蛋白酶絕對是安全的方法，只可惜比較花時間，尚未充分利用。一旦我們活化這種天然的「蛋白酶凋亡級聯反應」（caspase cascade），就可以改變粒線體膜內的抗氧化（氧化還原反應）狀態（穀胱甘肽：氧化平衡）。

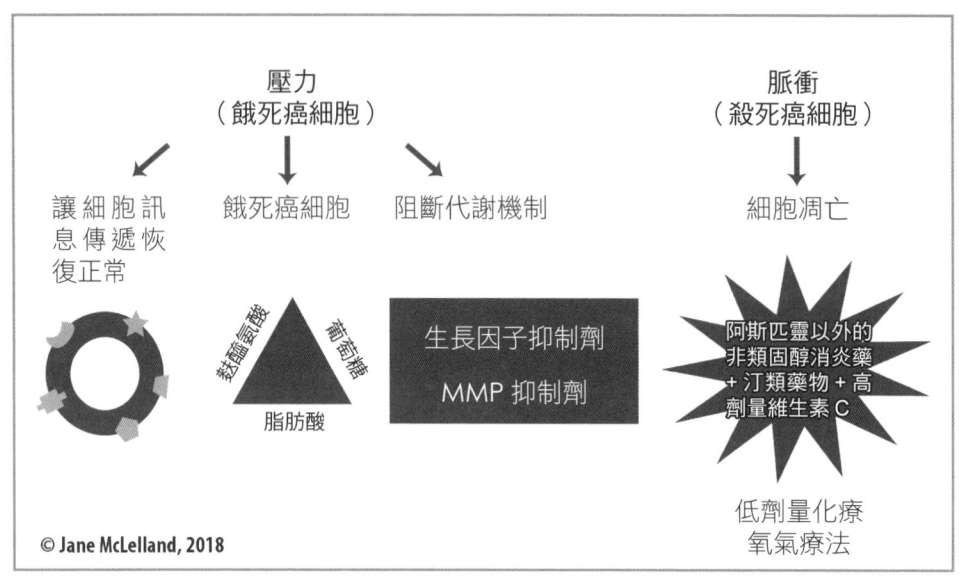

圖 25-4　我的「壓力脈衝」戰術，可同時消滅快速分裂細胞和幹細胞

　　凋亡「級聯反應」經過活化後，會產生級聯訊息傳遞，有控制的拆毀細胞物質，比起單純做化療的傷害性更小，否則化療會釋放自由基，徹底摧毀我們的 DNA。

　　甲苯咪唑的功能類似化療藥文克斯汀注射液（vincristine），但是安全多了，可以趁癌細胞分裂時，妨礙紡錘體交叉比對，另外還會活化 Bcl-2 及分泌細胞色素 C，觸發蛋白酶凋亡級聯反應[189]。

　　雖然在細胞轉型初期，血中氨和乳酸濃度增加會刺激細胞生長，但過了這個階段，癌症必須靠自己嚴控氧化還原狀態，或者自動調節氧化程度，癌細胞才可能永不凋亡。

　　癌細胞會讓體內的穀胱甘肽居高不下。穀胱甘肽是主要的抗氧化劑，可以防止癌細胞自我毀滅。

　　一旦穀胱甘肽濃度降低，快速分裂細胞頓時會失去防禦能力。如果體內的穀胱甘肽減少，同時活性氧化物質增加，癌細胞會變得不穩定，無法養活自己，進而細胞凋亡。

如何提高活性氧化物質──氧氣自由基

1. 注射高劑量維生素 C

有人抱怨注射高劑量維生素 C 會病情惡化，有些癌症確實是如此，因為高劑量維生素 C 會阻斷糖解作用（葡萄糖），若是麩醯氨酸驅動的癌症，又沒有先阻斷麩醯氨酸的燃料管線，癌症當然會變得更凶猛[190]。英國麥克李桑提（Michael Lisanti）教授證實了，先用去氧羥四環素（doxycycline）阻斷麩醯氨酸路徑（麩醯氨酸驅動的氧化磷酸化和脂肪酸氧化），再來注射高劑量維生素 C 和服用小檗鹼，療效會增強好幾倍，也會引發跨越細胞株的「協同致死綜效」。高劑量維生素 C 本身殺死癌症幹細胞的機率，已經是化療的十倍了，如果再結合去氧羥四環素，協同效果會增強一百倍！

除非你罹患以糖解作用為主的腫瘤，例如子宮內膜癌，否則單純注射高劑量維生素 C 是很危險的策略。二〇〇〇年我除了施打高劑量維生素 C，我還服用了阿斯匹靈和小檗鹼，幫我阻斷好幾條代謝路徑（你不妨再回頭確認我的捷運路線圖）。我就是在這段期間，把體內的腫瘤抗原標記降到區區四十，刷新我有史以來最低的紀錄。由此可見，高劑量維生素 C 最好搭配去氧羥四環素或耐克螺一起使用，可以防止麩醯氨酸驅動的氧化磷酸化升高。

另一個大家常犯的錯誤，正是維生素 C 的劑量不夠高，或者施打的頻率不夠多，並無法產生過氧化氫來降低糖解作用。輔助療法通常會建議每週至少施打三次，每週施打一次絕對是不夠的，丹麥做了一份攝護腺癌的研究[191]，只接受注射高劑量維生素 C 單一療法，每週注射一次，劑量六十克，反而把攝護腺癌變成更凶猛的表現型，轉為麩醯氨酸／脂肪驅動。攝護腺癌不太依賴糖解作用，怪不得這項研究會看不出效益。

2. 其他補氧法

我注射了高劑量維生素 C，採用高壓氧治療（HBOT）和二甲基亞

（DMSO）。有些人甚至帶著手提式氧氣機運動。高壓氧治療有助於防止化療引發的神經病變。

3. 青蒿素

這是「天然」物質，但是毒性高，必須依照醫師的指示服用。

4. 耐克螺

如果在施打高劑量維生素 C 之前，先服用一段時間耐克螺，癌細胞對過氧化氫會更有反應，更容易進入細胞凋亡[192]。這種由來已久的驅蟲藥，一次可以打擊多條路徑（Stat3, Notch, OXPhOS, NF-κB, Wnt/β-catenin, mTOR），馬上成為我的首選抗癌藥，尤其是麩醯氨酸驅動的凶猛癌症。

如何降低穀胱甘肽

穀胱甘肽的成分有麩胺酸（來自麩醯氨酸）、甘胺酸和半胱胺酸。如果你平常會攝取麩胺酸和甘胺酸，那就降低體內半胱胺酸的濃度吧！比方，避開左旋半胱氨酸（L-cysteine）和 N-乙醯半胱氨酸（NAC）營養品，以及乳清蛋白和蘆筍，甚至要在「封殺癌細胞階段」拒喝大骨湯。此外，你還要避開抗氧化物，包括輔酶 Q10（CoQ10）、低劑量維生素 C 和維生素 E，否則會中和你需要的自由基。雖然蘿蔔硫素（Sulphoraphane）有一些抗癌效用，但是會抵銷凋亡胱天蛋白酶 3 的活性，同時升高體內的 Bcl-2 蛋白，對於細胞凋亡不利，所以在「封殺階段」不宜服用[193]。然而，預先服用氯奎寧（但記得在化療前十二到二十四小時停藥），確實會提高癌細胞對細胞凋亡的敏感度（透過粒線體的胱天蛋白酶）[194]。蘿蔔硫素和木犀草素也可能提高癌細胞對胱天蛋白酶的敏感度。

1. 汀類藥物：會降低穀胱甘肽（對於心血管疾病有害），一直背負著莫須有的罪名，但這對於癌症病患是天大的好處[195]。我在二〇〇三年發現汀類藥物可以把非類固醇消炎藥的殺癌效果提升五倍！

   只可惜，現在到處都在說汀類藥物「很危險」，例如治療失智症的效果不彰，肌肉會痠痛，可能提升第二型糖尿病的機率，但其實這些副作用都要服用很多年才會出現（像我就沒有），更何況停藥之後，副作用就會消失，如果想減輕副作用，也可以搭配白藜蘆醇、二甲雙胍、小檗鹼和一些營養品服用（例如 Omega-3、鯊魚肝油、維生素 D，但記得避開輔酶 Q10，以免幫助癌細胞回收麩胱甘肽，否則你透過凋亡級聯反應促進細胞凋亡的計畫會功虧一簣）。很多癌症病人聽了這些傳聞，就直接拒絕汀類藥物，卻願意接受高劑量化療，可見大家對於毒性有兩套標準，把治療心血管疾病和癌症當成兩回事。我看到很多病人對於汀類藥物抱持不切實際的恐懼，但分明他們的癌症和預後更值得擔憂，這都要怪媒體散佈謠言。

2. 小白菊（小白菊內酯）[196]：是天然的植物萃取物，可以降低體內的麩胱甘肽，產生活性氧化物質，並且活化胱天蛋白酶 -7/8/9。

3. 斯樂腸溶錠（Sulfasalazine）：有些癌症做了化療也難以治癒，例如胰臟癌，這類癌細胞很會抗拒，也懂得調整代謝機制。如果服用斯樂腸溶錠來降低體內的麩胱甘肽，提高癌細胞對於化療的反應，確實會提高療效[197]，這應該是把癌細胞送入死亡螺旋的臨門一腳。

壓力脈衝策略

湯瑪斯・賽佛瑞（Thomas Seyfried）教授寫了《癌症是代謝失調》一書，他向來支持壓力脈衝策略。

在他看來，我們必須減少癌症的養分，為癌症周圍的環境製造壓力，例如實行生酮飲食，服用糖解作用抑制劑（2- 去氧葡萄糖）和表沒食子兒茶素

沒食子酸酯（EGCG），接受高壓氧治療（HBOT）和服用巨胞飲作用抑制劑硫酸奎寧（chloroquine sulphate）[198]。

他用這種雞尾酒法成功治癒膠質母細胞瘤，證實多管齊下「餓死癌細胞」策略是有效的[199]。你注意看我的捷運路線圖，就會發現這個方法阻斷哪些路徑。他在動物實驗試過強效的麩醯氨酸抑制劑 DON，卻發現毒性太強，可能會重創腸道和腦部。他很支持生酮飲食，似乎對腦瘤比較有效，但我覺得奇怪，這些癌細胞不是偏好酮類嗎[200]？我猜真正起作用的應該是雞尾酒療法，生酮飲食確實對某些病患有效，但我建議要搭配其他餓死癌細胞療法（例如服用小檗鹼，同時阻斷 SREBP-1，來打擊醋酸鹽／酮類的代謝路徑，並且服用溶酶體藥物來阻斷麩醯氨酸，例如氯雷他定和氯奎寧[201]），這些都會避免癌症長期下來變得更凶猛，更難以治癒。

就我個人的經驗，大多數病人試了生酮飲食，並無法長期保持生酮體質，但至少會鼓勵大家吃低升糖食物。如果你選擇生酮飲食，最好「斷斷續續實行」（一次實行一兩天），千萬不要長期嚴格落實。若是腦瘤導致癲癇的患者，生酮飲食倒會降低發病率，但其實服用小檗鹼也有同等效果[202]。

南加州大學老人病學專家瓦爾特隆戈（Valter Longo），寫了《長壽健康飲食法》一書，證實「餓死癌細胞」確實有效，他發現連續五天實行仿斷食飲食法（FMD），不吃攝取的食物和熱量，然後再做低劑量化療，不僅可以提高殺癌機率，也會增加體內的腫瘤浸潤淋巴球（殺死癌細胞的白血球），所以免疫反應也會增強[203]。只不過，隆戈總覺得汀類藥物會縮短壽命，不鼓勵癌症病人服用，我猜他是看了汀類藥物對心血管的副作用，卻忘了汀類藥物跟待匹力達並用會產生協同效果，以及汀類藥物反而對癌症病患有益，會大幅提升癌症病患的生存率[204]。

---

180 Sasaki J, Ramesh R, Chada S, Gomyo Y, Roth JA, Mukhopadhyay T. The anthelmintic drug mebendazole induces mitotic arrest and apoptosis by depolymerizing tubulin in non-small cell lung cancer cells. Mol Cancer Ther 2002;1: 1201-9.

181 Doudican NA, Pennell R, Byron S, Pollock P, Liebes L, Osman I et al. Mebendazole in the treatment of melanoma: The role of Bcl-2 in predicting response and enhancing efficacy. Presented at the 2010 American Society of Clinical Oncology Annual Meeting, Chicago, IL, USA.

182 YU Z, ZHAO G, LI P, et al. Temozolomide in combination with metformin act synergistically to inhibit proliferation and expansion of glioma stem-like cells. Oncology Letters. 2016;11（4）: 2792-2800. doi: 10.3892/ol.2016.4315.

183 Zhang, RX et al 1990. Laboratory studies of berberine used alone and in combination with 1,3-bis（2-chloroethyl）-1-nitrosourea to treat malignant brain tumors. Chin Med J（Engl）. 1990 Aug;103（8）: 658-65.

184 格里高利李金斯（Gregory Riggins）正認真研究甲苯咪唑治療兒童癌症的效果，雖然大有可為，只可惜資金嚴重不足，也沒有受到很多支持。格里高利一直是我心目中的大英雄。

185 University of Iowa. 'Combining NSAIDs With Chemotherapy, Radiation May Improve Cancer Treatment.' ScienceDaily. ScienceDaily, 18 May 2007. <www.sciencedaily.com/ releases/2007/05/070517101745.htm>.

186 Ganswindt U, Budach W, Jendrossek V, Becker G, Bamberg M, Belka C. Combination of celecoxib with percutaneous radiotherapy in patients with localised prostate cancer – a phase I study. Radiation Oncology（London, England）. 2006;1: 9. doi: 10.1186/1748- 717X-1-9.

187 Miki Tongu • Nanae Harashima • Hiroyuki Monma • Touko Inao • Takaya Yamada • Hideyuki Kawauchi • Mamoru Harada Metronomic chemotherapy with low-dose cyclophosphamide plus gemcitabine can induce anti-tumor T cell immunity in vivo Cancer Immunol Immunother（2013）62: 383-391

188 GAO Z-Y, LIU Z, BI M-H, et al. Metformin induces apoptosis via a mitochondria-mediated pathway in human breast cancer cells in vitro. Experimental and Therapeutic Medicine. 2016;11（5）: 1700-1706. doi: 10.3892/etm.2016.3143.

189 Doudican NA, Pennell R, Byron S, Pollock P, Liebes L, Osman I et al. Mebendazole in the treatment of melanoma: The role of Bcl-2 in predicting response and enhancing efficacy. Presented at the 2010 American Society of Clinical Oncology Annual Meeting, Chicago, IL, USA.

190 De Francesco EM, Bonuccelli G, Maggiolini M, Sotgia F, Lisanti MP. Vitamin C and Doxycycline: A synthetic lethal combination therapy targeting metabolic flexibility in cancer stem cells（CSCs）. Oncotarget. 2017;8（40）: 67269-67286. doi: 10.18632/ oncotarget.18428.

191 Nielsen TK, Højgaard M, Andersen JT, et al. Weekly ascorbic acid infusion in castration- resistant prostate cancer patients: a single-arm phase II trial. Translational Andrology and Urology. 2017;6（3）: 517-528. doi: 10.21037/tau.2017.04.42.

192 Sae-lo-oomLee, A-RangSonabJiyeonAhn, Jie-YoungSong Niclosamide enhances ROS-mediated cell death through c-Jun activation Biomedicine & Pharmacotherapy, Volume 68, Issue 5, June 2014, Pages 619-624. Kai Yu et al

Niclosamide induces apoptosis through mitochondrial intrinsic pathway and inhibits migration and invasion in human thyroid cancer in vitro Biomedicine & Pharmacotherapy, Volume 92, 2017, pp. 403-41

193 An-Shi Wang, Yan Xu, Xiao-Hong Zhang et al Sulforaphane protects MLE-12 lung epithelial cells against oxidative damage caused by ambient air particulate matter, Food and Function issue 12, 2017

194 Arnab Ganguli, Diptiman Choudhury, Satabdi Datta, Surela Bhattacharya, Gopal Chakrabarti Inhibition of autophagy by chloroquine potentiates synergistically anti- cancer property of artemisinin by promoting ROS dependent apoptosis Biochemie 19th July 2014

195 Chapman-Shimshoni D, Yuklea M, Radnay J, Shapiro H, Lishner M. Simvastatin induces apoptosis of B-CLL cells by activation of mitochondrial caspase 9. Exp Hematol. 2003 Sep; 31（9）: 779-83.

196 Oxidative Stress-mediated Apoptosis THE ANTICANCER EFFECT OF THE SESQUITERPENE LACTONE PARTHENOLIDE The Journal of Biological Chemistry277, 38954-38964. October 11, 2002

197 Lo M, Ling V, Low C, Wang YZ, Gout PW. Potential use of the anti-inflammatory drug, sulfasalazine, for targeted therapy of pancreatic cancer. Current Oncology. 2010;17（3）: 9-16.

198 Kazuhito Sasaki, Nelson H Tsuno, Eiji Sunami et al Chloroquine potentiates the anti- cancer effect of 5-fluorouracil on colon cancer cells BMC Cancer, 2010, Volume 10, Number 1, Page 1

199 Ahmed M. A. Elsakka1, Mohamed Abdel Bary2, Eman Abdelzaher3, Mostafa Elnaggar4, Miriam Kalamian5, Purna Mukherjee6 and Thomas N. Seyfried6*Management of Glioblastoma Multiforme in a Patient Treated With Ketogenic Metabolic Therapy and Modified Standard of Care: A 24-Month Follow-Up Front. Nutr., 29 March 2018

200 Tomoyuki Mashimo et al Acetate Is a Bioenergetic Substrate for Human Glioblastoma and Brain Metastases Cell, Volume 159, Issue 7, 18 December 2014, Pages 1603-1614

201 Schug ZT, Peck B, Jones DT, et al. Acetyl-CoA Synthetase 2 Promotes Acetate Utilization and Maintains Cancer Cell Growth under Metabolic Stress. Cancer Cell. 2015;27（1）:57- 71. doi:10.1016/j.ccell.2014.12.002.

202 Tzu-Yu Lin, Yu-Wan Lin, Cheng-Wei Lu, Shu-Kuei Huang, Su-Jane Wang Berberine Inhibits the Release of Glutamate in Nerve Terminals from Rat Cerebral Cortex

203 Di Biase, Stefano et al. Fasting-Mimicking Diet Reduces HO-1 to Promote T Cell-Mediated Tumor Cytotoxicity Cancer Cell, Volume 30, Issue 1, 136-146

204 Wang A, Aragaki AK, Tang JY et al. Statin use and all-cancer mortality: Prospective results from the Women's Health Intiative. Presented at the 2015 American Society of Clinical Oncology Annual Meeting, Chicago, IL, USA, 29 May – 2 June 2015.

最後的摘要

總之，我的方法就是餓死癌細胞，阻止癌細胞擴散，然後一舉殲滅。

1. 我用四種方法來餓死癌細胞：運動、飲食、營養品和非處方癌症藥物使用，而調整生活習慣就跟服藥一樣重要。

    (1) **一直實行低升糖飲食。**不可以作弊！不吃任何單醣！不妨去看看蒙蒂尼亞克的食物升糖指數表，但別忘了他的是減重／預防心血管疾病的飲食法，並非專為癌症病患量身打造。蒙蒂尼亞克本身在六十三歲死於攝護腺癌，這是一種脂肪和蛋白質驅動的癌症，可見光是吃低升糖飲食還不夠。不過，調整飲食絕對是癌症治療的重要一環。如果你的癌症是麩醯氨酸驅動的，千萬不要吃紅肉，就連家禽類（天門冬醯胺）也不要吃，還要少吃其他蛋白質（就連含有麩胺酸的豆類也不行），以海鮮素為主。所有癌症都少不了脂肪，所以不要攝取飽和脂肪，反之服用沙棘油和Omega-3營養品，具有抗發炎和調節脂質的效果。千萬不要隨便實行「極端」飲食，三思而後行。

    (2) **在罹癌期間偶爾實行間歇斷食（限時飲食），但不要持續太久。**每個星期斷食一兩天，或者從晚上六點到隔天早上十一點或十二點不進食。把每餐的分量減少，尤其是晚餐。設定你做得到的目標，但對於癌症不能手下留情，「全力以赴」實行三個月。

    (3) **運動。**每餐吃飽飯，都要給自己十五分鐘，收緊臀部快走！盡量多做運動，但不要「過量」，以免降低免疫力。晚餐吃飽飯，

散步十五分鐘，不要直接坐在沙發看電視，絕對會有好結果，否則壞東西會殘留在體內，讓癌細胞在夜晚有燃料可用。

(4) **去我的臉書社團查詢非處方癌症藥物**。我首推的藥物，包括阿斯匹靈、二甲雙胍、親脂性汀類藥物、待匹力達、甲苯咪唑、去氧羥四環素和耐克螺。務必嚴格挑選。這些藥物都有「多效性」（一次打擊多個目標）。你必須服用多種藥物和營養品，同時打擊不同的路徑，否則不會有協同效果。不要隨便自作主張，或者自己開藥，對於劑量要小心謹慎，慢慢增量為宜。最好要清楚藥物的交互作用，服用任何藥物之前，都要先問過醫師的意見。

2. 服用營養品，包括小檗鹼、武靴葉、鉻補充劑（chromium picolinate）、羥基檸檬酸（hydroxycitrate）、木犀草素（luteolin）、維生素A／B／D／K、鎂、熊果酸、薑黃素、表沒食子兒茶素沒食子酸酯（EGCG）、白藜蘆醇、硫酸鹽葡萄糖胺、菸鹼酸、Omega-3/7。記得要用血糖機監控血糖。一般健康人士用餐後二小時內，血糖值應該介於 4.0~5.4 mmol/L（72~99 mg/dL），但如果是癌症病患，這樣的數值還不夠理想，餐後血糖可能還要再低一點，但不要低於四，只不過這種飲食對於第一型糖尿病患有危險。

3. 「斷斷續續服用」強效非類固醇消炎藥（NSAID，包括艾雷克、希樂葆、雙氯芬酸或親脂性的布洛芬）和汀類藥物，來觸發癌細胞凋亡反應。如果要殺死癌細胞，我認為最好要 NSAID、低劑量化療和高劑量維生素 C 注射並用。要是殺癌效果不夠好，不妨再服用其他降低穀胱甘肽的藥物，並且搭配氧氣療法。

4. 主動出擊，千萬不要等到癌症惡化再採取行動，否則你的挑戰會更嚴峻，你的癌症會更難治療。預防勝於治療！

5. 查詢 Pubmed 醫學論文找線索，揪出你癌症背後的驅動因子。此外，求助 Google 大神，關鍵字先打「代謝表現型」（Metabolic Phenotype），然後再打你的癌症（例如黑色素瘤），看一看論文有沒有哪些關鍵字，出現在我的捷運路線圖上，比方葡萄糖、麩醯氨

酸、乳酸、酮類（SREBP-1）、脂肪驅動等。以攝護腺癌為例，這會運用麩醯氨酸分解作用、精氨酸和脂質合成作用，除非到了末期才會加入糖解作用，因此高劑量維生素 C、2－去氧葡萄糖（2-DG）或二氯乙酸（dichloroacetate, DCA）都不是首選療法，但仍值得注射高劑量維生素 C，以免氧化磷酸化路徑遭阻後，癌細胞可能轉向糖解作用。每一個治療計畫都應該把金三角的兩個側邊一併考慮。

6. 找出你腫瘤的基因變異（組織學）。無論是突變或基因過度表現，都會讓癌細胞更加渴求特定的營養，但是對於代謝的影響不盡相同，致癌基因（Oncogenes）會開啟癌細胞，抑癌基因會關閉癌細胞。致癌基因和抑癌基因都會有「表觀遺傳改變」，換句話說會改變細胞周圍的環境刺激。小分子核糖核酸（microRNA）把細胞外的資訊帶到細胞內，影響基因本身以及基因表現。飲食、營養品、運動和藥物都會影響基因活性，讓基因關閉或開啟。這樣說來，就算體內有 BRCA 基因突變，也不一定要動手術。

雖然癌症都有共通的代謝特徵，但各自的敏感度不一，所以必須靠自己做功課，才可以制定個人化的飲食和療法：

- P13K/Akt 會提高葡萄糖載體蛋白（GLUT 受體）、糖解作用和脂質合成作用。
- p53 是抑癌基因，負責把關粒線體的氧化磷酸化作用。一旦 p53 基因減少或突變（這在很多癌症很常見），癌細胞會切換到糖解作用，亦即在細胞質進行糖酵解作用。
- MYC 會刺激粒線體的麩醯氨酸分解作用，升高體內的麩醯氨酸，並且刺激糖解作用和脂肪酸氧化[205]。
- Src 基因會調節糖解作用。Src-3 基因會加強雌激素代謝[206]。
- HER2 和 EGFR 會促進糖解作用、麩醯氨酸分解和脂肪代謝。
- Braf 突變會偏好酮類[207]。
- RAS 會促進葡萄糖吸收和乳酸累積，同時降低粒線體活性（削弱氧化磷酸化）[208]。

- Kras 是更凶猛的 Ras 致癌基因，以致癌細胞更依賴葡萄糖和麩醯氨酸。大多數胰臟癌都有這種突變，所以癌細胞會透過「巨胞飲作用」來抓住周圍的養分。很多後期癌症（第四期）都有強烈的「巨胞飲作用」，怪不得會變得更凶猛（參見待匹力達和氯奎寧的作用，兩者會阻斷巨胞飲作用）。

7. 定期檢測癌症的代謝標記，以便追蹤病情發展。
   - 抗原標記（乳癌是 CA15-3，腸胃道腫瘤是 CA19-9，卵巢癌是 CA-125，另外還有 CEA、SCC 等腫瘤標誌）。
   - TM2PK 檢驗（又稱為 PKM2）
   - 檢驗乳酸脫氫酶（LDH）
   - 正子掃描可以看出葡萄糖吸收情況，其實還可以追蹤麩醯氨酸（蛋白質）、磷膽鹼（脂肪）和酮類的吸收率，只可惜這些檢查剛引進不久。未來有一天，可望成為標準檢查。
   - 檢驗葡萄糖的乳酸轉換率（mol/mol），可看出腫瘤糖解效率。
   - 掃描耗氧量，「反瓦爾堡效應」將無所遁。所謂的反瓦爾堡效益，意指身體吸收的乳酸變多了，以致氧化磷酸化升高（粒線體過度活化）。你要去做特殊核磁共振掃描檢查，追蹤寡黴素敏感耗氧率（mitoOCR）。
   - 如果驗出下列元素，表示你的腫瘤會吸收酮類（千萬不要實行生酮飲食）：
   琥珀醯輔酶 A（succinyl-CoA）：3—氧化酸琥珀醯輔酶 A 轉移酶（OXCT1）。
   3-羥基丁酸脫氫酶 1、3-羥基丁酸脫氫酶 2（BDH1 和 BDH2）。
   乙醯輔酶 A 乙醯轉移酶 1（ACAT1）。
   目前仍沒有醫院會定期做葡萄糖正子掃瞄、乳酸脫氫酶檢驗和抗原標記篩檢，所以要靠病人主動要求，為更好的治療和服務而努力。

8. 去功能醫療診所看診，接受微營養狀態檢測、甲狀腺檢測、脫氫異

雄固酮（DHEA）檢測和糞便檢測（驗寄生蟲），還有遺傳檢測，徹底了解自己的身體和癌症，知道身體正在缺乏什麼，需要補充什麼，畢竟每個人的體質都不同。

9. 整合療法
   - 服用基因標靶藥物，來打擊快速分裂細胞。
   - 服用免疫療法藥物務必小心，前提是體內的微生物叢要健康209（尤其要有充足的雙叉桿菌），還要把異常代謝和生長因子恢復正常，否則劑量會一直增加，毒性越來越強，以致整個免疫系統失靈。免疫療法藥物的副作用，正是極度發炎和自體免疫210。

10. 其他療法也可以幫助你擺脫癌症，例如光化學動力療法（photodynamic therapy）、高強度聚焦超音波（High-intensity focused ultrasound, HIFU）、立體定位放射治療（電腦刀或質子治療）、腫瘤熱療法。

11. 透過服用營養品和藥物，來打擊生長因子和基質金屬蛋白酶（MMP）。現在大家不是很注重細胞外基質，也不在乎如何阻斷MMP、FGF、VEGF和PDGF，但阻斷這些生長因子是防止癌細胞生長的關鍵，別忘了很多癌症病人都死於遠端轉移。

12. 部分癌症要記得阻斷雌激素，例如子宮頸癌、子宮癌、乳癌、攝護腺癌、肺癌和腦癌。芥蘭素（indole-3-carbinol, I3C）或芥蘭素衍生物（DIM）、褪黑激素、二甲雙胍都有效，當然還有泰莫西芬，二甲雙胍和泰莫西芬還會阻斷類胰島素生長因子（IGF-1）[211]。

13. 找出適合你的藥物和營養品，來打擊你腫瘤異常訊號傳遞（例如刺蝟信號傳遞路徑、Wnt、Notch），不妨向你的腫瘤科醫師詢問，或者上網查詢醫學期刊。

14. 提升免疫力。如果你跟我有一樣的狀況，在治療後偏向TH2免疫反應（檢驗IL5、IL2和TNF），不妨連續三個月服用希每得定（cimetidine）。蕈菇類（例如舞菇和雲芝）也會刺激免疫反應。褪黑激素聯合介白素2（IL2），在治療腎臟癌等癌症格外有效。

15. 提供身體更多氧氣，例如注射高劑量維生素 C（又稱抗壞血脂質體維生素 C），每週至少注射三次，記得要同時阻斷脂肪和麩醯氨酸的代謝路徑。如果只使用這個療法，或者只跟糖解作用抑制劑並用，有可能會失敗，不妨連同高壓氧療法（HBOT）或臭氧注射一起做。

16. 盡量不給自己壓力。冥想、觀想、瑜伽、皮拉提斯、泡澡放鬆，做什麼都好！如果你壓力特別大，不妨服用心律錠，不僅會防止癌症擴散（這是 MMP-2/9 抑制劑和 VEGF 抑制劑），還會讓你平靜下來（不要跟待匹力達一起吃）。皮質醇在早晨的時候最高，所以我偶爾會在早晨服用心律錠，然後在夜晚服用待匹力達。無論服用何種藥物，都要先問過醫師。

17. 確認自己的病情發展階段，自己做功課。腫瘤科醫師會代替你做決策，你要確認他們是真心希望你復原呢？還是打著治療的旗子，實則做安寧緩和療護？你要自己坐在駕駛座，搞清楚醫師真正的想法。為了做最明智的決定，你需要真相，而非令人心安的陳腔濫調。記住了，統計資料不可以套到每個人身上，所以你要勇於發問，盡量煩你的醫師，弄清楚腫瘤科醫師做治療的真實動機。他是想治癒你呢？還是在看你步向死亡？如果你夠勇敢，那就問他們預後（預後是醫師的預期，而非你個人的預期）。但是別忘了，他們說的預後絕對是百分百過時和錯誤的，千萬不要聽了就灰心喪氣，反正預後越差，該做的努力越多。

18. 做好萬全計畫。參考我的網站 www.howtostarvecancer.com，下載圖表或服藥 App 來砥礪自己。列出你正在服用的藥物，服用的時間，以及供應商的網站和電話，以便後續補貨。每個星期都要花一小時，確認未來一個星期的藥量是否充足。

19. 順從你的直覺，但不要「聽腸道的話」！腸道只會叫你吃糖！（腸道裡奸詐的小東西，會傳遞請求訊息給大腦），尤其是你突然實行低糖飲食，剛開始服用餓死癌細胞的藥物和營養品，必須格外留意。

20. 保持開放的心胸！很多人會叫你不要做化療，不要吃藥，但其實做

化療和吃藥都有好處。別聽那種極端的言論，以免你錯失重要的東西。記住了，一般人做的化療是最大耐受劑量，但是低劑量化療完全不同。

癌症很複雜，但也沒有藥廠說的那麼複雜。為了累積必要的知識，你必須讀完一些文獻。我知道對於剛診斷出癌症的人來說，這樣的知識量太大了，還好現在功能醫學的醫師越來越多了，我建議你找這些醫師諮詢，如果你覺得靠自己的力量還不夠，不妨加入我的臉書社群（www.facebook.com/groups/off.label.drugsforcancer），並且瀏覽我的網站（www.howtostarvecancer.com）。

戰勝癌細胞需要全心投入，只要你意志堅定，我相信幾乎所有癌症都可以逆轉，就連第四期也沒有問題（除非你的器官受到重創），還有可能長期緩解病情（治癒）。你完全不用像標準療法那樣，非要做高劑量化療和放療不可。如果照著我的方法去做，免疫系統受到的傷害比較小，也更容易恢復健康，這才是每一個病患心目中的終極目標。

腫瘤科醫師只能夠開立「政府核准的」藥物，但醫師也可以發揮自身的所學、經驗和專業，運用安全的非處方癌症藥物，來引導病人實行個人化的療法吧？醫師的目標不就是救人嗎？可是，腫瘤科醫師卻一直強迫病人做過時的公式化療法，一味的等待醫學總會和國家健康與照顧卓越研究院核准非處方癌症藥物，眼睜睜看著病人死亡。他們有沒有機會擺脫枷鎖呢？

這個世界急需更多「叛逆的」醫師，願意用整全療法來治療人體，所幸有越來越多醫師提供高劑量維生素C注射、臭氧療法、紫外線照血法、腫瘤熱療法、高壓氧治療，甚至為重症患者做糞便微生物移植。當醫院提供病人正確的營養，病人就會在治療期間耳濡目染，知道什麼不可以吃，什麼可以吃。我想像有一天，我會開一家自己的保健診所，提供癌症病患所需的一切，幫助大家恢復健康。

我至今每天仍持續服用小檗鹼和／或二甲雙胍，以及半顆阿斯匹靈，還有大約十五顆重要的營養品。我以良好的飲食照顧腸胃。我偶爾會服用益生菌和益菌生，把免疫系統維持在最好狀態。我定期會實行間歇性斷食，

最後的摘要

連續十六至十八小時保持空腹。每年有幾天會嚴格斷食，讓免疫幹細胞有機會重生。如果我開始擔心免疫力下降，我會短期服用（幾週）希每得定（cimetidine），並且預約幾次高劑量維生素 C 注射。如果我擔心癌症會復發（這確實會發生，但目前為止都是虛驚一場），我會展開雞尾酒療法幾週，包含待匹力達、汀類藥物、強效非類固醇消炎藥（NSAID）、二甲雙胍和小檗鹼，反正我要讓自己保持健康。

我希望你讀完這本書，不要被眼前的任務給嚇著了。雖然我列出的藥物和營養品很多，但你很快就會習慣的，一定要在醫師的指示下服用。千萬別放棄，你只要多服用一兩種低毒性藥物，就可以整個逆轉情勢，從原本是癌症摧毀你，逆轉成你來摧毀癌症。耐心等待，這可能要幾個月的時間。只要有努力，就會有收穫，像我的身體就恢復健康活力，我現在比十五年前年輕的時候，更健康、更精實、更強壯，你也做得到，快點去做吧！

我的臉書社團會給你力量和同志情誼，讓大家一起發動全球革命，早該改革了！

---

205 Camarda R, Zhou Z, Kohnz RA, et al. Inhibition of fatty acid oxidation as a therapy for MYC-overexpressing triple-negative breast cancer. Nature medicine. 2016;22（4）: 427- 432. doi: 10.1038/nm.4055.

206 Subhamoy Dasgupta et al Metabolic enzyme PFKFB4 activates transcriptional coactivator SRC-3 to drive breast cancer Nature 03 April 2018

207 Kang H-B, Fan J, Lin R, et al. Metabolic rewiring by oncogenic BRAF V600E links ketogenesis pathway to BRAF-MEK1 signaling. Molecular cell. 2015;59（3）: 345-358. doi: 10.1016/j.molcel.2015.05.037.

208 Bos JL（1989）Ras oncogenes in human cancer: a review. Cancer Res49: 4682-4689

209 Gut bacteria can dramatically amplify cancer immunotherapy. UChicago News Nov 6th 2015

210 Kroschinsky F, Stölzel F, von Bonin S, et al. New drugs, new toxicities: severe side effects of modern targeted and immunotherapy of cancer and their management. Critical Care. 2017; 21:89. doi: 10.1186/s13054-017-1678-1.

211 班威廉斯（Ben Williams）教授的雞尾酒療法，其中就包含泰莫西芬，讓他治好了腦癌。泰莫西芬可能加強糖解作用，導致子宮內膜癌，但因為威廉斯教授是男性，並沒有子宮內膜的問題。若要防堵糖解作用的路徑，其實可以搭配小檗鹼和二甲雙胍等藥物。

健康
Smile75

健康
Smile75

健康
Smile75